ŒUVRES

DE

M. MÉAD.

TOME SECOND.

RECUEIL

DES ŒUVRES

PHYSIQUES ET MÉDICINALES,

PUBLIÉES EN ANGLOIS ET EN LATIN,
Par M. RICHARD MÉAD,

Médecin du Roi de la Grande-Bretagne,
Membre de la Société Royale de Londres,
& du College Royal des Médecins de la
même Ville.

TRADUCTION FRANÇOISE,

Enrichie des découvertes postérieures à celles de
l'Auteur, augmentée de plusieurs Discours préliminaires, & de Notes intéressantes sur la Physique, l'Histoire Naturelle, la théorie & la pratique de la Médecine, &c. &c. Avec huit Plan-
ches en taille-douce.

PAR M. COSTE, *Médecin de l'Hôpital*
Royal & Militaire de Nancy.

TOME SECOND.

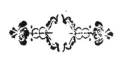

A BOUILLON,
AUX DÉPENS DE LA SOCIÉTÉ TYPOGRAPHIQUE.

M. DCC. LXXIV.

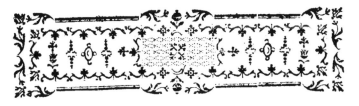

AVERTISSEMENT

DE

L'ÉDITEUR,

DANS lequel on rend compte d'un Ouvrage qui vient de paroître sur les Avis & Préceptes de Médecine *de l'Auteur.* Par M. Clifton Wintringham, Médecin de Londres. (1)

C'EST au moment où ce second Volume sort de dessous la presse, que je reçois le livre de M. Clifton Wintringham, dont je connoissois l'existence depuis près d'un an, sans avoir pu me le procurer. Je viens de le parcourir avec tout l'empressement qu'on a de faire connoissance avec ses concur-

(1) *Notationes & observationes in Richardi Mead monita & præcepta medica. Auctore Clifton Wintringham*, M. D. C. M. L. & S. R. *socio, equite Aurato, & medico Regio*, &c. &c. Avec cette épigraphe :

Fas sit mihi visa referre. OVID. Epist.
Parisiis, apud G. Cavelier. M. DCC. LXXIII.

rents. Mais j'ai tort de me ranger au nombre de ceux de M Clifton Wintringham. Je ne fuis qu'Editeur du recueil complet des Œuvres de M. Méad, auxquelles j'ai ajouté quelques idées neuves, quelques obfervations ou quelques remarques effentielles fur les découvertes poftérieures aux fiennes. M. Clifton Wintringham s'érige pour dogmatifer, & fe charge des fonctions de Commentateur en titre. Je connois mes forces, & c'eft une carriere dans laquelle je n'ai pas dû entrer pour y être fon rival. J'aurois pu au moins, dites-vous, traduire fon Commentaire, & le joindre au texte ? Je ne le crois pas. S'il m'étoit parvenu à tems j'aurois profité de bien des chofes ; mais il en eft tant d'autres que j'euffe laiffé en paix dans les prolégomenes de toutes les pathologies que le Médecin Anglois a mis à contribution pour faire fon Commentaire. Il paroît qu'il l'a plutôt deftiné à des étudiants en Médecine qu'aux Médecins mêmes. C'eft cependant pour ceux-ci qu'eft faite la partie des Œuvres de Méad qui lui a fervi de texte. Il faut avouer que le Commentateur n'a pas été heureux dans fon choix, parce qu'il n'y a ni affez d'ordre, ni rien d'affez complet dans ces Avis & Préceptes, pour en faire la bafe d'une pratique élémentaire. Ce font des vues, des obfervations fpéciales fur quelques cas particuliers (1). La pratique étendue du Commentateur actuel peut lui en avoir fourni de femblables , & on lui eût été plus redevable, fans doute, de vingt pages dans ce goût, que de tout ce qu'il a ajouté , fouvent en fe permettant une critique auffi amere que peu réfléchie fur le texte.

Il fe récrie, par exemple , fur ce que l'Auteur propofe des remedes pour la fievre, fans en avoir établi la nature, ni les fignes caractériftiques ; » ce qui rend fes » prefcriptions dangereufes, & d'une ap-» plication fort équivoque (2) «. Mais fi les Obfervateurs alloient reprendre la méthode des Ecrivains du XVIe. fiecle, nous n'en verrions pas un qui pour deux idées à lui , ne nous donnât bientôt un cours complet de Médecine , pour les y inférer méthodiquement.

On croit, d'après cet acte de mécontentement , que M. Clifton Wintringham va

---

(1) *Voy.* ci-après pag. 187 & fuiv.

(2) *Prætermiffis fignis, omnis ad fanationem feftinatio præceps & periculofa ... Pigeat equidem ,fit tamen Lectori & mihi fas animadvertere tantum virum ... tantam ne rem tam negligenter egiffe.* Sect. III , pag. 9.

nous apprendre des chofes bien dignes d'être retenues, & bien difficiles à trouver ailleurs ; mais il fe contente d'établir gravement, » que la fievre eft précédée de » bâillements...., de pandiculations, de » friffons plus ou moins confidérables... » Que bientôt après, fuccédent (*pede* » *non claudo*) les naufées...., le vo- » miffement, la douleur de tête, la foif, » la chaleur... l'élévation du pouls... (1)«. Je le demande, eft-il quelque garde-malade à qui ces généralités caractériftiques de la fievre foient inconnues ? Mais puifque M. Clifton Wintringham vouloit fuppléer à ce qui manquoit à ce chapitre, relativement au diagnoftic, il devoit s'attacher à particularifer les fymptomes qui défignent les diverfes efpeces de fievres dont l'Auteur a affigné la curation.

Ce n'eft pas feulement dans fes defcriptions que le nouveau Commentateur n'eft pas heureux. Il me femble que

---

(1) *De febrib. contin.* Sect. III, pag. 9. *Febres continuæ incipiunt oscitatione & pandiculatione, frigore, horrore & rigore... Antecedentia hæc symptomata, pede non claudo, plærumque sequuntur naufea, vomitus, dolor capitis, sitis, calor pungens & acutus...pulsus velox, nunc fortis, &c.*

fa pratique a quelque chofe qui pourroit n'être pas applaudi par ceux qui ont coutume de voir des malades. Après avoir fait l'énumération d'une partie des fignes qui annoncent ce qu'on nomme communément *fievre maligne* (*mali ominis*), il veut qu'on ne perde pas un inftant pour adminiftrer des ftimulants , des échauffants , des cardiaques , des alexipharmaques (1).

C'eft néanmoins ce même Commentateur , qui , d'un ton de fuffifance , prononce que M. Méad eft tombé dans l'obfcurité pour avoir voulu être trop concis dans fon article des *fievres malignes* , & qu'il a mérité l'application du mot d'Horace : *Brevis effe labora , obfcurus fio.* Si M. Clifton Wintringham péche par défaut de clarté dans l'ouvrage qu'il nous fait efpérer, ce ne fera probablement pas en vertu du laconifme qu'il reproche à l'Auteur , dont il fe propofe de commenter le Traité de *Variolis & Morbillis* , fi Dieu lui prête vie. » Je mettrai , dit-il , à contribution

---

(1) *Si verò fymptomata prædiclis contraria fupervenerint,*... *febrem mali moris adeffe oftendunt. Idcircò ftatim exhibenda funt ftimulantia & caléfacientia quædam , cardiaca & alexipharmaca dicla remedia , &c.* Ibid. pag. 11.

» les anciens & les modernes , afin que
» tout médecin curieux de lire des choſes
» merveilleuſes trouve ici dans ces maté-
» riaux que j'aurai raſſemblés de toutes
» parts , de quoi raſſaſier ſon empreſſement
» pour les compilations , *ad ſatietatem uſ-*
» *que.* « C'eſt ſon mot , & il énonce d'une
maniere ſi énergique la promeſſe contenue
dans le programme du Commentateur ,
que c'eſt dommage de chercher à le traduire (1).

Il y a cependant des choſes qui paroî-
tront neuves , & peut-être même extraordinaires dans les notes dont je parle. M.
Méad , à l'article de la *Pleuréſie* , conſeille
l'application du véſicatoire ſur le côté ,
lorſque les ſaignées n'ont pas ſatisfait à l'indication d'enlever le point douloureux.
» Mon expérience , ajoute M. Clifton Win-
» tringham , m'a appris que la ſaignée ſeule
» guérit cette maladie , & que tout ce qu'on
» nous débite de la *réſolution* , des *efforts*
» *ſalutaires* de la nature , ſont de *vérita-*

_____

(1) *Si Deus det vitam.. tam de* veterum *quam* recen-
tiorum *ſcriptis , quatenus ea ad hujuſmodi res pertineant,
quæ etiam* nunc, *uti & olim, cuivis medico, legere quid*
miri *appetenti* , nova quam plurima à quibuslibet
undequaque arceſſita , ad ſatietatem *uſque præbebunt.*
Seƈt. VI. pag. 17.

» *bles chimeres* , auxquelles il ne faut pas
» plus donner de créance (*flocci facienda*
» *funt*) , qu'aux prétendus fpécifiques ex-
« pectorants que vendent des Pharmaciens
» avides & intéreffés «. (1) Il paroît que ce
Commentateur en veut beaucoup à la
Pharmacie , à la Chirurgie.... Son humeur ne refpecte pas même M. Méad ;
mais , d'après des expériences très-multipliées & fuivies du meilleur fuccès, j'ofe
lui confeiller , fi jamais il eft pris d'une
pleuréfie, dont la douleur latérale n'ait pas
cédé aux premieres faignées , d'avoir plus
de confiance au véficatoire qu'aux écleg-
mes, qui peuvent cependant encore contribuer à faciliter l'expectoration, fans être
précifément ce qu'on appelle des expec-
torànts.

Mais réellement, s'il y a quelque chofe
de bon dans ce Commentaire, comme je
n'en doute pas , j'ai eu le malheur de bien
mal choifir les chapitres que j'ai parcourus.
Celui de l'hydropifie n'a rien qui ne fe trou-

---

(1) *Longa me docuit experientia alias quafcumque
exinanitiones ... fpes meas perpetuò fefelliffe, nifi fan-
guinis miffio larga , &c. ... Profecto igitur flocci facienda funt quæ de refolutione beneficio naturæ , &c. Aliisve
ejufmodi nugis jactitent Pharmacopeæ ignari ... quæftu
turpiffimo pafti.* Sect. VII, pag. 21, 22.

ve en bien meilleur ordre dans Van-Swie-
ten (1). A l'article des polypes (2), M.
Clifton Wintringham donne, pour les reconnoître, des signes qui caractérisent dix
autres maladies. Que trouvera-t-on dans
l'article de la goutte (3) ? Mais celui des
écrouelles contient une grosse sortie inju-
rieuse contre nos Rois, au sujet de la coutume de toucher les malades pour les guérir, *sortie indécente en quelque pays que ce
soit*, mais qui prouve qu'on a imprimé ce
livre à Paris, sans l'avoir lu (4). Nous
avons à cet égard M. Clifton Wintringham & moi, une maniere de penser bien
différente (5).

Enfin, si quelque partie méritoit un
Commentaire, c'étoit le premier chapitre
sur *le corps humain en général*; M. Clifton
Wintringham ne l'a pas même cité : c'é-

---

(1) *Notat. & observ. Clift. Wint.* Cap. VIII, pag.
131. *Comment. in aphor.* §. 1215, tom. IV, pag. 101.

(2) *Not. & obs.* Cap. VI, pag. 98.

(3) *Ibid.* Cap. XI, pag. 160.

(4) *Minimè mirum est ut Galliæ Rex credulus, dolosâ
juris divini larvâ superbè donatus, non opinione solùm,
sed etiam ad veritatem sibi persuadeat se, &c. Ibid.* Cap.
XIV, pag. 179.

(5) Voy. ci-après, pag. 327, la note.

toit sur-tout le dernier qui traite des mé-
taftafes, des maladies qui fuccédent à d'autres, & de celles qui fe terminent par d'autres, & il l'a fait de la maniere qu'on peut
voir dans l'Ouvrage même (1) ; car il eft
tems de m'appercevoir qu'en pouffant cet
extrait plus loin, j'aurois prefque l'air d'a-
voir voulu faire la critique de fon livre.

Une addition effentielle à cette Edition
eft un *Extrait des formules de la Pharmacopée de Londres*, dont l'Auteur confeille
l'ufage.

Quelques perfonnes auroient defiré que
j'euffe rappellé dans ma premiere *Préface*
toutes les Editions qui ont été données de
chacune des parties de ces Œuvres. J'ai cru
devoir faire mention des principales, qui
font celles que j'ai confultées, & comparées
pour celle-ci. Je n'ai compris ni de quelle
utilité, ni de quel agrément pourroient
être des nomenclatures de titres de livres,
de villes où ils ont été imprimés, de Li-
braires, de dates ; &c. Ceux néanmoins
que ces recherches intérefferoient, en trou-
veront une bonne partie dans le 2e. volume du *Studium medicum* de M. de Haller,
où ce Médecin appelle M. Méad un hom-

_____

(1) Not. & Obf. pag. 225 & fuiv.

me d'une érudition agréable & variée, &
à qui ſes ſuccès dans l'art de guérir ont
acquis, de ſon vivant, la plus grande autorité en Médecine (1).

---

(1) *Halleri Sutd. Med.* Tom. 11, pag. 922.

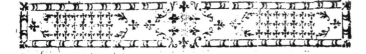

PRÉFACE
DE
L'ÉDITEUR.

LES hommes auroient rarement des manieres
de penser si différentes sur la plupart des objets qui partagent leurs opinions, si ceux qui
proposent un systême s'expliquoient d'une maniere plus précise ; si ceux qui refusent de l'a-
dopter daignoient examiner les raisons, peser
les probabilités, en un mot, si de part & d'autre d'on vouloit s'entendre.

La plupart des gens jugent d'un livre par son
titre ; & d'après le discrédit où sont tombées les
idées qui semblent appartenir à l'*Astrologie ju-*
diciaire & aux rêveries de ceux qui la profes-
sent, je ne serois pas étonné qu'une dissertation
où l'on promet d'établir l'influence du Soleil &
de la Lune sur nos corps, eût appellé peu de
Lecteurs. La célébrité reconnue de M. Méad
lui aura valu, peut-être, de n'être pas reléguée
tout-à-fait dans la classe des avis salutaires que
Matthieu Lænsberg lit dans les astres, & dont il
a soin de gratifier le genre humain, au renou-
vellement de chaque année ; mais on aura regardé cette production comme l'effet d'une imagination échauffée, ou comme celui de l'envie
de se singulariser, en renouvellant un systême
proscrit, ou comme le fruit d'un de ces momens

nébuleux où les plus grands hommes font au
deſſous d'eux-mêmes.

En accuſant l'injuſtice de ces Lecteurs ſuper-
ficiels ou inattentifs, je ne dois pas taire l'idée
que ſe ſont faite de cet ouvrage pluſieurs Médecins inſtruits, & qui ſavent avec quelle évidence l'action de ces aſtres ſur nos corps y eſt
démontrée. Il n'eſt pas queſtion de cette influence
dont l'aſſertion ſe fonde ſur des moralités, ou
ſur des conjectures auſſi frivoles qu'elles, quand
on donne l'explication de quelques faits naturels.
C'eſt une influence phyſique, démontrée par ſes
effets & par ſes cauſes, avec toute la préciſion
dont l'argument mathématique eſt ſuſceptible.
Ce ſont l'aſtronomie, l'hydroſtatique, les loix
connues du mouvement qui régit l'univers, qui
viennent ici rendre raiſon des phénomenes obſervés par les anciens Médecins, & aux obſervations deſquels on peut ajouter d'autant plus
de foi, qu'elles ont été faites dans des lieux
très-diſtants, dans des tems très-éloignés, &
par des gens qui ne ſongerent pas à les adapter à un ſyſtême préconçu & favori.

Il me ſemble qu'en phyſique les erreurs & les
préjugés ſuppoſent toujours quelque vérité
réelle, qui n'eſt pas ſuffiſamment développée,
ou qui, appuyée ſur des faits dont les cauſes ne
ſont pas bien connues, laiſſent encore des pré-
textes à l'incrédulité. Pythagore & ſes diſciples
crurent avoir trouvé dans la combinaiſon des
nombres, l'explication du ſyſtême de l'univers.
On ſait combien ce Philoſophe, auſſi célebre que
ſingulier, avoit de vénération pour le nombre
ſept, & combien il lui attribuoit de puiſſance
pour le maintien de l'harmonie univerſelle. Eſt-
ce l'effet du haſard, ou l'effet du caprice qui aura

engagé ce grand homme à adopter ce nombre de préférence à un autre ? Respectons assez sa mémoire, peut-être persuadés que les changements qu'il observoit à chaque septénaire, & dans les phases de la Lune, & dans les phénomenes que cette révolution produit sur ce qui végéte, & sur ce qui respire dans la nature, ont été la base raisonnable de son système, très-simple en apparence, mais aussi majestueux que digne du génie qui l'avoit conçu. En effet, que l'Intelligence suprême ait créé tout, & disposé les ouvrages de ses mains avec un ordre admirable, qui en assure la conservation ; que ce soit en vertu de la science des nombres, possédée dans sa plus grande perfection, qu'elle ait exécuté ces merveilles. . . . je ne vois dans ces assertions rien qui soit indigne du respect dû à cet être souverainement bon. Oui, je ne peux m'empêcher d'adopter avec Pythagore, que l'ensemble de cet univers physique est le résultat de la combinaison des nombres la meilleure possible, des proportions de Mathématique les plus régulieres, le chef-d'œuvre, en un mot, de l'Eternel. Hippocrate, le pere de la Médecine, en plusieurs endroits de ses ouvrages, fait mention de la puissance des corps célestes, & des grands secours que l'art de guérir doit tirer de l'étude de l'Astronomie. » Ce ne sont pas seulement de » légers services que la science des astres peut » fournir à la Médecine ; mais elle est à celle-ci » de la plus grande utilité, parce que la diver- » sité des saisons produit des changements ana- » logues sur l'estomac des hommes". (1) C'est

____

(1) *Ad artem Medicam Astronomia ipsa non minimùm, sed plurimùm confert, quippè cum unâ cum anni temporibus, ho-*

ce qu'il dit au commencement de son fameux livre *de Æere*, *aquis & locis*, qui contient la base & le fondement de tout ce qu'on a publié depuis sur l'air, sur les différentes manieres dont nos corps peuvent être affectés, par les qualités absolues ou relatives que lui communiquent l'exposition des lieux, l'aspect du Soleil, le changement des saisons, le cours des vents, soit réglés, soit extraordinaires.

Personne n'a plus profité, parmi les anciens Médecins, de l'idée de Pythagore que Galien. C'est lui qui a le premier attribué à l'influence de la Lune l'ordre septénaire qu'on observe dans les crises qui surviennent aux maladies. En effet, les fievres se terminent plus volontiers au 7, au 14, au 21, & la raison de ce phénomene ne pouvant guere se rapporter à la nature des maladies très-différentes entr'elles, ni aux tempéraments encore plus dissemblables de ceux qui en étoient attaqués, il étoit nécessaire de chercher une cause fixe & invariable d'un effet aussi régulier. Ce ne fut probablement que l'analogie des nombres qui détermina Galien à cette explication.

Ceux qui le suivirent crurent que les astres influoient, en quelque chose, sur nos corps, mais sans savoir de quelle maniere. Cette puissance étoit une des principales qualités occultes de la Philosophie d'Aristote.

Le grand Fernel qui, avant Descartes, avoit déja osé soulever le voile dont l'autorité scholastique couvroit la vérité, fait mention de cette influence, parmi les causes des maladies, dans

---

minum ventriculi mutationem accipiant. Lib. de aër. aq. & loc. init.

son Traité *de abditis rerum caufis*. Il parle beaucoup des qualités, foit utiles, foit nuifibles de l'air & de l'atmofphere; mais le principe originaire de ces qualités eft toujours le *to theion*, le *quid divinum* d'Hippocrate.

Sydenham, l'Auteur le plus exact dans la defcription des maladies épidémiques, celui de tous qui a le mieux fait fentir leur connexion avec la conftitution de l'air correfpondante, a fourni les obfervations les plus décifives en faveur de la doctrine de l'influence, mais fans reconnoître, ou au moins fans affigner la véritable caufe premiere qui communique à l'atmofphere ces qualités. Pour un homme auffi éclairé que l'étoit cet Hippocrate du dernier fiecle, il me paroît fingulier qu'il ait toujours tant donné à des caufes obfcures.

Baglivi eft de tous celui qui a le plus approché de la vérité. Il penfe qu'il n'eft pas impoffible que les planetes produifent quelques changements dans l'air, felon leurs différentes pofitions & leurs diverfes conjonctions, & qu'il eft probable que la Lune agit avec plus d'efficacité qu'elles, s'il faut admettre toutefois qu'elle exerce fa preffion fur les eaux de l'Océan; car il laiffe dans l'indécifion, favoir, fi c'eft en raifon de leur preffion, ou en raifon de la propagation de la lumiere que ces aftres agiffent (1). Il croit qu'ils peuvent tantôt baiffer, tantôt élever les corps hétérogenes qui voltigent dans l'atmofphere, & que c'eft par la différence que ces changements apportent dans la pefanteur de ce fluide fupérieur & ambiant, que nos corps en peuvent reffentir l'impreffion.

_____

(1) BAGLIV. *De fang. & refpir. de flatice aëris & liquid.*

Je ne m'arrête pas à ce que Avicenne, Averroës, Paracelfe, Ptolémée, Van-Helmont, J. B. Porta, ont pu dire fur cet objet. Ils ont péché par l'abus de la fcience, & le blâme n'en doit pas refluer fur elle : parce qu'il y a des fous qui cherchent la Pierre philofophale, les travaux utiles des vrais Chymiftes n'en font pas moins eftimables. De même, on n'a pu tirer des horofcopes fondés en partie fur la dénomination de celui des fignes du Zodiaque où le Soleil s'eft trouvé au moment de la naiffance, fur les différentes phafes de la Lune, fur les divers cercles qu'elle décrit, dont ceux qui s'approchent des tropiques rendent les gens boffus & contrefaits, tandis que les perfonnes qui naiffent au tems des équinoxes font fouvent boiteufes, & fujettes à la goutte (1); fur fon degré de conjonction ou d'oppofition avec l'aftre du jour; fur l'afcendant fuppofé de telle planete fur une autre. On aura pu attribuer la mort de ceux qui, pour être pendant leur vie plus célebres ou plus puiffants que les autres hommes, n'en font pas moins fujets à la loi néceffaire de la Nature, qui nous fait tous naître, & mourir de même; on aura pu, dis-je, attribuer leur mort à quelque comete, à quelque météore extraordinaire; on aura pu faire du cours & du mouvement des aftres une des branches de cette fcience auffi frivole que menfongere, connue fous le nom de *Magie* . . . Tout cela, je le répete, n'eft que l'abus de la fcience, abus fondé fur quelque chofe de réel, fur l'obfervation conftante de tous les fiecles, qui ont reconnu que dans telles ou telles circonftances de l'é-

---

(1) J. B. PORTÆ, *Phytognom.* Lib. 1, cap. IX.

tat du ciel nos corps & nos efprits, qui font fi étroitement unis avec eux, font diverfement affeĉtés. Les Sages ont été révoltés par l'apparence de l'idolâtrie qui rapportoit ces effets purement & fimplement à la puiffance des aftres, comme s'ils euffent été des êtres animés., des fortes de divinités fubalternes; ce qui ne feroit pas arrivé, fi l'on eût expliqué la maniere phyfique dont s'exerce cette puiffance qu'on ne confidéroit que comme un agent immédiat, & qui n'avoit aucun befoin du concours des caufes fecondes.

D'un autre côté, depuis Hippocrate jufqu'à nos jours, les Médecins ont fait de la confidération de l'air, & fur-tout de celui qui étant le plus à notre portée, eft connu fous le nom d'*Atmofphere*, un des objets les plus effentiels & du dogme & de la pratique. Son utilité dans l'économie animale l'a fait regarder avec raifon, par les Phyfiologiftes, comme le principal inftrument dont la Nature s'eft fervie pour établir l'exercice de nos fonĉtions. Sa fluidité, fa gravité, fon élafticité, font les qualités au moyen defquelles non-feulement il s'introduit dans les véficules du poumon pour les ufages de la refpiration fi effentielle à la vie de l'animal, & dans le fang même & dans les humeurs qui en dérivent ; mais encore en preffant fur toute la furface que nous lui offrons, il s'oppofe, par fon poids, aux raréfaĉtions & aux expanfions, qui ne manqueroient point de nous détruire. On fait que par les regles de l'Hydroftatique, on eft parvenu à évaluer, à peu près à 30000 livres, le poids de l'atmofphere que chacun de nous foutient, & que les divers phénomenes qui peuvent changer la gravité de cet

élément , font que la différente preffion qu'il
opere fur nous , peut varier de 2000 livres.
C'eft à ces variations que les Praticiens rapportent quantité de maladies dont l'importance &
le danger font en raifon directe & compofée
de la promptitude & du degré de contrafte de
ces variations. Ils fe font convaincus par l'expérience , que les maladies familieres à certains
climats tiennent aux difpofitions habituelles de
l'atmofphere de ces lieux ; que la plupart des
épidémies viennent ou directement du vice de
l'air , ou médiatement encore de lui ; car celles
qu'on attribue aux aliments , doivent être rapportées à l'air , puifque les qualités de ceux-ci
tiennent fi évidemment à la conftitution de l'année dans laquelle ils ont été produits. La connoiffance de ces caufes directes a fourni à la
Médecine des indications de curabilité : en con-
feillant dans bien des cas , à titre de remede ,
un air différent de celui dont les malades éprouvoient la mauvaife difpofition dans les épidémies , on a quelquefois fait ceffer le mal : quant
à l'exemple d'Hippocrate , on s'eft appliqué à
corriger l'air lui-même.

D'une part donc , l'influence des aftres eft
reconnue par la plus haute antiquité , & de
l'autre , tous les Médecins conviennent de celle
de l'atmofphere. Quel eft donc le mérite du
D. Méad , & qu'eft-ce que fon livre , à ce fujet ,
nous a appris de nouveau ? Son mérite ! Le fujet ,
quoique rebattu , étoit encore tout neuf quand
il a daigné s'en occuper. De deux objets d'obfervations ifolés , il a fu former un corps de
doctrine , en les réuniffant , & démontrant l'un
par l'autre ; en faifant connoître le milieu au
moyen duquel les aftres exercent fur nous leur

empire, il a rendu cette influence croyable, &
en établiſſant la cauſe primitive des variations
de l'atmoſphere, il a expliqué l'un des phénomenes de la Nature les plus intéreſſants pour
l'humanité. C'eſt à lui qu'il étoit réſervé de traiter cette matiere d'une façon auſſi ſatisfaiſante
que profonde, & qui ne demandoit rien moins
que la réunion des connoiſſances de Mathématiques & de Médecine les plus étendues.

Quelque ſyſtême de phyſique qu'on adopte,
impulſion ou attraction, on rapporte aſſez généralement à l'action de la Lune le mouvement
alternatif de flux & de reflux dont la Mer eſt
réguliérement agitée. N'étoit-il pas tout naturel de préſumer qu'un fluide beaucoup plus léger
& plus mobile, plus immédiatement ſoumis à
l'action de la même cauſe, devoit partager les
mêmes effets ? Il eſt vrai que les phénomenes de
l'air n'auront jamais été obſervés, & ne ſe trou-
veront jamais auſſi réguliérement conséquents
à l'état de la Lune, que les deux mouvements
qu'elle imprime ſucceſſivement ſur l'Océan ; le
premier, en agiſſant ſur lui ; & le ſecond, en ceſ-
ſant cette action, & la raiſon en eſt fort ſimple :
c'eſt que la Lune n'eſt pas la ſeule des cauſes
du flux & du reflux de l'atmoſphere. Ils réſultent
de la combinaiſon de pluſieurs autres, parmi
leſquelles on peut compter l'état actuel du mouvement, ſoit quotidien, ſoit annuel du Soleil,
les exhalaiſons, les vapeurs de divers genres
dont l'air ſe ſurcharge, les feux ſouterreins,
les volcans, & ſur-tout les vents, la plupart ſi
irréguliers dans leurs cours, ſi différents d'eux-
mêmes par leur violence & leur durée. C'eſt
ainſi qu'il eſt facile de concevoir comment la
Lune même augmentant cette diſpoſition des

caufes concomitantes qui l'emportent fur elle, peut tour - à - tour dans une même phafe
produire un effet diffemblable. Ainfi, une nouvelle & une pleine Lune ameneroit la pluie, ou
le beau tems, felon les circonftances. Si l'air
eft embarraffé de nuages légers, la preffion qu'elle
opérera, communiquant une fecouffe aux vents
propres à les diffiper, ils difparoîtront, & l'on
aura un ciel pur & férein. Si, au contraire, ces
nuages font formés de vapeurs épaiffes & aqueufes, l'impulfion communiquée aux vents par la
plus grande force de cet aftre, tendra à les réu-
nir, & à les faire tomber fous la forme de pluie.

Ce que je viens de dire fournit des données,
pour réfoudre quelques difficultés qu'on peut
oppofer au fyftême de l'influence des aftres fur
nos corps. Si elle eft moins évidente qu'elle ne
pourroit l'être, c'eft qu'il y a auffi quantité
d'autres circonftances dont l'effet peut con-
trarier ceux qu'ils tendroient à opérer fur notre machine. Et en y réfléchiffant, je vois que
par une fatalité attachée à la fureur que nous
avons de nous écarter des loix de la nature,
il arrive que plufieurs des moyens fagement
établis, fans doute, par le Souverain bienfaiteur
pour notre utilité, tournent à notre défavantage, en vertu de ceux que nous leur oppofons.
Notre maniere de vivre, de nous loger, de
nous nourrir, de nous habiller, tout cela s'oppofe au bien que nous pourrions retirer de la
difpofition admirable établie dans l'univers.

Je m'explique par quelques exemples. Les
femmes des villes ne font-elles pas fouvent mal
reglées au phyfique, parce qu'elles font déréglées
au moral, que la molleffe, l'oifiveté du corps,
les paffions de l'ame fouvent auffi vives que

peu honnêtes dans leur objet, ne permettent pas qu'elles jouissent d'une des marques les moins équivoques de santé attachées à leur sexe ? Eh ! comment les astres agiroient-ils sur elles ? On diroit qu'elles fuient le spectacle raviffant qu'ils offrent. Ne vivant pendant la nuit qu'à la trifte lueur des flambeaux, enlévelies dans les ténebres d'un sommeil pénible pendant le jour, elles ignorent ce qui fe paffe dans la nature. Elles fe font créé un monde hors de notre univers. A la campagne, au contraire, voyez la robufte & gaie Villageoife, lire au firmament l'époque future du tribut qu'elle croit devoir à l'aftre de la nuit, & dont la révolution ne fruftre jamais fon attente, à moins qu'un mal inopiné n'y mette des obftacles, ou que le fuperflu de fes humeurs ne ferve déja de nourriture au fruit de fes chaftes amours.

Nos habits, j'en fuis convaincu, contrarient les bons effets de l'air, & fouvent les rendent pernicieux pour nous. Ils diminuent, dira-t-on, la preffion immédiate de l'atmofphere. Oui; mais c'eft un mal. Vous avez tranfpiré fous la pelliffe, dans un tems où l'intention de la nature n'étoit pas que vos pores fuffent fi ouverts. Cette excrétion contre nature vous a affoibli. Ce n'eft pas tout ; le jour où vous quittez cet habillement deftiné à d'autres climats, la nature prend fa revenche. La température de l'air devenue moins rigoureufe pour moi, l'eft plus pour vous. Son impreffion eft trop vive ; la tranfpiration forcée précédemment par l'art, fe fupprime naturellement, & de-là toutes les maladies qui en peuvent être la fuite.

On craint, on redoute le férein, & je ne dis pas qu'on ait tort jufqu'à un certain point. Au reste, c'est sur-tout par son poids que cet air peut nuire. Mais la pression qu'il opére est égale, se fait en tout sens, & certainement l'économie animale en doit être bien moins affectée que des ligatures si multipliées dans nos habits, & qui forment des compressions si inégales.

Dans la plupart des grandes villes, l'atmosphere est toujours trop inquinée, trop surchargée de substances hétérogenes, pour qu'on puisse y participer aux avantages attachés à un air pur & serein. L'air de ces cités est une espece de masse pesante & compliquée, au point que l'air tel qu'il existe communément ailleurs, n'en forme, peut-être, que la moindre partie ; de-là le peu de prise que les vents ont sur elle, parce qu'elle résiste en vertu de son poids, en vertu des obstacles que la hauteur des bâtiments oppose aux secousses que l'air ambiant tâche de lui communiquer. Le Soleil ne pénétrant jamais dans des rues étroites, ne peut dissoudre ces nuages épais ; & les maux qui en résultent, seroient bien plus considérables encore, si le luxe n'avoit multiplié le nombre des feux particuliers au point où ils sont. Je ne les considere pas comme un mal dans ce sens ; je crois qu'ils contribuent plus que toute autre chose, à établir quelques courants d'air, à communiquer à cette masse atmosphérique un degré de mouvement propre à en empêcher la corruption. En cela, il faut soigneusement distinguer les avantages d'un feu ouvert, d'avec les inconvénients de ceux qui sont renfermés dans les poëles. Outre le mal que ceux-ci peuvent produire d'ailleurs, & qui n'est pas de mon objet présent, je conçois comment une fumée épaisse & rassemblée, se

mêlant à l'atmofphere, peut en augmenter la
denfité, & j'ai oui dire plufieurs fois que c'é-
toit là une des principales caufes des brouillards pernicieux qui nuifent à la fanté des
habitants de Londres. Dans nos villes de France, les inconvéniens des poëles font compen-
fés par l'avantage des cheminées. Mais combien d'accidens dus encore à cet air altéré, & fi
différent de celui dont la nature nous a deftiné l'ufage ?

Le Docteur Méad a rapporté l'utilité de la
preffion que l'air opere fur nos corps ; preffion
communiquée par celles du Soleil & de la Lune
fur cet élément ; il l'a rapportée, dis-je, à ce
qu'elle balance, & modere l'action de notre air
intérieur, qui tend à fe mettre en liberté, à fe
dégager ; tendance qui n'iroit à rien moins
qu'à produire une extrême raréfaction dans nos
liqueurs, ainfi que la rupture & la dilacéra-
tion des vaiffeaux qui les contiennent. L'air
trop raréfié d'une chambre, où il a prefque entiérement perdu fon élafticité & une grande
partie de fon poids, n'eft plus en état d'opérer ce degré de preffion fi avantageux : de-là
les apoplexies, les extravafations, les épan-
chements quelconques. L'air des rues eft nuifible par une raifon toute oppofée. Celui-ci
preffe trop, il opprime, il diminue les fecré-
tions, fufpend les évacuations néceffaires à la
fanté, d'autant plus que le défaut d'activité
& d'exercice concourt à augmenter l'intenfité
de fes effets. La circulation devient lente ; les
humeurs s'accumulent. Comme on perd peu,
on fent moins le befoin de réparer ; & fi les attraits de la bonne chere n'étoient un aiguillon
pour la gourmandife, on ne s'abuferoit pas mê-

me fur l'appétit qu'on fe flatte encore d'éprouver.

Il faut avouer cependant que la nature mê-me femble condefcendre à nos inftitutions per-verfes, en fubftituant une partie de fon pou-voir à ce que nous nommons une feconde na-ture, à l'habitude. Il n'eft pas douteux qu'elle nous rende bien moins fenfibles aux impreffions de l'atmofphere & à celles des aftres. Le Cita-din vit dans fon air épais & furchargé ; il y refpire, tandis que le Villageois tranfporté, malgré lui, par fes affaires, dans ce féjour nou-veau, ne tarde pas à en être affecté. Le Payfan vêtu, à-peu-près, de la même maniere dans tous les temps, & accoutumé à tout, n'eft incom-modé de rien. Les faifons fe fuccedent, fans rien changer à la bonne fanté dont il jouit. Il digere, avec facilité, ce que les valets même de la ville n'oferoient goûter par effai. Il en eft de même de la différence des climats. Celui dans lequel nous fommes nés, ayant communément plus d'analogie à notre maniere d'être, qu'un autre, il n'eft pas étonnant que l'air natal ait fouvent contribué au rétabliffement des mala-des, & qu'on ait compté des exemples de longé-vité dans des régions fort diftantes les unes des autres, & fur lefquelles l'impreffion du Soleil & des caufes qui peuvent varier les tem-péraments des hommes, fe font fentir d'une maniere très-différente.

Il ne me paroît pas abfurde de penfer que le degré de force que le Soleil & la Lune exer-cent fur l'air dans le moment de notre naif-fance, ne puiffe être une des caufes propres à fixer, en partie, le tempérament fpécial de chaque individu. Il y a certainement bon nombre d'autres conditions dont le concours contribue à le déterminer. Mais celle-ci ne doit pas être la moins efficace. S'il est vrai que l'air froid differe de l'air chaud, comme 4 de 5, & si d'après l'observation de Bayle, la plus grande condensation dont ce fluide est susceptible, est à sa plus grande raréfaction, comme 1 est à 52000, se persuadera-t-on qu'il soit indifférent de naître en Eté ou en Hiver, de jour ou de nuit, dans un temps sérein, ou dans un jour nébuleux, à la ville, ou à la campagne? Et s'il faut que les angles aigus des vésicules pulmonaires, flasques, & d'un tissu délicat, comme elles le font dans le fœtus, s'agrandissent tout-à-coup, dans la premiere inspiration, importera-t-il peu quelle soit la force avec laquelle ce fluide aérien y pénétre? Importéra-t-il peu, en quel degré il possede les qualités qu'on lui connoît? Ce seroit s'abuser que de penser ainsi, & je ne fais aucune difficulté de croire que des circonstances qui accompagnent la premiere inspiration de notre vie, ne dépende, en très-grande partie, la perfection, ou l'imperfection d'un organe que nous apportons à-peu-près tous le même, en naissant. Telle est, n'en doutons pas, l'origine de la science des horoscopes, qui vue de cette maniere, pourroit encore établir certains pronostics dépendants de notre heure natale, & cela sans avoir recours, ni à la fatalité, ni à des causes de l'influence desquelles l'on ne puisse pas rendre raison.

L'air jouant un si grand rôle pour l'exercice de nos fonctions dans l'âge adulte, n'est-il pas évident que sa premiere impression au moment de notre naissance, doit être de la plus grande énergie, & ne seroit-ce point pour cela qu'on éprouve tant de difficultés à améliorer un tempérament vicieux, & qu'un bon tempérament, à son tour, est presque inaccessible aux inconvéniens qui tendent à le détériorer. Aussi, en santé comme en maladie, si les grandes ressources de la nature nous manquent, rarement sont-elles suppléées par celles de l'art. L'art n'est cependant pas inutile. Quand il est appliqué à propos, il peut corriger en quelques points, mais jamais intervertir le fonds de nos dispositions physiques. Le changement d'air est, en pareil cas, le secours qui promet le plus; mais pour être déterminé plus à propos, je voudrois qu'on ne se décidât au choix que d'après la considération des causes auxquelles on croit devoir attribuer le vice qu'on cherche à corriger. Projet d'une exécution assez peu facile actuellement, mais qui pourroit le devenir par la suite.

Quoique notre Auteur ait annoncé dans son titre, une dissertation sur *l'empire du Soleil & de la Lune*, il semble cependant, au premier coup d'œil, qu'il se soit uniquement occupé de celle-ci, sans presque parler de l'influence du Soleil. Il est vrai que les observations de Médecine qu'il cite, ne font guéres mention que des maladies dont les périodes étoient réciproques à ceux de la Lune; mais on sait que cet astre n'emprunte sa lumiere, sa chaleur & son mouvement que de celui de l'astre par excellence. Les Egyptiens, les anciens Perses, presque tous les Orientaux, lui rendoient un culte de latrie, relatif, sans doute, à l'idée qu'ils s'étoient faite de son importance dans le systême de l'univers. N'est-ce pas, en effet, la merveille la plus éclatante qui soit sortie des mains du Créateur; il s'est plu à lui assigner une assiette immobile au centre de l'univers, pour répandre la chaleur, la lumiere

                             & la

& la vie sur tous les êtres créés destinés à se présenter successivement à l'influence de ses rayons bienfaisants. Voyez quel air riant son lever imprime à la nature. Les oiseaux par leurs concerts, les fleurs par leur épanouissement ; tout ce qui végète, tout ce qui respire s'anime à son aspect. L'homme seul, l'homme à qui ce spectacle ravissant est destiné, y demeure insensible ! Mais une mélancolie involontaire le saisit à l'approche des ténèbres. L'image de la mort & de la destruction semblent avoir répandu sur toute la nature un voile de tristesse. C'est ce que tous les animaux éprouvent dans le temps des éclipses, dans celui des orages, ou lorsque l'explosion violente de quelque météore annonce aux foibles mortels que la foudre se meut au gré du Tout-Puissant.

Quittons ce style, que la majesté de l'objet doit excuser. Il est des merveilles faites pour élever l'ame, & qu'on ne peut exprimer de sang froid ce qu'on ne peut sentir sans enthousiasme.

Peut-on douter qu'il n'y ait divers aspects du Soleil, diverses positions relatives à l'ensemble de l'univers, qui ne conviennent mieux à certains hommes qu'à d'autres. Les plantes, les arbres nous en fournissent mille exemples, & je ne vois pas que, relativement à des causes dont l'action nous est commune avec les végétaux, on ne puisse raisonnablement tirer des inductions de ce qui arrive dans un règne, à ce qui peut arriver dans un autre.

Le Soleil étant le centre de la chaleur & la cause principale du développement des germes & de l'accroissement des espèces, on ne peut s'empêcher de croire qu'il ne contribue beaucoup à étendre les causes qui nous font croître. On

voit les enfants de la campagne souvent exposés
à ses rayons, acquérir en bien moins de tems
que ceux de la ville, une force, une vigueur,
une grandeur bien plus considérables. C'est en
fomentant la chaleur naturelle qu'il entretient
une circulation libre, qu'il s'oppose aux stases
& aux concrétions que le froid permettroit;
qu'il tient les pores ouverts, sans produire un
relâchement dans les solides, comme la chaleur
artificielle. Quelle vertu n'a-t-il pas pour restau-
rer les malades dans leur convalescence ? Les
paysans manquant, d'ailleurs, des secours avec
lesquels les riches ont bien de la peine à se remettre dans les villes, récuperent leurs forces
avec bien plus de promptitude à la suite d'une
longue maladie; & c'est une usage consacré
parmi eux, d'exposer un convalescent, pendant
quelques heures, aux rayons du Soleil. J'ai vu
encore, il m'en souvient, des douleurs rhuma-
tismales qui avoient résisté aux secours de la
Médecine, se dissiper après avoir employé constamment celui-ci; & l'on se doute bien que ce
n'est pas à la ville qu'on a pu faire une pareille observation.

Dans le système économique de l'univers, il
est impossible que ce qui est établi pour le bien
général, n'ait quelquefois un effet pernicieux
pour quelques particuliers, & le Soleil même
n'est pas exempt de cet inconvénient.

D'abord, en tant que centre & principe de
toute chaleur, sa plus ou moins grande activité,
sa présence, ou son absence, contribuent à communiquer successivement à l'air & à l'athmosphere les excès de chaud, de froid, de sécheresse, & d'humidité dont ils sont susceptibles. C'est
une de ces vérités dont l'évidence rendroit la

T

démonstration superflue. Quant aux maux qui en peuvent résulter, on les trouve exposés, avec le plus grand détail, dans plusieurs livres de Physiologie, d'Hygiene, & de Pratique médicinale, & mon dessein n'a pas été de copier ce que l'on trouve ailleurs.

Je n'ajouterai que deux mots sur la maladie attribuée plus spécialement au Soleil, & qu'on nomme *coup de Soleil, insolation* : elle attaque fréquemment les voyageurs, les ouvriers dans la campagne, soit dans les grandes chaleurs de l'Été, soit au Printems ou en Automne ; au tems des équinoxes, parce que le cercle que le Soleil décrit alors, le rapproche davantage de la terre ; & dans le premier cas, à raison de l'échauffement de l'athmosphere & de la maniere perpendiculaire dont les rayons du Soleil frappent sur nos têtes. Il me semble qu'on n'a pas bien saisi la cause prochaine de cet accident, & qu'il est possible de le faire d'après la doctrine de notre Auteur.

Le Soleil, par la chaleur qu'il communique, raréfie l'athmosphere, qui dès-lors, ayant moins de gravité, oppose une moindre résistance à la dilatation & à l'expansion des humeurs. La tête étant frappée plus verticalement qu'aucune autre partie, est celle qui doit être la plus sujette à cet accident, dont le moindre degré ressemble à une légere apoplexie, & dont le dernier tue, de la même maniere qu'une véritable apoplexie. L'ouverture du cadavre de ceux qui sont morts de l'insolation justifie ce sentiment, & le traitement de l'apoplexie, qui réussit dans le coup de Soleil susceptible de guérison, ajoute encore à la même preuve.

N'a-t-on pas attribué souvent des morts subi-

tes à des causes occultes , & quelquefois à d'autres qui n'étoient pas moins gratuites que la
supposition qui les leur attribuoit, faute d'avoir
connu, ou considéré l'action que l'air différemment mu , ou altéré par l'influence des Astres,
peut exercer sur nos corps. En effet, toutes les
fois que l'air intérieur & l'air extérieur ne seront
pas en équilibre, l'économie animale doit être dé-
rangée ; & quand l'excès de force dans l'un sur-
passera infiniment celle de l'autre, il est aisé de
concevoir que les catastrophes les plus funestes & les moins attendues en pourront être la
suite.

Concluons de toutes ces remarques & de
quelques-unes de ces observations, que ce n'est
pas à tort qu'Hippocrate a recommandé de faire
attention dans les maladies, & pour la prescrip-
tion des remedes, à l'état du ciel, & des puissances célestes, comme il dit. *Car souvent la na-*
ture de l'homme ne surpasse pas la puissance de l'u-
nivers (1). En vain , quelques esprits superficiels
accusent-ils d'inutilité, & cherchent-ils même à
rendre ridicules les observations météorologiques. Les esprits sages en reconnoîtront
l'importance, sur-tout si ceux qui s'y appliquent, s'attachent à faire voir la liaison qu'elles ont avec les maladies qui ont regné, ou
qu'ils comparent celles qui naîtront dans la suite,
aux variations qui ont précédé dans l'état du
ciel, afin de voir si l'on y en reconnoîtra la
cause. Le meilleur plan proposé pour ce travail
vraiment digne d'un Médecin jaloux de ce titre,
est celui qui se trouve dans le premier volume

---

(1) *Plerumque enim hominis natura universi potestatem*
non superat. Lib. *De dieb. jud.* N°. 15.

du *Recueil des Observations des Hôpitaux militai-*
res : par M. Richard. Je ne doute pas qu'un
jour ces vérités de fait, rangées chacune à
leur place par la main habile qui préside à
leur rédaction, ne forment, par leur réunion,
l'un des dépôts les plus précieux de l'art de guérir.

AVERTISSEMENT.

IL y a plus de quarante ans que je composai ce petit Traité, & que je le fis paroître pour la premiere fois. Quelques amis m'ayant engagé à le publier de nouveau, j'ai cru que je ne pouvois guere me dispenser de donner tous mes soins à cette derniere édition, & de l'augmenter un peu. En relisant quelques articles qui concernent les Mathématiques, je les ai exposés d'une maniere plus étendue ; & dans la partie qui a un trait plus direct à la pratique de la Médecine, j'ai ajouté plusieurs exemples, en confirmation de mes préceptes. On verra jusqu'où peut s'étendre l'application de cette doctrine dans l'exercice de notre art, quand on considérera les différens genres de maladies dont les progrès & les différentes périodes dépendent de celles du Soleil & de la Lune, comme nous le démontrerons. J'espere que ceux même qui n'entendent rien du tout aux calculs de Géométrie, ne s'en laisseront pas moins convaincre par des exemples si nombreux. Aussi ne voudrois-je pas appliquer ici le mot de Platon.

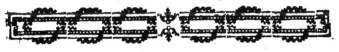

PRÉFACE.

DE tout tems l'étude de la Médecine a été
en raison des connoissances de la Philosophie.
Aussi, je m'étonne que depuis les progrès que
celle-ci a faits dans la recherche des causes naturelles, ceux de la Médecine n'ayent pas été
en proportion de ce qu'on avoit lieu d'espérer
d'un raisonnement établi sur de meilleurs principes. Personne n'ignore combien nos Philosophes ont avancé en physique, depuis qu'ils ont
aidé leurs recherches des découvertes géométriques, & de celles, sur-tout, que nous devons
aux célebres Galilée, Kepler, Toricelli & Newton. La Médecine cependant est encore pleine
de conjectures, & mérite à peine le nom de *science*.
L'art lui-même ne peut-il avoir des principes
certains, ou plutôt ne seroit-ce pas la faute des
Médecins, qui s'étant détournés de la bonne
voie, pour suivre un sentier oblique, s'effrayent
du travail qui les y rameneroit ? C'est ce que
j'aurai, peut-être, occasion d'examiner ailleurs.
En attendant, pour prouver combien l'étude de
la Géométrie seroit utile aux Médecins, dans la
recherche des causes, & des remedes des différentes maladies, j'entreprends d'éclaircir une
question très-difficile, d'expliquer les périodes
de certaines maladies, & cela sans autre secours
que celui de cette science.

Je suis obligé, dans cette dissertation, de suivre des calculs un peu plus précis que ceux dont
la Médecine paroît exiger la connoissance. Je

fouhaiterois donc que mon Lecteur connût un
peu les principes de Newton, ou au moins qu'il
fût au fait de cette partie de ion fystême que
le favant Halles a développée avec tant de clarté,
dans fa diflertation fur les marées, inférées dans
les *Tranfactions philofophiques.*

Ceux qui n'ont abfolument aucune teinture
des Mathématiques, feront bien de négliger cette
partie de notre ouvrage. Je ne chercherai jamais
à tirer une vaine gloire de quelques calculs al-
gébriques ; je fens trop le peu de difpofition que
j'ai à ces opérations abftraites. On trouvera dans
cette diflertation quelques faits & quelques confeils qui pourront être utiles à ceux même qui,
rejettant toute efpece de raifonnement, ne veulent admettre que l'expérience en Médecine ; &
l'avantage d'être utile, de quelque maniere que
ce puiffe être, eft le feul but que je me fuis
propofé dans cet ouvrage.

La carriere que nous fuivons eft vafte, & ce
n'eft pas d'une feule maniere que nous pouvons
remédier à chacun des maux innombrables qui
nous environnent dans cette vie. La Médecine
eft appuyée fur la théorie & fur l'expérience ;
& celui qui néglige le premier de ces fecours,
croit avoir d'autant plus de droit à la confiance
de fes malades, qu'il a plus acquis du côté de
l'expérience. Mais l'exercice de la Médecine
exige l'un & l'autre, afin que ceux à qui l'obfervation manque, trouvent dans la fcience de
quoi y fuppléer felon les cas qui fe préfentent.

Je crois bien que les premiers hommes chez
qui la frugalité & la fobriété étoient en plus
grande recommandation, trouvoient facilement
la guérifon de leurs maux dans quelques remedes fimples que le hafard avoit fait connoî-

tre, & que l'expérience avoit confacrés enfuite.
Mais, par la fucceffion des tems, la pareffe &
la débauche communiquerent aux corps diverfes altérations, qui exigerent des traitemens
variés, n'étant pas queftion feulement de rechercher la caufe d'une maladie, mais encore la caufe
des variations qu'on obferve dans fa nature, &
fon caractere primitif. Auffi Hippocrate a-t-il dit
que dans le traitement, il faut & la méthode
générale & la particuliere (1), parce que,
comme Celfe ajoute très-judicieufement, la
même chofe n'arrive pas de la même maniere
chez tous ; & fouvent pour guérir une maladie,
il fuffit d'en connoître la caufe (2).

C'eft pour cela que la Médecine a été, comme
dit Pline, enfévelie dans les plus épaiffes téné-
bres pendant près de cinq cens ans, depuis la
guerre de Troye, jufqu'à celle du Péloponne-
fe (3). Il eft vraifemblable que dès-lors il fe pré-
fentoit, chaque jour, de nouveaux genres de
maladies, dont la connoiffance étoit au deffus
de la portée de ceux que l'habitude feule avoit
fait Médecins. Ce fut là, fans doute, ce qui engagea les Philofophes à fe charger auffi de la Médecine, parce qu'ils reconnurent combien cet
art falutaire eft imparfait & défectueux, quand
il n'eft pas appuyé fur la connoiffance des chofes naturelles. Celfe, en parlant de ce long intervalle, dit que la Médecine fut une branche
de la Philofophie, en forte que le traitement des
maladies & la contemplation de la nature eurent la même origine (4).

(1) *Epidem.* Lib. 1.
(2) *In Præfat.*
(3) *Lib.* XXIX. *in præmio.*
(4) *Loc. cit.*

Je ne dois pas oublier ici que ces grands Philosophes qui ont posé les premiers fondemens
de notre art, furent réellement de très-grands
Géometres. On pourroit citer, parmi les Sages
de ces tems reculés, le fameux Pythagore, que
ses connoissances en Médecine rendirent si célebre, qu'on disoit communément de lui, qu'il
avoit voyagé de ville en ville, moins pour
porter l'instruction, que la guérison des différentes maladies (1). Ce grand homme fut également très-versé dans les Mathématiques, & il
y a de lui deux belles découvertes qui en sont
la preuve. La premiere est le *quarré de l'hypothe-
nuse* ; la seconde, *l'aire de la parabole*, dont il a
le premier donné la démonstration, au rapport de Proclus (2). Athénée (3), & Diogene
de Laërce (4), appuyés de l'autorité d'Apollodore l'Arithméticien, disent qu'après avoir
trouvé la solution du premier problême, il en
témoigna sa reconnoissance aux Dieux, en im-
molant une hécatombe. Plutarque reste dans le
doute sur celui des deux problêmes qui lui causa
cette satisfaction (5); & il cite, pour autoriser
son sentiment, un vers du même Apollodore.

Pythagore compte au nombre de ses disciples
dans l'école de la secte italique, Empédocle,
homme d'un génie presque divin, qui, après
avoir pénétré dans le sanctuaire de la nature,
enrichit la Médecine de découvertes, qu'on eût
en vain espérées du secours de l'empirisme. Une

---

(1) ÆLIAN. *var. Hist.* Lib. IV, cap. 17.
(2) *Lib.* IV. *ad primum Euclid.*
(3) *Lib.* X, *pag.* 418.
(4) *In Vit. Pythag.* Lib. VIII, Segm. 12.
(5) Que les Sectateurs d'Epicure ne peuvent mener
une vie agréable.

maladie peſtilentielle s'étoit déclarée à Agrigen-
te, ſa patrie ; il en reconnut bientôt la cauſe,
fit fermer quelques gorges de montagnes, par
leſquelles des vents funeſtes avoient apporté la
contagion, & en termina les progrès de cette
maniere [1]. Il rendit le même ſervice aux habitans de Selinum, » qui étoient en proie à une
» peſte qui n'avoit d'autre cauſe que la puan-
» teur & l'altération des eaux du fleuve qui
» entouroit la ville. Empédocle fit détourner le
» cours de deux autres fleuves qu'on amena dans
» celui-ci, pour en entraîner les immondices ;
» par ce moyen, les eaux récupérerent leur pre-
» miere ſalubrité, & la peſte ceſſa ſes rava-
» ges (2) ". Ces faits méritent d'autant plus
d'être cités, que l'antiquité reconnoiſſoit communément pour cauſe des maladies contagieuſes, la colere des Dieux ; & qu'en conſéquence
de cette opinion, on les croyoit au deſſus des
remedes. Dans l'un & l'autre cas, les méchani-
ques indiquerent le traitement ; & il y a bien
des obſervations qui prouvent que ces maladies
funeſtes reconnoiſſent ſouvent de ſemblables
cauſes.

Démocrite, précepteur d'Hippocrate, comme
on le croit, n'a pas été moins recommandable
par l'étude de la Géométrie, que par celle de
la Médecine. Car, indépendamment de ſes autres ouvrages, on cite auſſi-bien ſes livres ſur
le contact du cercle & de la ſphere, ſur les lignes ſans proportions, ſur la Géométrie, que

---

(1) *Id. de Curioſit. & Lib. contra Coloten.*
(2) DIOGEN. LAERT. *Lib.* VIII, *Segm.* 70.

ceux qu'il a écrits sur la nature de l'homme, sur
les humeurs, & sur la peste (1).

Ce fut parmi ces grands hommes & d'autres
semblables, que notre profession se conserva
jusqu'au tems d'Hippocrate. Il fut le premier,
comme dit Celse, qui sépara la Médecine de
la Philosophie (2); car voyant combien la
superstition du vulgaire, l'audace des empi-
riques & la vaine ostentation des sophistes nui-
soient aux progrès de l'art, il composa ses différens ouvrages, à dessein de débarrasser la Médecine de ces obstacles & de ces difficultés.
Dans son petit livre, si précieux, *sur la maladie
sacrée*, il s'élève de toute sa force contre les vaines superstitions. Il n'omet rien, pour faire connoître en détail, les fraudes & les supercheries
de ces charlatans qui, cherchant à couvrir leur
ignorance d'un voile de religion, promettoient
de dissiper, par des charmes & des lustrations,
les maladies dont ils ne pouvoient trouver les
remedes. Dans ses livres intitulés de *l'Art, de
l'honneur de la profession & des prescriptions*, il
ne déclame pas moins contre ceux qui, attachés à la seule expérience, prétendoient que la
Médecine n'est pas un art, que contre ceux qui
emploioyent une mauvaise méthode dans leur
pratique. Il est bon de remarquer ici, puisque je
vois des gens qui veulent mettre Hippocrate de
leur côté, malgré lui; il est bon de remarquer,
dis-je, que dans tous ces traités, ce divin maître de l'art admet & adopte la maniere de rai-
sonner mathématique. » J'approuve, dit-il, le
» raisonnement, pourvu qu'il soit fondé sur ce

(1) *Id. in Vit. Democrit.* Lib. IX, Segm. 46 & 47.
(2) *In Præfat.*

» qui tombe sous les sens, ou sur ce qui est dé-
» montré par l'expérience, & que les conclu-
» sions soient exactement déduites de leur point
» de comparaison. Mais on tombe dans un la-
» byrinthe de difficultés & d'embarras, quand
» le raisonnement, au lieu d'être fondé sur des
» inductions conséquentes, ne l'est que sur de
» vaines opinions (1).

Ceci est encore confirmé par ce qu'il dit lui-
même, dans son *Traité de l'ancienne Médecine*;
car, après avoir dit, » que la plupart des Méde-
» cins sont semblables à de mauvais Pilotes, dont
» l'ignorance est à couvert, tant que la tran-
» quillité de la Mer, & les vents favorables ne
» causent aucun trouble au vaisseau, mais dont
» le naufrage accuse l'impéritie après la tem-
» pête.... il ajoute qu'il faut s'attacher à con-
» noître les qualités des choses naturelles, non
» en les imaginant ou en les supposant, mais
» en découvrant quelle est l'action qu'elles exer-
» cent sur nos corps; & pour cela il est néces-
» saire de faire attention non-seulement à l'al-
» tération des humeurs, mais encore à la figure
» des parties lésées. Les unes, d'un diametre plus
» large, se terminent en une pointe plus étroite;
» d'autres sont plus épanouies, les unes rondes
» & d'une forme cylindrique; celles-ci denses,
» celles-là rares & lâches. « Telle est la Philosophie qu'il faut joindre à l'étude de la Médecine. C'est celle dont la possession rend *l'Artiste
semblable aux Dieux*, comme s'exprime Hippocrate. (2)

Mais c'en est assez sur cet objet. Il est évi-

---

(1) *Lib. de Præcepto.*
(2) *Lib. de Decoro.*

dent qu'Hippocrate appelle *Sophiftes*, ceux qui raifonnent d'après des caufes imaginaires, & qu'il ne reconnoît pour *véritables Médecins*, que ceux dont le fyftême eft appuyé fur la recherche des loix de la nature, jointe à la connoiffance de la ftructure du corps animal. Je dis cela, en paffant, pour ceux qui s'étant fauffement perfuadés qu'il n'y a pas de différence entre la vanité de la plupart des hypothefes des Philofophes, & la certitude des conclufions géométriques, méprifent une fcience fi utile, & affectent de la tourner en ridicule devant un public ignorant. Ces gens-là cultivent la Médecine & la Philofophie, tellement quellement, pour ne pas dire, en dépit des génies qui préfident à ces fciences, fans s'appercevoir de la diftance qu'il y a d'une opinion à une démonftration. Car celui qui bâtit une hypothefe s'attache à la vraifemblance, & donne des préceptes capables de répondre aux événements, & de cadrer avec les phénomenes, autant qu'il eft poffible. La théorie méchanique, au contraire, réfulte des démonftrations que la Géométrie tire de la figure des corps, ou des inductions relatives aux loix connues du mouvement.

Quelques exemples rendront la chofe encore plus fenfible. Defcartes a configné dans fes écrits, *fes foupçons & fes conjectures fur la gravité des corps*, & n'en a pas plus avancé pour cela dans la connoiffance de la nature; tandis que notre grand Newton, à l'aide de fes procédés géométriques, eft parvenu à expofer à nos yeux la ftructure de l'univers. Willis nous a donné fes idées fur les maladies foporiferes. On voit, après les avoir lues, que l'Auteur a dit beaucoup de chofes, fans connoître leur nature;

mais que Bellini en faifant leur hiftoire, m'expliquę chaque fymptome par fes raifons mécha niques; il m'ouvre une route certaine, non-feulement pour la connoiffance parfaite de ces maladies, mais encore pour leur traitement. En voilà affez fur cet objet.

Quand j'eus fait part à mon ami Pitcarin du deffein où j'étois de publier cet ouvrage, ce Médecin, dont les talents ne font pas moins précieux à la fociété, qu'à la fcience qui s'en enrichit tous les jours, voulut bien tirer de fon tréfor de pratique, pour me les communiquer, quelques hiftoires de maladies fujettes à des retours périodiques. Ces obfervations mifes, chacune à leur place, ne feront pas le moindre relief de mon ouvrage. J'ai eu une grande fatisfaction de voir confirmer mon avis du témoignage d'un homme fi verfé dans ce genre d'érudition, d'autant plus qu'il étoit affez à propos qu'une théorie comme celle que j'établis, ne fût pas appuyée fur mes feules obfervations. Je dois encore ajouter ici que notre differtation ne contribue pas peu à faire éclater la fageffe du Tout-Puiffant, & la bonté infinie qui l'accompagne. Son admirable providence ayant pourvu à tous les befoins de fes créatures, a bien voulu encore donner aux animaux raifonnables cette prééminence fur les brutes; c'eft que participant également les uns & les autres aux bienfaits communs de la nature, notre jouiffance eft plus complette, par l'avantage que nous avons d'en connoître les caufes & les effets, & de contempler l'art infini que le Créateur a employé dans la conftruction de ce dédale immenfe. J'ai paffé légérement fur

l'article de la curation des différents cas dont
je parle, parce que j'ai soin de recueillir ce qui
me paroît de plus digne d'être remarqué dans
ma pratique, & que mon intention est de le publier un jour, si j'en ai le courage & le tems.
En attendant, je livre toujours cet ouvrage au
Lecteur.

A Londres, en 1764.

DE
L'INFLUENCE
DU SOLEIL
ET DE LA LUNE
SUR LE
CORPS HUMAIN,
ET DES MALADIES QUI EN DÉRIVENT.

CINQUIEME PARTIE.

DE
L'INFLUENCE
DU SOLEIL
ET DE LA LUNE
SUR LE CORPS HUMAIN,
ET DES MALADIES QUI EN DÉRIVENT.

CINQUIEME PARTIE.

CHAPITRE PREMIER,

*Dans lequel on démontre que le Soleil &
la Lune, dans leur cours, affectent différemment nos corps, & troublent le mouvement de nos fluides, à raifon de leurs
différentes ftations.*

ON a cru de tout tems que les accès & les
retours de certaines maladies dépendoient des
forces de la Lune. Le témoignage des Anciens
fait foi qu'ils en attribuoient d'autres au Soleil,

à la puissance des astres ; car dans les Histoires d'épidémies , nous voyons les premiers Ecrivains qui en ont donné la description, n'être presque occupés que du mouvement des corps célestes, & de l'énumération de leurs effets. C'est pour cela qu'Hippocrate avertit son fils Thessalus de s'appliquer à l'Arithmétique & à la Géométrie (1), parce que le lever & le coucher des astres sont beaucoup dans les maladies (2). La Médecine s'étant ensuite adaptée aux dogmes de la Philosophie, il ne se trouva cependant aucun de ceux qui la cultiverent, qui tentât d'expliquer l'influence des astres sur nos corps ; de sorte qu'ayant négligé insensiblement la véritable méthode d'observation , on n'attribua à ces causes célestes d'autre efficacité que celle qui se manifeste dans les dispositions de l'air qui nous environne. Il parut néanmoins, de tems à autre, quelques étincelles de vérité, mais qui furent toujours obscurcies par les vaines & ridicules fictions de la plûpart des Astrologues.

Pour pouvoir donc statuer quelque chose de certain dans une matiere si difficile & si peu connue , il est question de faire voir en premier lieu, que le cours du Soleil & de la Lune , outre les phénomenes que produisent les différentes saisons de l'année, affecte encore nos corps, & trouble le mouvement de nos fluides, en raison de leurs diverses stations. Nous rechercherons ensuite quelles sont les maladies qui en dérivent, & quels sont les symptomes de ces ma-

_____

(1) *Epist. ad Thessal.*

(2) *De aëre, aquis & locis.*

ladies. Nous tâcherons de démontrer enfin, de
quelle utilité cette doctrine peut être dans l'exercice de la Médecine.

Tous les Auteurs qui ont écrit sur l'histoire
de l'air, ont observé que le tems où les vents
regnent le plus est vers l'équinoxe de Printems,
& vers celui d'Automne. On sait encore que
quelque sérénité qui existe dans l'athmosphere,
c'est toujours en plein midi, ou en plein minuit
que le vent souffle plus ou moins, c'est-à-dire,
dans le moment où le Soleil est monté au méridien, ou descendu au point de la sphere qui lui
est contraire. La même chose existe dans le tems
des grandes marées, c'est-à-dire, quand la Lune
est au point du ciel le plus élevé, ou qu'elle se
trouve à l'opposite. C'est pour cela que les Laboureurs & les Pilotes observent ces périodes
avec tant d'attention. Enfin, personne n'ignore
que les vents qui s'élevent dans le tems de la
nouvelle ou de la pleine Lune, amenent communément des changements de tems. Si l'on
est curieux de détails plus amples à ce sujet, il
n'y a qu'à parcourir l'*Astro-météorologie de J.*
Goad (1). Comme cela arrive constamment &
selon l'ordre invariable de la Nature, il est
étonnant que les Philosophes ne se soient pas
encore occupés à en rechercher les raisons.
Quoiqu'il soit très-vrai que l'origine des vents
reconnoisse diverses causes, il ne l'est pas moins
aussi que leur retour constant & périodique à certains tems fixés, dépend nécessairement d'une
cause unique, uniforme & invariable.

On sait déja que l'air qui environne notre
globe, est un fluide subtil, pesant & élastique,

_____

(1) *Edit. Londin.* M. DC. XC.

dont la partie fupérieure exerce fa preffion fur l'inférieure, & dont la force totale fe répand également par-tout. C'eft pour cela que fi une caufe quelconque vient à diminuer en quelque endroit la pefanteur de cet élément, l'air ambiant s'y porte avec promptitude de tous côtés, jufqu'à ce que l'équilibre foit rétabli, & l'on fait que tous les corps fluides font fujets à la même loi. Tout effort pareil produira du vent, qui n'eft autre chofe qu'un mouvement de l'air accéléré, & déterminé à telle partie du monde. Voyons donc s'il n'exifte pas quelque caufe générale qui change la preffion de l'air dans les tems dont nous avons parlé; car c'eft à elle qu'il faudra attribuer le retour périodique des vents & les phénomenes qui en dépendent.

La régularité du flux & du reflux de la Mer, les avantages marqués qu'en retirent les animaux, ont fouvent été l'objet de la contemplation des Phyficiens. Mais leurs recherches ont été vaines, & ils n'ont fait que d'inutiles tentatives pour expliquer l'art infini avec lequel le Créateur a ménagé ces alternatives, jufqu'à ce que le grand Newton, en découvrant à l'univers des principes plus relevés, eut établi, pour en juger, des loix plus conformes à celles de la Nature. C'eft de lui que nous avons appris que c'eft aux forces du Soleil & de la Lune, réunies ou féparées, que font dues les variétés qu'on obferve dans les marées; mais les effets qu'ils produifent font augmentés ou diminués, felon les lieux & felon d'autres circonftances qui peuvent varier. Les phénomenes de l'air dont nous avons fait mention, ont lieu dans le tems des marées; & comme l'eau de l'Océan & l'air qui nous environne font des corps fluides fujets, en grande partie, aux mêmes loix du mouvement, il y a grande apparence que c'eft ici le lieu de faire l'application d'une fentence de notre célebre Philofophe, qui nous avertit que les effets naturels du même genre doivent, autant qu'il eft poffible, être rapportés à la même caufe (1).

Je dirai dans l'inftant quelle eft la différence qu'apporte ici l'élafticité, cette propriété de l'air fi connue, & dont l'eau ne jouit pas. Mais mettons pour un moment cette confidération de côté. Il eft certain que comme la mer s'éleve, de même l'air qui nous environne doit être élevé deux fois toutes les 25 heures, à une hauteur confidérable, en vertu de l'attraction de la Lune qui gagne le haut du méridien ; en forte qu'au lieu de la figure fphérique, elle prend celle d'un fphéroïde, dont le grand diametre traverfe la Lune. L'air doit s'élever de même, toutes les fois que le Soleil atteint le méridien d'un lieu, ou au deffus ou au deffous de l'horizon ; mais cette puiffance de la Lune furpaffe celle du Soleil, à-peu-près dans la proportion de quatre & demi à un. Or, cette élévation eft plus confidérable dans le tems de la nouvelle & de la pleine Lune, parce que les forces des deux aftres font alors réunies. Elle eft la plus petite quand la Lune eft à moitié, parce que les deux aftres tirant alors chacun de leur côté, le feul excès de l'une des forces fur l'autre peut produire quelque effet. Elle eft médiocre, enfin, au milieu de l'intervalle des quadratures, à la nouvelle ou à la pleine Lune. Cette force augmente encore, ou diminue felon que la Lune eft dans fon périgée ou dans fon apogée La diftance

_____

(1) *Newton. Princip.* page 387.

du Soleil à la terre, qui est moins grande en Hiver qu'en Eté, fait encore que la plus grande & la moindre élévation de l'air précedent plus souvent qu'elles ne suivent l'équinoxe de Printems, tandis qu'elles suivent plutôt celui d'Automne. Mais dans les lieux où la Lune s'éloigne de l'équateur, l'élévation est, tour-à-tour, plus ou moins considérable, à cause du mouvement journalier de la terre autour des poles de l'équateur.

Tout ce raisonnement est fondé sur la doctrine de Newton, au sujet du flux & du reflux de la mer, adaptée à l'air autant qu'il est possible. Il ne sera pas difficile, après cela, de comprendre pourquoi les vents dont nous avons parlé, reparoissent à un tems fixe, & offrent le retour nécessaire des mêmes phénomenes. Il me reste actuellement à montrer combien les eaux de l'Océan s'élevent, & pourquoi l'intumescence de l'éther causée par la Lune, surpasse encore celle des eaux de la mer, afin de faire mieux connoître combien elle peut contribuer à troubler les mouvemens de la machine animale.

Newton a démontré que la force par laquelle le Soleil produit le flux de la mer est en proportion de la force de gravité, comme 1 est à 12868200(1); delà cette proportion $S : G :: 1 : n$; ainsi $S = \frac{G}{n}$. De même les forces attractives de la Lune sur la mer, sont à la gravité dans la proportion d'1 à 2871400; de sorte que nous aurons cette proportion $L : G :: 1 : s$. Donc $L = \frac{G}{s}$; & comme la force centrifuge qui naît du mouvement journalier des parties de la terre, est à la force de gravité comme 1 est à 289, soit cette

---

(1) *Princip.* Lib. 3, prop. 36 & 37.

proportion $C : G :: 1 : e$; ainfi $C = \frac{G}{e}$: delà $S +$

$L : C :: \frac{G}{n} + \frac{G}{s} : \frac{G}{e} :: \frac{1}{n} + \frac{1}{s} : \frac{1}{e} :: 1 : \frac{s\,n}{s+n\times e} :: 1 :$

8123.

Le même Philofophe nous a enfeigné que la force centrifuge éleve les eaux de la mer fous l'équateur à 85472 pieds de plus qu'elle ne le fait vers les poles. Cela étant, puifque cette force qui eft comme 8123, éleve cet élément à 85472 pieds, les forces attractives du Soleil & de la Lune jointes enfemble, éleveront le même élément à 10 pieds $\frac{1}{2}$; car $\frac{85472}{8123} =$, à-peu-près, 10 $\frac{1}{2}$.

Il eft certain que le flux & le reflux fe feront avec d'autant plus de violence, que les eaux obéiront avec plus de promptitude & plus de facilité à la vertu d'attraction. Mais comme, felon le calcul du célebre Halles, la région de l'air s'étend à 44 milles, il eft clair que l'efpace occupé par la fphere aérienne, furpaffe, à-peu-près de cent fois, le volume des eaux de l'Océan, lors même que le globe de la terre feroit tout couvert d'eau. Le liquide éthéré mu dans un plus grand efpace, éprouvera donc une plus grande agitation. D'ailleurs, les rochers, les vagues, les inégalités des rivages apportent, tour-à-tour, divers obftacles au flux & reflux de la mer; mais l'air qui s'éleve n'en rencontre aucun, parce qu'à raifon de fa ténuité & de fa fluidité qui furpaffe de beaucoup celle de l'eau, il cede facilement aux impulfions qui lui font communiquées, & fe répand par-tout.

Ajoutons à ceci que c'eft une loi reconnue dans les corps fujets à l'attraction, que la force de cette vertu s'exerce fur eux en raifon réciproque du quarré de leurs diftances; de forte qu'à raifon d'une bien plus grande proximité, l'influence du

Soleil & de la Lune eſt bien plus conſidérable ſur l'air que ſur l'eau. Qu'eſt-ce qui mérite encore plus d'attention dans l'air que ſa vertu élaſtique ? Elle eſt de nature à augmenter en raiſon de la preſſion qu'elle éprouve. A quelle élévation ne ſe portera donc pas l'air inférieur, une fois délivré du poids énorme qui le preſſoit ? Il eſt vrai que cette preſſion diminuant & décroiſſant petit-à-petit, peut-être eſt-elle inſenſible à une certaine diſtance de la terre ; mais les plus légers changemens ne laiſſent pas de produire ici un très-grand effet, parce qu'il en réſulte que la matiere en mouvement qui entoure notre globe, cede plus facilement à l'attraction.

De ces cauſes & de quelques autres du même genre, il réſulte que la Lune, avec la même force, produit un flux bien plus marqué ſur l'air que ſur les eaux. On pourroit ſpécifier l'influence de chaque agent particulier & ſon degré d'action ; mais cela exigeroit des calculs pénibles, qui n'entrent pas dans le plan de cet ouvrage. Il ſuffit d'avoir montré qu'il exiſte dans la région de l'air certains mouvemens généraux, & dont le retour eſt fixé à des intervalles réglés.

Il eſt facile maintenant, d'après ce qu'on obſerve relativement aux marées, de conjecturer que l'air doit agir avec une impétuoſité réciproque. Après s'être élevées à 10 pieds & demi, nous voyons avec quelle force les eaux ſe portent au rivage dans le reflux. L'air porté à une hauteur bien plus conſidérable, au-delà d'un mille peut-être, doit exciter des tourbillons de vents, à moins que les cauſes qui forment des obſtacles n'agiſſent ſur le champ. On ne peut pas douter que l'Être-ſuprême n'ait eu le même deſſein dans le flux & le reflux de l'un & l'autre élément. Il a voulu

par ces

par ces mouvemens alternatifs, prévenir la stagnation & la corruption des eaux de l'Océan, qui auroient été si pernicieuses aux différents animaux ; de même il a établi ce moyen pour renouveller l'air chaque jour, pour le purifier, & le rendre propre aux usages de la vie qu'il nous conserve. Nous jouissons, chaque jour, de cet artifice du Créateur ; mais je ne sache personne jusqu'ici qui ait recherché comment. C'étoit néanmoins une attention qui n'auroit pas dû échapper à ceux qui se sont apperçus que les malades recouvroient leur santé avec bien plus de facilité en plein air, tandis que les personnes les plus saines contractent fréquemment des maladies dans un air humide & renfermé.

Il y a cependant une objection à former contre notre raisonnement ; car, dira-t-on, si ces phénomenes sont dus aux causes mentionnées, puisqu'elles sont de nature à diminuer le poids de l'air, le mercure devroit s'affaisser dans le barometre jusqu'à un certain point, sur-tout au tems de la nouvelle & de la pleine lune, & c'est ce que n'observent pas ceux qui marquent, chaque jour, les variations du barometre. Ramazzini, sur-tout, en a témoigné sa surprise. » Il lui » paroissoit naturel que comme dans ce tems » les marées sont plus violentes que dans au- » cun autre jour du mois lunaire, ce que les Ma- » rins attribuent à l'empire de la lune sur les » eaux, on dût aussi observer, en même-tems, » quelque changement notable dans la pesan- » teur de l'athmosphere. Mais ce qu'il y a de vrai, » ajoute-t-il, c'est que je n'ai rien observé qui » vaille la peine d'être cité ; car dans les nou- » velles & pleines lunes de chaque mois, je n'ai

» presque apperçu aucune différence dans la
» hauteur du mercure du barometre, comparée
» à celle des jours précédents & des jours sui-
» vants. Je n'ai rien observé non plus de remar-
» quable dans ceux où il n'y avoit point de
» lune «. (1)

Pour lever cette difficulté, il n'est pas inutile de rechercher la véritable cause des différents degrés de pesanteur du mercure dans
le barometre de Toricelli, cause que n'ont pas
toujours réconnue ceux qui ont écrit sur cette
matiere.

Il est certain d'abord que c'est la pression de
l'air sur ce liquide pesant, qui le fait élever, &
que la force de pression de l'air est en raison de
la pesanteur de cet élément ; & comme elle
sera d'autant plus grande, qu'il y aura une plus
grande quantité d'air dans le cylindre qui sur-
monte le mercure, tout ce qui sera capable
d'augmenter ou de diminuer cette masse, éle-
vera ou abaissera le liquide suspendu. C'est pour
cela que les vents apportent ici de si grandes
variations, parce qu'ils divisent & relâchent,
ou bien resserrent, & mettent, pour ainsi dire,
en bloc ce cylindre aérien. Aussi, entre les tropiques où un vent modéré souffle toujours du
même côté, Halles a observé que le baromè-
tre n'éprouve presque pas de variations. (2)
Elles sont plus sensibles dans les climats du
Nord que dans les pays Méridionnaux, parce
que dans les premiers, les tourbillons de vents
sont beaucoup plus fréquents, & dans les tems
où les vents regnent, la hauteur du mercure

_____

(1) *Ephemerid. Barom. Mutin.* An. 1694, p. 19.
(2) *Act. Philos.* N°. 181, p. 3.

change presque sur le champ , comme Ramazzini l'a observé dans les équinoxes. » Car dans
ces tems, dit-il, j'ai observé des variétés
» étonnantes , le mercure montant & descen-
» dant dans le même jour, de plusieurs lignes ,
» tandis que dans les solstices , il restoit pré-
» cisément à la même hauteur à laquelle il avoit
» été observé (1) «. Les choses étant ainsi , à
quelque hauteur que l'air s'éleve, il n'est pas
possible qu'à chaque nouvelle & pleine Lune ,
le mercure du barometre s'affaisse dans tous les
climats, parce qu'il est de la nature des vents,
quand ils régnent, de disperser & d'étendre
l'air dans un pays, tandis qu'ils le rassemblent
& le condensent dans un autre.

» Après cette exposition , il ne sera pas hors
de propos, sans doute, de résoudre ici une
question difficile , sur laquelle les plus grands
Philosophes n'ont jamais été d'accord. Comment se peut-il faire que l'eau surpassant de
huit cent fois la pesanteur de l'air, celui-ci
cependant éleve toujours moins le mercure
dans le barometre ; lorsqu'il est plein de vapeurs aqueuses, de maniere même que son af-
faissement annonce une pluie prochaine ? Je
crois qu'on trouvera la raison de ce phénomene dans les causes suivantes. L'eau est tellement destituée de vertu élastique , qu'il n'est
aucune force connue qui puisse la réduire
en un moindre volume ; cependant la chaleur
qui la fait bouillir , la divise en tant de petites
parties , qu'elle occupe alors un espace quatorze mille fois plus considérable que celui

---

(1) *Lib. cit.* pag. 20.

qu'elle occupe naturellement (1). Cette vapeur
dont la denſité eſt ſeize fois moindre que celle
de notre air, eſt ſi ſubtile, qu'elle ſe mêle facilement aux particules d'air, ſe joint à elles,
leur demeure unie, à peu près comme les plus
petites parties des métaux reſtent ſuſpendues
dans les liqueurs acides qui les ont ſéparées. Car
il eſt certain que plus les corps ſont diviſés,
plus ils acquiérent de ſurface relativement à leur
volume. L'air donc que nous reſpirons eſt
compoſé pour la plus grande partie, de corpuſcules plus peſants que l'eau, à cauſe des
différentes émanations minérales, végétales &
animales dont il eſt ſurchargé. Mais ce qui mérite le plus d'attention encore, c'eſt la qualité
des exhalaiſons qui s'élevent de la terre, & qui
ſont la plupart du tems ſulphureuſes. Or, il y
a pluſieurs expériences qui prouvent que la
fumée du ſoufre eſt tellement contraire à la vertu
élaſtique de l'air, qu'elle la détruit entiérement (2). Le grand Newton a démontré que
cette maſſe minérale exiſte dans preſque tous
les corps, & que les phénomenes fréquents que
nous préſentent la foudre & le tonnerre ſont des
preuves évidentes de la quantité qui en exiſte
dans les airs. Il s'enſuit de tout ceci que l'air
humide agit avec bien moins d'efficacité que
l'air ſec. Mais après que cette légere vapeur
aqueuſe s'eſt réunie en gouttes, en vertu de ces
particules que les Philoſophes connoiſſent ſous
le nom d'*attractives* & de *répulſives*, ces gouttes
réunies forment une maſſe plus peſante que l'air,

---

(1) *Deſaguliers courſe of experimental philoſophy.* Vol. II,
Lect. x.

(2) *Hale's Statical Eſſays*, Vol. I, pag. 130 & 205.

& qui retombe fous la forme de pluie ; & enfuite plus l'air en eft purifié , plus il a de force
pour exercer fa vertu de preffion : c'eft alors
qu'il éleve la liqueur du barometre, & à raifon
de fa mobilité, & à raifon de fa pefanteur. (1)

Mais revenons à notre fujet, & occupons-
nous des vents. Il y en a qui ont une origine
très-différente les uns des autres, de forte que
celui qui voudroit les rapporter à la même caufe,
fe tromperoit néceffairement dans fon calcul.

---

(1) *Note de l'Editeur.* * M. Leibnitz donne une raifon
très-ingénieufe des différents degrés de la pefanteur de
l'air. Il prétend qu'un corps étranger qui nage dans un
liquide, pefe avec lui, & fait partie de fon poids total,
tant qu'il y eft foutenu : mais que s'il ceffe de l'être, &
qu'il tombe, dès-lors fon poids ne fait plus partie du liquide, qui par-là vient à pefer moins. Cela s'applique
de foi-même aux vapeurs aqueufes & aux exhalaifons :
elles augmentent le poids de l'air, s'il les foutient ; il diminue, s'il les laiffe tomber ; & comme il peut arriver que
les vapeurs les plus élevées s'abaiffent long-tems avant
que de fe joindre aux inférieures, la pefanteur de l'air
diminue avant qu'il ne pleuve, & l'abaiffement du mercure dans le barometre l'annonce. [*Mém. de l'Acad. des
Sciences*, an. 1711, pag. 3 & fuiv.] Quand même il ne
pleuvroit pas , le barometre ne rendroit pas, en ce cas,
une raifon moins exacte de l'état de l'air , parce que des
vents fort bas peuvent entraîner dans leurs cours les
vapeurs raffemblées dans la région inférieure de l'atmofphere, les diffiper, ou les porter plus loin , & empêcher
que la pluie annoncée ne tombe. Ainfi on peut rendre
quelques raifons d'un phénomene affez difficile à expliquer, des variations de l'air fur le barometre. Au refte,
les obfervations que l'on peut faire à ce fujet, font plus
conjecturales que certaines, d'autant plus que rarement
elles fe correfpondent , & que toutes les pofitions, quelque femblables qu'elles paroiffent, ne font pas également
favorables pour les faire de maniere à y pouvoir compter.
Hift. de l'air & des météor. Tom. II, p. 40.

Ajoutons aux raifons précédentes la caufe conftante de la fluidité de l'air, qui eft la châleur du Soleil ; car comme c'eft elle qui excite réguliérement certains vents fur mer, entre les tropiques (1) & fous la zone torride, ainfi que Halles l'a démontré ; je crois de même, qu'elle peut produire de grandes variations dans les vents qui courent fur la terre. Nous favons, d'ailleurs, que très-fouvent le haut du ciel eft agité par l'orage, tandis que l'air qui approche le plus de la terre, eft tranquille & férein. Dans plufieurs endroits le fommet des montagnes eft très-fujet à la violence des vents. Il y a une quantité de circonftances qui empêchent que les phénomenes du ciel qui dépendent de l'action de la Lune, ne fuivent par-tout le même ordre. Mais voici les caufes de ces vents extraordinaires dont le retour n'a aucune période certaine. D'abord les vapeurs élaftiques que les feux fouterreins élevent, & qui fe condenfent dans l'air, font une des principales. Enfuite ce qui y contribue encore, c'eft le concours des différentes émanations forties de divers corps, propres à produire des raréfactions & des fermentations à peu près femblables à celles que produit le mêlange de diverfes liqueurs chymiques. Les météores & la foudre nous fourniffent des exemples de ces phénomenes. Outre cela, les montagnes fujettes à des éruptions de feu, & les tremblements de terre qui propagent le flux de l'air jufqu'aux régions les plus éloignées, ont encore la même puiffance, ainfi que les cometes & les autres aftres qui ont le pouvoir

(1) *Tranfact. Philof.* Num. 183.

d'apporter

d'apporter des variétés dans l'influence du Soleil & de la Lune.

Il est question maintenant de démontrer pourquoi ces mouvements de l'air, qui ont lieu lorsque la mer s'éleve, dans les tems de nouvelle & pleine Lune, & dans les équinoxes, produisent des changemens sur le corps animal. Pour cela, il faut faire attention aux choses suivantes.

D'abord tous les animaux, pour que la respiration leur soit avantageuse, & qu'elle se fasse avec aisance, ont besoin d'un air qui ait un certain degré de pesanteur; car c'est à raison de son poids & de sa force élastique que ce fluide s'introduit dans les vésicules pulmonaires; c'est pour cela que dans les tems dont nous avons parlé, l'air ambiant ayant diminué de poids, il en entrera dans le poumon une portion moindre que de coutume : ayant moins de force pour diviser le sang, & pour le pousser dans le ventricule gauche du cœur, celui-ci circulera plus lentement, & la secrétion du fluide nerveux en diminuera d'autant.

Ensuite l'air, pour être propre aux usages de la respiration, non-seulement doit avoir de la pesanteur, mais encore un certain degré de force élastique. Car de même que c'est par la force de son poids qu'il entre dans la trachée-artere, au tems de l'inspiration, de même dans l'expiration, il est poussé jusques dans ses dernieres ramifications par le secours des muscles de la poitrine & de ceux du bas-ventre, parce que le défaut de pression lui donne la liberté de se dilater; qu'alors les particules élastiques sont poussées de tous côtés dans les parois des vésicules, & que pressant, de toutes parts, les plus petits vaisseaux sanguins, la liqueur qu'ils contiennent est ren-

due ainfi plus propre au mouvement ; de forte
que les caufes dont nous avons fait mention, en
apportant quelque changement dans cette faculté de l'air, troubleront auffi le mouvement de la
machine animale. Ceux qui montent fur des en-
droits très-élevés, éprouvent la néceffité de ces
conditions ; car ils ont beaucoup de peine à refpirer, & éprouvent même un léger fentiment de
fuffocation, par la feule raifon que cet air eft
trop léger & trop pur, c'eft-à-dire, qu'il n'a ni
affez de poids, ni affez d'élafticité, & qu'à peine
peut-on en infpirer une portion fuffifante pour
faire gonfler le poumon.

D'ailleurs, toutes les liqueurs du corps animal
contiennent un certain air élaftique, dont le
propre eft de chercher à fe répandre, dès qu'il
eft degagé de fes liens ; & telle eft la caufe de
ces mouvements inteftins que nous obfervons
dans le fang & dans les autres fluides vitaux.
L'air ambiant qui preffe à la fuperficie du corps,
en réprime l'impétuofité tant qu'ils font contenus dans leurs vaiffeaux. Mais dès que celui-ci
a perdu de fon poids, l'air intérieur qui ceffe
d'en éprouver la preffion, obtient fur le champ
la liberté de fe dilater ; de-là, les humeurs entrent en fermentation ; ce qui défunit les petites
particules qui étoient cohérentes, & produit la
rupture des vaiffeaux capillaires, qui ne peuvent réfifter à une tenfion pareille. Cela fe fait
par la même raifon précifément qu'on prive
quelques animaux de la vie, en pompant l'air
de la machine pneumatique où on les enfer-
me. Ils commencent d'abord à perdre haleine ;
enfuite l'air étant infenfiblement foutiré, leur
corps fe tuméfie ; & enfin, dans les approches de
la mort le poumon s'affaiffe au point qu'on a

peine à le retrouver, dans la diffection des petits animaux fur-tout (1).

Si quelqu'un eft curieux de favoir quelle eft
la pefanteur, & quel eft le degré de preffion avec
lequel l'air qui nous environne agit fur notre
corps, il peut fe fatisfaire au moyen de ce calcul. Il eft certain que ce poids peut être évalué
par la force avec laquelle le mercure eft élevé
dans le barometre. La fuperficie d'un corps humain ordinaire eft de 15 pieds quarrés, ou de
2160 pouces. Un pouce cube de mercure pefe
huit onces. Voici donc quelle fera la preffion
de l'air fur chaque pouce du corps, en raifon du
poids du mercure dans le barometre. Une colonne quarrée de mercure, d'un pouce de large,
peut s'élever dans le barometre à 30 pouces,
quand l'air eft très-pefant, & s'abaiffer à 28
pouces, quand l'air eft très-léger. C'eft pour
cela que, lorfque l'air fera très-pefant, il opérera
fur chaque pouce de la fuperficie de notre corps
une preffion de 15 livres & 9 onces; & quand
il fera très-léger, cette preffion ne fera que de
quatorze livres & deux onces : de forte que
dans un air très-pefant, notre corps foutient un
poids d'environ 33684 livres, & de 30622 dans
un air très-léger. D'où il fuit que la différence
de cette preffion obfervée en différents tems,
eft à peu près de 3000 livres. Notre air intérieur réfifte à la preffion du premier, & fe
trouve en équilibre avec lui. Il eft impoffible cependant qu'une variation fi confidérable foit
fans conféquence, fur-tout fi les humeurs auxquelles l'air intérieur fe trouve mêlé, font atta-

---

(1) Voy. *Efperienze dell'Acad. del Cimento.* p. m. 118.

D 2

quées de quelque vice qui en augmente, ou en diminue la force.

Il est à propos, avant de passer plus loin, de donner ici deux avertissements.

Le premier, que l'effet des causes dont nous avons parlé est bien plus sensible chez les personnes foibles & valétudinaires. Car ceux dont les humeurs circulent avec plus d'aisance, & dont les fibres sont plus fortes, résistent mieux à leurs influences; de sorte que les inconvénients qui en résultent pour quelques-uns, ne doivent point diminuer les louanges qui sont dues à l'art avec lequel le Créateur a établi dans l'air, les loix du mouvement. Souvent la Providence a pourvu à l'avantage de tous les animaux, de maniere cependant que les loix établies s'exercent quelquefois au détriment d'un petit nombre. Qui peut douter que la situation du Soleil & la distance de la terre n'aient été réglées de maniere à répandre par-tout la lumiere & la chaleur ? Néanmoins les trop grandes chaleurs sont quelquefois nuisibles dans certains climats; dans d'autres, la rigueur du froid en Hiver, est telle qu'elle est intolérable pour ceux à qui la Nature a refusé un tempérament robuste ; enfin, les vicissitudes des saisons même peuvent procurer des maladies aux personnes les plus fortes. Cependant ces loix ont été établies pour l'avantage du genre-humain, & tout le monde en convient. D'ailleurs, de même que les cas dont nous avons déja parlé ont chacun des secours qui leur sont propres, de même aussi ces influences de l'air rencontrent tant d'obstacles, il y a tant de manieres de remédier aux inconvénients qui en résultent, qu'ils ne doivent presque pas entrer en considération, comparés aux

grands avantages que cet arrangement procure
à tous les animaux qui couvrent la surface de
la terre.

Le second avertissement que j'ai à donner,
c'est que chacune des autres planetes a aussi sa
force particuliere, qui n'égale pas, à la vérité,
l'action du Soleil & de la Lune, mais qui ne
laisse pas de contribuer de différentes manieres,
à augmenter ou à diminuer la puissance que ces
deux astres ont sur nos corps, & ce concours,
est d'une telle importance, que je suis très-persuadé que c'est à lui qu'il faut rapporter la violence de ces maladies inopinées dont on ignore
re la cause, & qui font quelquefois de si grands
ravages dans tout l'univers. Hippocrate n'entend pas autre chose par le *quelque chose de di-*
vin (1), auquel il veut qu'on fasse tant d'attention
dans les maladies, que l'état de l'air qui nous
environne, & qui dépend de l'empire des astres,
ou de quelqu'autre cause extraordinaire & inconnue, comme nous l'avons dit ailleurs plus
au long. (2)

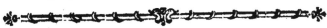

CHAPITRE II.

Des especes de maladies causées par l'in-
fluence du Soleil & de la Lune, & de leurs
symptomes.

APRÈS ces préliminaires, nous rechercherons quelles sont les actions de nos corps qui
sont principalement lésées par ces *raréfactions pé-*

_____

(1) *Prognost.* Lib. 1.
(2) *Essais sur les poisons.* Ess. VI.

D 3

riodiques des liqueurs contenues dans leurs vaiffeaux : nous ne nous contenterons pas d'alléguer
nos propres obfervations ; nous ferons ufage
auffi des exemples cités dans les livres des autres Médecins, & qui font propres à confirmer
notre fentiment. Car on peut ajouter foi à ce
que les Auteurs rapportent à ce fujet, puifque
l'efprit de fyftême, qui altere ordinairement les
relations, n'a pu avoir lieu ici, & que la vérité
réfulte de certains faits qui n'ont aucun trait
aux raifonnements des Philofophes de ces tems-
là. La premiere chofe qui paroît affez conftante, c'est que la puiffance lunaire s'exerce avec
beaucoup plus d'énergie fur cette liqueur qui
circule dans nos nerfs, & qu'on appelle les efprits animaux, que fur le fang, & fur telle autre
des humeurs vitales que ce foit. Car étant compofée de parties très-déliées, & comme je l'ai
démontré ailleurs (1), très-élaftiques, elle cede
plus facilement qu'aucune autre à l'action des
caufes externes ; de forte que l'influence de la
Lune fera beaucoup plus marquée dans les maladies qui dérivent du vice de cette liqueur fubtile.

Il n'en eft point, je crois, parmi elles de
plus remarquables que l'épilepfie qui, outre la
difficulté de la guérir, a encore excité l'étonnement des Médecins, par fes retours plus fréquents, au tems de la nouvelle & de la pleine
Lune. La Lune, dit Galien, régle les périodes
des accès épileptiques (2) ; c'est pour cela que
les Auteurs Grecs donnent quelquefois à ceux
qui éprouvent ce mal, le nom de *lunatiques* (3) ;

(1) *Introd. à l'Effai fur les poifons.*
(2) *De dieb. critic.* Lib. 3.
(3) *Alex. Trallian.* Lib. 1, cap. 15. σεληνιακοι.

ils font dits attaqués d'une maladie dont les accès font réciproques aux mouvements de la Lune. C'eft l'expreffion du Nouveau Teftament (1) & par les différents Auteurs latins (2), ils font appellés *lunatiques*. Je me fouviens que dans le tems de la derniere guerre avec la France, tandis que j'étois Médecin de l'Hôpital de St. Thomas, j'eus à traiter de cette maladie plufieurs de nos Matelots, dont la plupart étoient des jeunes gens fans expérience, & qui avoient contracté ce mal dans la frayeur du combat, ou dans celle que leur avoit communiquée la tempête. La puiffance de la Lune fe faifoit tellement fentir fur eux, qu'il m'étoit facile de prédire le retour de leurs accès aux approches de la nouvelle ou de la pleine Lune. Thomas Bartholin a vu auffi une jeune fille épileptique, qui avoit fur le vifage des taches, dont la couleur & les dimenfions augmentoient, ou diminuoient, felon les différentes phafes de la Lune. Telle eft, ajoute-t-il, l'étendue de notre correfpondance avec les corps céleftes (3).

Archambauld Pitcarn, ce Médecin fi diftingué, m'a raconté le fait fuivant, dont il avoit été le témoin. Le fujet étoit un homme de trente ans, affez maigre, & d'un tempérament tirant fur le mélancolique. Avant l'âge de neuf ans, après une hémorrhagie confidérable par le nez, il fentit tout à coup, comme le mouvement d'une humeur qui fe feroit portée de fa main au haut du bras; il fe plaignit d'une douleur vive, & tomba fans connoiffance. Revenu à lui, il fentit

---

(1) *Matth.* Cap. XVII, v. 15. σεληνιαζόμενοι.
(2) APULEIUS, *de virt. Herbar.* Cap. 9 & 65.
(3) *Hiftor. anat.* Cent. II, hift. 72.

D 4

la main tellement engourdie, que les doigts
resterent privés de mouvement; son bras droit
fut agité violemment en tous sens, pendant près
de quatre minutes, après lesquelles il perdit l'u-
sage de sa langue. Ce mal, depuis sa première
invasion, revenoit régulièrement chaque année,
au mois de Mars, & au mois de Septembre,
au tems de la nouvelle Lune qui approche de
l'équinoxe de printems & de celui d'automne.
Voici ce qu'il y avoit encore de plus remarquable. D'abord le paroxysme avoit lieu plutôt la
nuit que le jour; ensuite jamais le mal n'attaqua ni les pieds, ni le bras gauche. Troisième-
ment, l'engourdissement qui resta dans les attaques qui suivirent la première, ne lui ôta pas
le sentiment, puisque, malgré cela, il se promenoit, ou se faisoit porter à cheval. Quatrième-
ment, l'humeur étant encore fixée à la main,
les doigts conserverent leur mouvement; mais
quand elle fut parvenue au bras, le mouvement
& le sentiment se perdirent; & gagnant ensuite
le côté droit de la tête, le bras éprouva de violentes convulsions pendant trois ou quatre minutes. Cinquièmement, dans les tems de l'année où la maladie revenoit, l'engourdissement
avoit quelquefois deux ou trois recidives en une
heure, & d'autres fois le malade n'en éprouvoit
qu'une seule attaque dans l'espace de deux ou
trois jours. Sixièmement, l'usage des bains chauds
aggrava son infirmité; car les paroxysmes qui les
suivirent, furent beaucoup plus violents que les
autres. Enfin, il étoit sujet à perdre la mémoire
vers le tems des accès.

Le même Médecin m'a dit avoir connu plusieurs femmes qui éprouvoient des symptomes
épileptiques aux changements de Lune, sur-tout

des femmes enceintes, & de celles qui ayant
ceſſé de faire des enfants de bonne heure,
avoient perdu leurs regles avant le terme ordinaire. Les paroxyſmes les attaquoient ſouvent
pendant le ſommeil, & quelquefois auſſi dans
le jour. Il ſe reſſouvenoit d'avoir guéri deux
jeunes filles, à qui les retours de la Lune ame-
noïent des mouvements épileptiques : je dis, ces
mouvements ridicules que le vulgaire appelle
la danſe de St. Vit. Leurs geſtes étoient équivoques, & preſque compoſés comme ceux d'une
danſe, & elles perdoient la parole pendant le
paroxyſme. C'eſt en vain qu'en employant les
remedes conſeillés par Sydenham (1), les Médecins ont tenté de guérir ces paroxyſmes, quand
ils n'ont pas fait attention à leurs périodiſmes
menſtruels.

Il n'y a pas long-tems que j'eus occaſion d'obſerver une correſpondance ſinguliere de cette
maladie avec les phaſes de la Lune, dans une
petite fille qui en étoit attaquée. Elle avoit à
peu près cinq ans, & cette petite malheureuſe
étoit tourmentée quelquefois de convulſions ſi
horribles, qu'elle reſtoit comme morte. La maladie céda enfin aux remedes, mais avec beaucoup de difficultés. La pleine Lune ſurvint quelques jours après, & les paroxyſmes ſuivirent ſi
réguliérement les périodes de cet aſtre, qu'ils
répondoient parfaitement aux marées. Elle perdoit toujours la parole & la connoiſſance dans
le tems du flux, & ne revenoit à elle-même que
dans le tems du reflux. Son pere, qui étoit le
maître d'un bâtiment de charge, s'en apperçut ;
il demeuroit ſur le bord de la Tamiſe ; ce qui

____

[1] *In Schedul. monitor.*

l'engagea à examiner attentivement le cours du fleuve. Mais l'état du mal étoit tellement réciproque à celui des eaux, que cet homme s'éveilloit souvent aux cris de sa fille, lorsqu'elle reprenoit connoissance, & ne doutoit jamais alors du reflux. La malade resta dans cet état pendant quatorze jours, jusqu'au tems de la nouvelle Lune. On lui avoit appliqué, au commencement, un emplâtre épispastique à l'occipital, comme cela se pratique assez volontiers. L'espece de gale qu'il avoit formée s'enleva tout-à-coup à cette période, & il en sortit avec abondance une humeur séreuse & limpide. Cette éruption soulageoit considérablement la malade; aussi je ne négligeai rien pour la faire durer long-tems, & j'y réussis, en appliquant des cataplasmes propres à empêcher la régénération des chairs. Comme ce traitement ennuya un peu ses parents, on laissa cicatriser l'ulcere; & après avoir purgé la malade trois ou quatre fois, aux approches de la nouvelle & de la pleine Lune, avec du mercure doux & d'autres remedes pareils, on lui ouvrit un cautere au bras, pour prévenir le retour de la maladie. Il eût bien mieux valu pour elle le faire à la nuque; mais sa famille ne voulut pas le permettre. Cependant elle fut délivrée de tous les symptomes graves qu'elle avoit éprouvés, & n'a pas laissé de grandir avec les apparences d'un bon tempérament.

On croira, & l'on aura, sans doute, raison de croire que c'est l'ignorance des causes dont nous parlons, qui fait qu'on ne trouve aucune relation pareille dans les immenses volumes qu'on a publiés sur la Médecine. Mais il est probable que dès qu'on y aura donné le degré d'attention qui convient, on observera fréquemment des exemples de cette sympathie : ce qui fait que quelques-uns des Anciens, selon Arétée (1), ont rapporté cette maladie à l'action de la Lune, c'est qu'ils étoient dans l'opinion que cet astre envoyoit cette maladie aux scélérats, en punition de leurs crimes; & c'est pour cela qu'ils l'avoient appellée *maladie sacrée*.

N'oublions pas de remarquer que ces *fureurs maniaques* qui reparoissent aux différentes périodes de la Lune, sont mêlées de symptomes épileptiques; & le savant Edouard Tyson m'a dit souvent en avoir eu l'expérience dans l'hôpital des Foux, à Londres, dont il étoit le Médecin. Aussi avoit-il coutume de désigner ces maladies sous le nom de *folies épileptiques*.

Galien a dit que le vertige approchoit de l'épilepsie (2), & toute l'antiquité, au rapport de Cœlius-Aurélianus, connoissoit cette maladie sous le nom de *petite épilepsie* (3) : ces deux maux ont au moins cette convenance, que l'un & l'autre observent les périodes lunaires, & l'on en trouve la preuve dans plusieurs exemples cités par Pitcarn.

Enfin, il faut rapporter à l'épilepsie ce qu'on nomme communément *affection hystérique*, & l'on réussira d'autant mieux dans son traitement, qu'on fera plus d'attention à ces périodes. Pitcarn rapporte l'histoire d'une jeune femme qu'il avoit connue. Elle étoit assez replete, avoit les cheveux rouges, & avoit toujours éprouvé ses regles en très-petite quantité. Depuis quatre ans

---

(1) *De Diuturn. morb.* Lib. 1, cap. 4.
(2) *In aph. Hippocr.* Comment. 3, aph. 17.
(3) *De morb. Chron.* Lib. 2, c. 2.

elle se plaignoit d'un sentiment incommode de
compression sur le haut de la tête : il lui sembloit
sentir descendre jusques sur les bras une humeur
glacée ; elle avoit des vertiges ; & éprouvoit
une sorte de suffocation à la gorge. Le matin,
elle étoit sujette à rejetter de l'estomac une pituite âcre ; elle ressentoit des douleurs d'entrail-
les, des anxiétés, & le matin, en se levant, une
grande difficulté de respirer, & tout cela, elle
l'éprouvoit très-réguliérement à la nouvelle &
à la pleine Lune.

Charles Pison, cet Auteur qui ne le cede à
aucun autre pour la description des maladies,
rapporte le cas d'une femme de qualité, » qui
» éprouvoit un sentiment de suffocation aux ap-
» proches de la nouvelle Lune, & dont la joue
» gauche formoit alors avec le même côté du
» cou, une tumeur manifeste (1), & il dit avoir
» vu une fille, qui, chaque Printems, étoit prise
» aux environs de la pleine Lune, de sympto-
» mes hystériques si opiniâtres, qu'ils duroient
» pendant tout le quartier de la Lune ; car après
» avoir été agitée, dans les premieres vingt-
» quatre heures, de mouvemens assez vifs, elle
» perdoit la parole, & tomboit pendant deux
» jours dans un état soporeux ; & le reste du
» quartier elle le passoit à se plaindre, à ne sa-
» voir que faire, dans un léger délire, & sans
» pouvoir reposer (2) «.

Les Médecins ont souvent observé des para-
lysies périodiques. Le même Auteur rapporte
qu'un homme, d'un certain âge, fut pris d'envie de dormir, avec un sentiment de lassitude ex-

---

(1) *De morb. à serof. colluv.* Obs. 27.
(1) *Observ.* 28.

trême, & à cet état se joignirent ensuite l'affaisse-
ment nerveux, la stupeur, la perte de mémoire,
& une sorte de folie, accompagnée de fievre.
» Ces accidens reparurent pendant deux ans, à
» chaque nouvelle Lune, & s'adoucirent insen-
» siblement, de sorte que les dernieres périodes
» ne présenterent que l'ombre & l'image seule-
» ment de ce qui s'étoit passé dans les premieres".

Nicolas Tulpius nous fournit un exemple remarquable, d'un tremblement de membres, relatif au mouvement des astres. Cet écrivain,
dont la conduite & le jugement sont reconnus,
dit avoir vu, pendant trois ans entiers, une fille
pâle, & d'un tempérament phlegmatique, qui
en éprouvoit de vives secousses, non pas continuelles, mais par intermissions, & dont chaque
accès duroit près de deux heures, avec une voix
rauque & la perte de la parole. » Et l'ordre des
» paroxysmes, ce sont les propres paroles de l'Au-
» teur, se rapportoit manifestement, tantôt au
» mouvement de la Mer, tantôt à ceux du So-
» leil ou de la Lune ; car en raison de leurs va-
» riétés, cette fille éprouvoit une accélération
» ou un retard réciproque dans le retour pério-
» dique de ses tremblemens (2) ".

Ce n'est pas en vertu d'une vaine opinion,
mais d'après une observation constante, que
toute l'antiquité a reconnu l'influence de la Lune,
sur cette évacuation périodique des femmes, à
laquelle son retour réglé a fait donner le nom
de *menstrues*. Il n'est pas douteux que cette purgation ne fût fixée chez toutes les femmes, par
une loi conforme, si d'autres causes plus effica-

(1) *Observ.* 16.
(2) *Observ. Medic.* Lib. 1, cap. 12.

ces ne mettoient obstacle à cette régularité ;
comme, par exemple, la différente maniere de
vivre, la variété infinie des tempéramens, &
enfin l'influence de mille circonstances difficiles
à déterminer. Il est certain que dans les régions
les plus prochaines de l'équateur, où l'action de
la Lune est beaucoup plus sensible, ainsi que
nous l'avons montré dans le chapitre précédent,
les regles sont plus abondantes, & qu'elles coulent en moindre quantité dans les climats qui
avoisinent les poles, parce que l'influence de
cet astre y est beaucoup moindre. Hippocrate
avoit déja fait cette observation (1) dans les
pays du Nord ; & si les femmes des Scythes
étoient stériles, il n'en rend pas d'autre raison (2).

Puisque les menstrues des femmes reconnoissent ces causes, il n'est pas étonnant que les
hommes éprouvent aussi quelquefois des *hémorrhagies périodiques*. Car (pour abréger un peu),
de même qu'une plus grande quantité de sang
surabondant dans les femmes que dans les hommes, est cause qu'à certains intervalles ; elles
en rendent, par des conduits particuliers destinés à cette évacuation, sur-tout si la pression
de l'air extérieur ayant diminué, l'air intérieur
se dilate avec plus de facilité ; de même dans

---

(1) *De aëre, loc. & aq.*

[2] *Note de l'Editeur.* * La principale cause du flux
menstruel est la pléthore, tant absolue que relative à
l'état de raréfaction du sang ; & comme cette derniere-ci
sur-tout est beaucoup plus naturelle dans les pays chauds
que dans les climats septentrionaux, je suis très-persuadé
que la différence qu'on observe dans l'abondance des regles dépend, pour la plus grande partie, de cette cir-
constance.

les hommes, fur-tout dans ceux qui ont un tempérament moins robufte, & les fibres plus délicates, lorfque leurs vaiffeaux font diftendus par la pléthôre, il n'eft pas étonnant qu'ils viennent à fe rompre, principalement dans ces tems où l'air extérieur réfifte avec moins de force à leur diftenfion (1).

Je fus confulté un jour, pour un jeune Gentilhomme d'un tempérament délicat, bien portant d'ailleurs, qui avoit éprouvé pendant fix mois un crachement de fang à chaque nouvelle Lune. Il duroit chaque fois quatre à cinq jours, & diminuoit infenfiblement enfuite. Mais il avoit obfervé qu'il en étoit toujours plus incommodé, en proportion de la quantité de fang que lui avoit procuré le régime ou l'exercice.

Ce qui arriva à Pitcarn, mérite d'être cité, foit à caufe de la maladie, foit à raifon des événemens qui l'accompagnoient. Etant en Ecoffe, dans une campagne voifine d'Edimbourg, au mois de Février de l'an 1687, le tems étant plus férein que de coutume, il éprouva dans l'inftant même de la conjonction du Soleil avec la Lune, un faignement de nez, que rien n'avoit annoncé, & qui n'avoit été précédé que d'un

---

[2] *Note de l'Editeur.* * L'expérience confirme cette théorie : c'eft moins en raifon de la furabondance du fang que les hémorrhagies ont lieu, qu'en raifon de la délicateffe des fibres. Un homme eft communément plus pléthorique, paffé l'âge de 25 ans, que dans celui qui le précede, & où une partie du fang eft employée à fon accroiffement. Cependant, il eft moins fujet aux faignemens de nez, parce que les fibres vafculaires, qui ont acquis plus de force, plus de folidité, oppofent une plus grande réfiftance aux efforts que fait le liquide qu'ils contiennent, pour en opérer la rupture ou la dilatation.

sentiment de lassitude & de foiblesse extraordinaire. Trois jours après, quand il fut de retour
à la ville, il reconnut qu'au même moment où
cela lui étoit arrivé (c'étoit sur les neuf heures
du matin), le mercure étoit descendu plus bas
dans le barometre, qu'il ne l'avoit jamais vu
descendre, ni lui, ni son ami Grégoire, chez
qui il étoit. Un autre de ses amis, Cockburn,
Professeur de Philosophie, mourut en même
tems subitement, d'un crachement de sang; &
cinq à six autres de ses amis, qui avoient coutume de le consulter pour les moindres incommodités qui leur arrivoient, lui firent part de
diverses évacuations qu'ils avoient éprouvées
dans le même tems précisément où il avoit été
incommodé de sa grande lassitude.

Nous trouvons deux exemples analogues à
ceux-ci dans les *Transactions philosophiques*. C'est
le célebre Musgrave qui rapporte le premier,
à peu près de cette maniere (1). Un homme,
dès sa plus tendre enfance, avoit éprouvé jusqu'à l'âge de vingt-quatre ans, à chaque pleine
Lune, une hémorrhagie du pouce gauche. La
quantité de sang avoit d'abord été de quatre onces; & depuis l'âge de seize ans, elle avoit été
d'une demi-livre. Il voulut s'aviser en cautéri-
sant la partie avec un fer rouge, d'arrêter ce
flux, il s'ensuivit une hémoptisie très-considéra-
ble, qui exigea beaucoup de saignées & beaucoup de remedes, au moyen desquels il réchappa
avec assez de peine.

Voici le précis du second exemple : un caba-
retier Irlandois, depuis l'âge de quarante ans,
jusqu'à celui de cinquante-cinq, éprouva régu-

_____

[1] *Philos. Transact.* Num. 277.

liérement,

tiérement, tous les mois, une perte de sang,
dont il sortoit par le doigt indicateur droit jusqu'à près de quatre livres; & lorsqu'on l'arrêtoit
artificiellement, il ressentoit dans tout le bras
une douleur brûlante. Ce dernier mal suivoit
moins dans ses périodes les mouvements lunaires que le premier, à cause, sans doute, de l'extrême dérangement qu'une évacuation aussi excessive avoit causé à la santé du malade. Mais
ce qu'il y a de plus singulier dans cette histoire,
c'est que l'hémorrhagie parut, pour la première
fois, le jour de Pâques même ; c'est-à-dire, à la
pleine Lune la plus prochaine de l'équinoxe de
Printems, qui est, comme nous l'avons dit, le
tems de l'année le plus propre à produire ces
maladies.

Il ne faut pas oublier ici ce que Sanctorius,
l'inventeur de la Médecine *italienne*, dit avoir
appris dans les expériences qu'il avoit faites avec
la machine. Il assure que » le corps d'un homme
» sain, & qui mene une vie réglée, devient cha-
» que mois plus pesant d'environ deux livres,
» & qu'il revient ensuite, à la fin du mois, à son
» degré de pesanteur ordinaire, à peu près
» comme les femmes, mais après qu'il s'est fait
» une crise par des urines plus abondantes & plus
» troubles qu'à l'ordinaire (1) «. C'est pour cela
que chacun doit être sujet à ces dérangements de
santé menstruels qui viennent de réplétion ; que
le plus grand danger consiste alors dans la diminution du poids de l'air qui nous environne, &
qui ne s'oppose plus assez à la dilatation des
vaisseaux (1). Enfin, la nouvelle & la pleine Lune

---

(1) *Medic. stat.* Sect. 1, Aphor. 65.
[2] *Note de l'Editeur.* C'est, sans doute, là la cause

ayant un pareil degré d'action, il est nécessaire
que les retours de ces maladies aient lieu à l'une
ou à l'autre de ces phases, selon que le corps
sera plus disposé à l'une ou à l'autre attraction,
& que la pléthôre des humeurs aura plus ou moins
de relation avec telle ou telle période de cet astre.

C'est une maladie commune, & cependant
d'un traitement difficile que cette maladie des
femmes que les Médecins nomment *fleurs blanches*. Pitcarn en a observé, pendant quatre ans,
dont le flux reparoissoit réguliérement tous les
mois à la nouvelle Lune, & duroit huit jours à
chaque fois.

Le flux des ulceres est incertain, & dépend
de bien des circonstances ; cependant il y a encore quelques périodismes auxquels les humeurs
ulcérées sont sujettes. » Baglivi rapporte d'un
» jeune homme très-savant, & d'un esprit peu
» commun, qu'attaqué d'une fistule à l'intestin
» colon, près de la région du foie, il sortoit de
» sa fistule beaucoup de matieres stercorales &
» d'humeurs pendant l'accroissement de la Lune,
» & que la quantité de cette excrétion dimi-
» nuoit insensiblement avec cet astre. Ce mala-
» de, ajoute Baglivi, avoit là dessus une expé-
» rience si certaine, qu'il jugeoit très-bien des

---

de ces foiblesses, de ces défaillances qui arrivent dans
un air trop raréfié. Je ne crois pas non plus qu'il soit
possible d'expliquer d'une maniere plus naturelle pourquoi
on redonne de la force & de la vigueur, en faisant passer
au grand air ceux à qui ces sortes d'accidents sont arrivés. Quelle est la principale cause des variations, en
bien ou en mal, que produit sur nos corps le changement d'air ? N'est-il pas évident qu'elles sont relatives
aux différents degrés de pression qu'il exerce sur eux,
& à l'équilibre plus ou moins parfait qui existe entre
cette pression & la résistance que nous lui opposons.

» quartiers & des périodes de la Lune, par la
» seule observation de la quantité de matieres
» qu'il rendoit par la fistule (1) «. Ce récit me
rappelle le cas malheureux d'un jeune homme
qui, après un commerce impur, sentit d'abord
une douleur dorsale, ensuite une pesanteur &
une foiblesse étonnante dans les cuisses, qui dura
quatre jours; il lui survint après cela, un petit
ulcere au gland, d'où il sortoit du pus d'une très-
mauvaise odeur. Au bout de 7 jours, ce flux s'ar-
rêta de lui-même; mais il reparoissoit à la nouvelle Lune, & cela pendant quelques mois, jusqu'à
ce qu'il eut été traité d'une maniere convenable.

Quiconque examinera attentivement quels
sont les intervalles que laissent entr'elles les douleurs de reins, verra que leurs retours répondent assez bien aux périodes lunaires. N. Tulpius décrit ainsi la maladie de Henri Ainsworth,
Théologien Anglois, qui demeuroit à Amster-
dam. » Il éprouvoit à chaque pleine Lune une
» suppression d'urine, accompagnée de beaucoup
» d'anxiétés, de chaleurs par tout le corps,
» qui duroient pendant quatre jours, & les uri-
» nes ne couloient qu'au déclin de la Lune, ou
» après que le malade avoit été saigné (2)”. Le
même Auteur dit aussi avoir vu un homme qui
rendoit par les urines une matiere semblable à
des cheveux. Cette excrétion reparoissoit tous
les quatorze jours, accompagnée d'une très-
grande difficulté d'uriner, & d'une telle agitation du corps, que le malade pouvoit à peine
être retenu dans son lit (3).

(1) *De experim. circà sanguin.* P. m. 242.
(2) *Observ. Medic.* Lib. 2, cap. 43.
(3) *Ibid.* cap. XLII.

Thomas Bartholin rapporte un fait presque contraire. Il se trouva en consultation avec plusieurs Médecins de Copenhague chez Bullichius, alors Président en cette ville. A la suite d'une néphrétique violente, il étoit incommodé, depuis quelques années, d'un faux diabete, qui reparoissoit chaque mois ; & ce qui nous parut fort étonnant, ajoute Bartholin, c'est qu'aux approches de la pleine Lune il rendit douze mesures, ou vingt-quatre livres d'urine, quoiqu'il n'eut pas bu le tiers d'une mesure [1].

Je me trouvai derniérement à l'ouverture du cadavre d'un enfant de cinq ans, qui étoit mort de quelques violents accès de néphrétique, accompagnée de vomissement & de diarrhée. Les reins & les ureteres étoient remplis d'une matiere calculeuse, qu'on distinguoit çà & là sous une forme concrete. Le principe du mal avoit consisté en une humeur aqueuse & limpide, qui, devenant peu à peu laiteuse, avoit d'abord formé de petits cryftaux rameux, dont la réunion avoit acquis la dureté de la pierre. Grœnvelt, qui avoit servi de Médecin à ce petit malheureux pendant tout le cours de sa maladie, & qui étoit fort en état d'en juger, m'assura qu'il avoit remarqué, pendant plusieurs mois, que chaque nouvelle Lune procuroit au malade des douleurs excessives, dont il n'étoit soulagé qu'après qu'il avoit rendu une ou deux petites pierres par la voie des urines.

Puisque nous en sommes sur l'article des reins, je rapporterai ici le cas malheureux d'une jeune fille que j'ai connue. Elle avoit quatorze ans, & une assez jolie figure. Dès sa plus tendre enfance, elle avoit été fujette à être incommodée un ou deux jours avant la pleine Lune. Elle devenoit alors pâle, abattue, mélancolique ; & en dormant elle rendoit fes urines en affez grande quantité, fans s'en appercevoir. Ce flux duroit cinq à fix nuits, au bout defquelles elle reprenoit fes couleurs & fa gaieté. Aucun aftringent ne réuffiffoit, à moins qu'elle ne prévînt l'influence de la Lune, en faifant précéder fon retour d'une diete de deux ou trois jours.

L'ingénieux Van-Helmont avoit fouvent reconnu par expérience, que la difficulté de refpirer eft fujette à des retours périodiques. » Les » paroxyfmes de l'afthme, dit-il, font plus violens, » felon les phafes de la Lune, & felon l'état du » ciel ; auffi fervent-ils à les faire préfager (1)". Le favant Chevalier Floyer confirme cette opinion dans l'hiftoire qu'il a publiée de cette maladie, qui eft la plus exacte de toutes les defcriptions qu'on en a. Il a obfervé que ces anxiétés reviennent ordinairement au bout de quatorze jours, & que leurs retours répondent aux révolutions lunaires (2).

Un Auteur auffi recommandable par fa fcience que par fon exactitude, rapporte un exemple frappant & extraordinaire de l'influence de la Lune ». J'ai connu, dit Kerchringius, une » Dame Françoife, d'un vifage rond, & très-joli dans la pleine Lune ; mais au dernier quartier, fes yeux, fon nez & fa bouche fembloient » confondus, & elle étoit défigurée au point de » n'ofer fe montrer en public, jufqu'à ce que fa » phyfionomie revenant avec la nouvelle Lune,

(1) *Afthm. & Tuff.* §. 22.
(2) *Treatife of the afthm.* p. 17.

E 3

» fa beauté parvint auffi infenfiblement à fon
» plein (1). Si ceci paroît tenir du merveilleux,
le témoignage de l'Auteur eft confirmé par plufieurs exemples femblables que nous fourniffent
les coquilliages, & diverfes autres efpeces d'animaux. Car, comme l'a chanté autrefois le fage
Poëte Lucilius (2) :

> *C'eft l'aftre de la nuit, dont la Toute-Puiffance,*
> *Sur l'huître qui végete en fa dure prifon,*
> *Sur la fouris timide & fur le hériffon,*
> *Fait fentir, en croiffant, fon active influence.*

Et après lui Manilius (3).

> *La Lune étend fes loix fur tout ce qui refpire;*
> *Ses mouvemens divers affectent les troupeaux;*
> *L'huître dans fa prifon, le poiffon fous les eaux,*
> *Sont fujets à changer au gré de fon empire.*

La doctrine des crifes dans les maladies aiguës eft une matiere difficile, & qui exige bien
des recherches. Voyons donc fi celle que nous
établiffons fournit quelques données pour expliquer la premiere. Les Anciens ont toujours
penfé que la confidération des jours critiques
étoit d'une très-grande importance en Médecine;
& c'eft à raifon de cette opinion qu'ils diftin-
guerent les différentes périodes de la fievre. On

---

(1) *Obf.* Anat. 92.

(2)   *Luna alit oftrea & implet Echinos*
               muribus fibras
            & pecui addit. Ap. Aul. Gell. *Lib.* xx, c. 8.

(3) *Si fubmerfa fretis, concharum & carcere claufa,*
      Ad Lunæ motum variant animalia corpus.
                        Aftronom. *Lib.* 2, v. 93.

a abandonné cette étude ; on en a plaifanté, &
le commun des Médecins regarde, au moins,
cette queftion comme fort inutile, & cela pour
deux raifons, autant que je le peux conjecturer.

D'abord, les premieres obfervations en ce
genre furent faites dans l'Orient & dans les pays
les plus chauds ; de forte que quand on voulut
les répéter dans le Nord & dans d'autres climats
froids, fans faire attention à la différence des
lieux, il n'eft pas étonnant que les idées que les
Médecins s'en étoient faites ne fe foient pas vé-
rifiées, & que l'événement n'ait pas répondu à
leurs expériences. Enfuite les Anciens faifoient
la Médecine avec très-peu de remedes ; & l'on
n'admettoit guere d'autre méthode dans le traitement des fievres, qu'une diete modérée, propre à diminuer jufqu'à un certain point la violence de la maladie. Les Médecins fervoient de
Miniftres à la nature ; ils la fuivoient en tout,
& dirigeoient leur attention aux différents mouvements des humeurs dans le corps. Mais depuis
que les différentes fectes de Philofophie fe furent
introduites dans notre art ; & que la Médecine
dépendit plus des opinions que de l'expérience,
ces anciens préceptes ne trouverent plus leur application. Les malades commencerent à n'être
plus tourmentés d'une feule maniere, & fouvent
l'on fut embarraffé de décider fi telle ou telle
douleur dut fon origine à la maladie, ou aux
remedes adminiftrés à contretems.

Pour montrer donc, d'une maniere plus certaine, fur quels fondements étoit appuyée cette
doctrine des Anciens, & le modele fur lequel
doit régler fes obfervations celui qui defirera
de les imiter en cette partie, il n'eft pas inutile
de joindre ici certaines remarques à ce fujet,

E 4

après les avoir fait précéder de quelques préliminaires.

Il est assuré que les fievres épidémiques reconnoissent pour cause le vice de l'athmosphere; & comme on sait quelle est l'influence de la Lune sur elle, il paroît assez probable que ces maladies s'en ressentent dans leurs périodes. Cette matiere s'éclaircira par la lecture des ouvrages du célebre Ramazzini que nous avons déja cité. Il faut consulter son *Journal des constitutions épidémiques* des années 1692, 1693 & 1694, dans la ville & l'Etat de Modene, imprimé à Modene. Pendant ces trois années, on y fut exposé aux ravages d'une fievre pestilentielle, du genre de celles dans lesquelles la peau est couverte de taches pourprées. » Mais il faut sur-tout remarquer, dit-il, que cette fievre, dont la violence augmentoit après la pleine Lune, ou plutôt au dernier quartier, s'adoucissoit au croissant de la Lune suivante; & je ne suis pas le seul qui ait fait cette observation. Tous les autres Professeurs l'ont faite, & elle n'a pas peu contribué à décider le pronostic & le traitement de cette fievre. »

On sait que le Soleil & la Lune sont en conjonction, lorsque le Soleil ne paroît pas, & en opposition, quand la Lune manque. Il ne faut donc pas trouver si étonnant ce qui paroissoit tel à cet écrivain, dont voici les propres paroles : » il arriva quelque chose de fort singulier le 21 Janvier 1693. Il y eut dans la nuit une éclipse de Lune. La plupart des malades moururent pendant l'éclipse, & il y eut même des gens qui périrent alors de mort subite". Il y a encore un fait qui revient très-bien à ce propos. C'est le savant Ballonius qui le rapporte. » Plusieurs

» Médecins de Paris , dit-il , s'étoient affemblés
» pour délibérer fur l'état d'une femme de con-
» dition. La confultation fe faifoit au Soleil cou-
» chant ; ils quittent la malade pour contempler
» l'état du ciel , fans prévoir , fans fe douter
» même qu'elle courût aucun danger. On les
» rappelle fur le champ auprès d'elle , parce
» qu'elle venoit de tomber fans connoiffance, au
» moment même du coucher du Soleil , & ils
» virent tous , avec étonnement , qu'elle ne re-
» vint à elle-même que lorfque cet aftre eut
» repris fa fplendeur (1) «.

Je ne doute en aucune maniere que fi tout ce
que nous venons de rapporter étoit connu des Médecins , on ne trouvât beaucoup plus d'exemples
analogues à ceux-ci dans les hiftoires des maladies épidémiques, que nous n'en trouvons aujourd'hui. J'en rapporterai encore un , que la
dignité de celui qui en fait le fujet femble rendre encore plus remarquable. C'eft François
Bacon , Baron de Vérulam , homme d'un génie
& d'une habileté reconnus, qui a ouvert le premier parmi nous la route de la véritable Philofophie. La Nature , en le douant de toutes
les qualités de l'efprit les plus effentielles , lui
avoit départi une fanté fi délicate , qu'il tomboit fubitement en foibleffe toutes les fois que
la Lune fe couchoit, & cela lui arrivoit conftamment , fans aucune caufe manifefte , fans
qu'il y fongeât même , & il ne revenoit à lui
que quand cet aftre avoit recouvré fa fplendeur (2).

(1) *Epidem.* Lib. p. 48.
(2) *Rawley's life of the R. H. Francis. Bacon , Lord of Ve-
rulam , &c.*

Le jour de cette mémorable éclipfe de Soleil du 22 Avril 1715, pendant laquelle Londres fut couvert de ténebres l'efpace de trois minutes & vingt-trois fecondes, on obferva que tous les malades s'étoient trouvés beaucoup plus mal : cela parut merveilleux, & il m'étoit facile d'en rendre raifon. J'étois monté, le matin, à l'obfervatoire de notre Société Royale avec Halles & d'autres Aftronomes, pour examiner avec plus d'attention ce qui fe pafferoit tant au firmament que dans notre athmofphere. Je vis une aurore très-lumineufe, & un ciel très-férein. Mais lorfque la Lune nous eût privés de la humiere du Soleil, le jour fe changea fubitement en nuit, & les ténebres apporterent un froid humide & extraordinaire que nous fentîmes tous, & qui nous fit friffonner. On eût dit qu'un voile de trifteffe s'étoit répandu fur la nature entiere ; les oifeaux épouvantés voltigeoient çà & là, & les beftiaux reftoient tour interdits au milieu des campagnes. Mais on ne peut exprimer quelle joie fubite éclata de toutes parts, lorfque les rayons victorieux du Soleil eurent diffipé ces ténebres, & rendu un jour inefpéré. On vit les citoyens courir confufément dans les Places, & fe féliciter avec empreffement de la réfurrection de la nature, qui avoit paru au moment de fa deftruction prochaine. Je ne fache pas avoir éprouvé jufques-là de fenfation plus agréable, & je doute que jamais il puiffe s'offrir à ma vue de fpectacle plus intéreffant pour l'efprit & les yeux.

Mais pour en revenir aux fievres, il eft certain que ces changements fubits qui arrivent dans l'air, & qui affectent les gens mêmes en fanté, doivent nuire aux infirmes & à ceux qui font actuellement détenus par quelque maladie aiguë. J'en aurai dit suffisamment à ce sujet, quand j'aurai ajouté que la peste même, qui de toutes les fievres est la plus cruelle, est soumise aussi à cette puissance lunaire. Diemerbroeck, cet Auteur si expérimenté, & qui a décrit, avec une si grande exactitude, la nature & les progrès de la peste qui regna, en 1636, à Noyon, observe que cette maladie fit toujours de plus grands ravages aux approches de la nouvelle & de la pleine Lune; qu'un plus grand nombre de personnes en fut attaqué dans ce tems, & que celles-là mouroient presque toutes. (1) On pourroit ajouter plusieurs autres exemples à ceux-ci; mais comme ils seroient superflus dans une matiere aussi évidente, je vais achever ce qui me reste à dire sur les crises.

En premier lieu, toutes les maladies épidémiques, celles qui se répandent sur le peuple, ont leurs différentes périodes, distribuées en certains tems, pendant lesquels elles croissent, restent dans leur état, & décroissent enfin. Or, ces loix sont tellement constantes & immuables, que toutes les fois qu'il y a des maladies épidémiques qui dépendent de la constitution de l'air, la plupart de ceux qui en sont attaqués ont une fievre continue, & quelques-uns une intermittente; mais chez ceux-ci les intervalles de relâche sont compensés par le nombre des paroxysmes, de sorte que la durée totale de la maladie est la même pour les uns & pour les autres. Sydenham, ce Médecin si fidele dans l'histoire des maladies, s'étoit convaincu de cette

_____

(1) *De peste*, p. 9. *Edit. Londin.*

vérité par la feule expérience. (1) Il remarque
judicieufement que les fievres quartes d'Automn-
ne durent fix mois ; par cette raifon, que
fi l'on calcule bien la fomme totale des accès qui
ont lieu pendant ce tems, elle eft de 336 heures,
c'eft-à-dire de 14 jours, qui eft le terme ordinaire des fievres continues qui prennent dans
cette faifon. Galien n'eft pas éloigné de cette
fupputation, quand il dit que la tierce exquife
a fept accès, parce que la fievre continue fe
termine en fept jours, & que chaque accès occupe fon jour (2), c'eft-à-dire que, quoiqu'il y
ait de la différence entre l'une & l'autre de ces
maladies, cependant l'efpace de leur durée eft
le même. (3)

En fecond lieu, dans ces fortes de maladies
le fang entre en fermentation, & ne ceffe d'y
être, que lorfque l'humeur s'eft portée aux organes fecrétoires avec lefquels elle a le plus
d'analogie, & que la majeure partie de la matiere morbifique a été expulfée au dehors.

Troifiémement, comme les liqueurs qui fer-
mentent ont leurs tems de dépuration marquée,

_____

(1) *De morb. acut.* P. m. 95.
(2) *Comment. in aph. Hippocr.* Lib. VI, aph. 591, *&
de Crifib.* Lib. 2, c. 6.
(3) *Note de l'Éditeur.* * Ces obfervations font très-cu-
rieufes, fans doute, & très-intéreffantes ; mais jamais on
ne les complettera au point d'en former un corps de
doctrine. Quand les Médecins deviendroient affez raifonnables pour ne pas dénaturer les maladies qui nous affli-
gent, en y ajoutant des épiphénomenes, avec leurs prétendus remedes, encore le public les forceroit-il à fubfti-
tuer une medecine fouvent imprudente, prefque toujours
équivoque, & quelquefois meurtriere, à la fageffe de
l'expectation. *Vulgus vult decipi.*

de même, au bout d'un certain tems, le fluide vital est purifié, & débarraffé des humeurs qui l'ont mis en fermentation.

Quatriémement, les fymptomes qui accompagnent cette effervefcence du fang, ne fe foutiennent pas au même degré dans tout le cours de la maladie ; mais leur condition eft telle, que dans les premiers jours fur-tout, le mal fe déclare d'une maniere fi manifefte, qu'il n'eft pas difficile de juger fi l'iffue en fera heureufe ou funefte. Les Anciens qui avoient obfervé cette marche de la fievre, donnerent le nom de *jours critiques* à ceux où la maladie fe terminoit par la guérifon, ou par la mort du malade, & celui *d'indicateurs de crife* à ceux où l'on appercevoit des marques évidentes d'efpérance ou de danger.

Jufques-là cette fcience n'étoit pas une affaire de conjecture. Ce font les mauvais raifonnements qu'on a ajoutés aux obfervations, qui ont rempli cette matiere de doutes. Hippocrate favoit qu'il étoit de la nature d'une maladie aiguë de fe terminer en fept, en quatorze ou en vingt-un jours ; mais il en ignoroit la caufe. L'école de Pythagore, fameufe parmi celles de ce tems-là, faifoit confifter fa plus grande fcience dans l'harmonie & dans les combinaifons myftérieufes des nombres. Les impairs avoient beaucoup plus d'efficacité que les pairs : on attribuoit fur-tout, beaucoup de vertu au fepténaire.

Hippocrate fuivoit fi ftrictement en ce point la doctrine de ce Philofophe, qu'il craignoit toujours une récidive, quand la fievre quittoit dans un jour pair (1) ; il attendoit la guérifon

_____

(1) *Aphor.* Sect. 4, 36.

au quatorzieme, ou au vingt-unieme , lorfque fa
maladie ne s'étoitpas terminée au feptieme,parce
que le nombre de fept a beaucoup d'influence &
fur les maladies & fur les accouchements. (1)
Mais après qu'on fe fut affuré par l'expérience ,
que les fievres pouvoient ceffer au fixieme ou
au huitieme jour, fans crainte de récidive ; Afclépiade rejetta ce calcul comme vain (2) , &
Celfe dit que les nombres pythagoriciens avoient
fait tomber dans l'erreur les Médecins les plus
célebres parmi les anciens (3) : Galien s'en appa-
perçut, & fut plus heureux que les autres dans
cette expofition; car ce ne fut point à l'efficacité
des nombres impairs qu'il rapporta les accès
des fievres & leurs crifes, mais à l'influence
de la Lune , & à fon empire fur le globe terreftre ; empire plus confidérable que celui d'aucun des autres aftres , & qui vient moins d'une
puiffance particuliere que de ce que cet aftre eft
plus près de nous. (4) Si donc nous voulons
nous en rapporter à lui , » les maladies aiguës
» ont leurs périodes de fept jours, pour leurs
» paroxyfmes & pour leurs terminaifons, & qui
» dépendent du cours de la Lune , qui chaque
» femaine a beaucoup d'influence, favoir, dans
» fon accroiffement , à fon premier quartier, &
» à fon plein «. [5] Il eft clair d'après ce paffage , que Galien a faifi la caufe qui change les
périodes des fievres, mais qu'il n'en a pas même foupçonné la maniere d'agir. Voici ce qui
en eft.

_____

(1) *De Septimeftri partu.*
(2) CELS. *Lib.* 3, *cap.* 4.
(3 *Ibid.*
(4) *De dieb. decretor.* Lib. 3.
(5) *Ibid.*

La crife n'eft autre chofe que l'expulfion de la matiere morbifique hors du corps, d'un côté ou d'un autre ; & pour qu'elle puiffe fe faire à l'avantage du malade, cette matiere doit être digérée & atténuée au point de pouvoir paffer par les petits couloirs des glandes auxquelles elles fe portent. C'eft pour cela que, comme il n'eft point de meilleure crife des fievres que celle qui fe fait par les fueurs, d'abord parce que les glandes de la peau fécernent plus d'humeurs que celles du refte du corps, enfuite parceque leurs canaux excrétoires ayant peu de capacité ne peuvent guere donner iffue qu'à une matiere atténuée, & bien digérée ; de même, une maladie qui fe juge par un flux de fang doit toujours être regardée comme très-grave ; car c'eft une preuve que le fang ne pouvant fe purifier par aucune autre voie, entre dans une effervefcence propre à caufer la rupture des vaiffeaux qui le contiennent. La crife moyenne fe fait par ces abcès qui fe forment dans des parties propres à donner iffue aux fucs les plus épais & les plus tenaces.

Il eft donc certain que fi c'eft dans le tems de la nouvelle ou de la pleine Lune que l'humeur peccante cherche à fe féparer du fang en fermentation, ou que les vaiffeaux fanguins dilatés outre mefure, menacent d'une rupture prochaine ; la crife fe fera d'une maniere d'autant plus facile & plus complette, que l'air ambiant preffera moins fur la fuperficie du corps, & oppofera une moindre réfiftance à l'impétuofité des liqueurs. Il peut arriver même, qu'en raifon des variétés dont cette caufe eft fufceptible, une fievre foit jugée la veille du jour où elle devoit l'être, en ne confultant que la nature, ou au contraire, que sa terminaison n'ait lieu que le lendemain du jour où l'on auroit pu l'espérer, la Lune ayant le pouvoir d'accélérer les mouvements de la nature, qui a souvent besoin de ce secours pour s'opposer aux obstacles qu'elle rencontre du côté de l'athmosphere. C'est ainsi, comme l'a observé Hippocrate, qu'une maladie qui se termine ordinairement au septieme jour, le fait quelquefois au sixieme, & ne le fait d'autres fois qu'au huitieme.

Il est donc question, pour s'assurer du degré d'influence de la Lune dans ces cas, de remarquer exactement le jour de l'invasion de la maladie ; d'en bien constater la nature ; de savoir quel genre de secrétions en délivre ordinairement ; quelles humeurs ont coutume d'être mises en mouvement, à son déclin sur-tout, & d'examiner enfin, quel est le degré de forces du malade. Si quelqu'un observe exactement ces regles dans sa pratique, il s'assurera par expérience, que ce n'est pas seulement la nouvelle, ni la pleine Lune qui opere des changements dans nos corps, mais encore que cet astre agit sur nous, lorsqu'il s'est élevé au haut du méridien, ou qu'il est descendu au lieu opposé.

Enfin, ce ne sont pas les Philosophes seuls, & ceux qui s'appliquent à l'histoire naturelle, qui ont reconnu dans plusieurs circonstances cette influence de la Lune ; le vulgaire même est depuis long-tems en possession de l'observer. Aristote avoit dit autrefois, au rapport de Pline, qu'aucun animal n'expire qu'au coucher du Soleil (1). Les femmes même n'ignorent pas que les hommes naissent, & meurent plutôt à la nou-

(2) *Hist. Nat.* Lib. 2, cap. 98.

velle

velle & à la pleine Lune que dans tout autre tems. Les Laboureurs n'oublient pas de confulter les périodes de la Lune pour la plantation des arbres, & pour plufieurs autres articles d'agriculture. Tel eft, & fur terre & fur mer, l'empire reconnu de cet aftre.

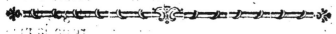

CHAPITRE III.

Combien les obfervations de ce genre font importantes dans la pratique de la Médecine.

PASSONS maintenant à l'ufage qu'on peut faire en Médecine de ces recherches. Elles ont, au moins, leur utilité pour le pronoftic des paroxyfmes & la prédiction des crifes; car il n'y a rien qui faffe plus d'honneur à un Médecin, & qui foit plus propre à lui concilier la confiance de fon malade, & à foutenir l'efpérance de celui-ci; mais on en peut retirer un plus grand avantage encore, & je vais faire voir que ces obfervations conduifent à des regles de pratique dans le traitement des maladies. Je commencerai par les remarques les plus générales, afin qu'elles fervent de préliminaire à ce que nous aurons à dire de quelques maladies en particulier.

Je crois qu'on peut rapporter à la répletion toutes les maladies dont les périodes répondent à celles de la Lune; car l'action de cet aftre ne manifeftant fes effets que par la diftenfion des vaiffeaux, il eft évident que fon influence doit augmenter en raifon de la plénitude, foit qu'elle foit dûe à la maſſe des fluides, ou ſeulement à leur raréfaction ; de ſorte que dans toute maladie ſujette à revenir une ou deux fois le mois, & qui eſt augmentée par l'empire de la Lune, la diete ſera toujours avantageuſe ; & ſi elle ne procure pas la guériſon de la maladie, elle apportera au moins un grand ſoulagement. Mais, comme pour mettre ce remede en uſage, il faut faire attention, ſur-tout, au caractere de la maladie, aux bornes que doit avoir la diete, & au tems où on doit la preſcrire, établiſſons à ce ſujet quelques préceptes.

Il faut éxaminer en premier lieu, ſi la cauſe de la maladie eſt dans les arteres, ou ſi étant dûe au vice des liqueurs qui dérivent du ſang, elle ne ſe porte point ſur quelque organe eſſentiel. Dans le premier cas, on inſiſtera davantage ſur la ſaignée ; dans le ſecond, ſur les remedes propres à corriger le vice des liqueurs. Enfin, étant aſſuré par expérience que les évacuations ne ſe font jamais avec plus d'avantage que par les voies que la nature indique, il faut obſerver avec ſoin, quels ſont chez chaque malade les couloirs par leſquels ſe font dans leurs maladies ordinaires les évacuations ſpontanées. Enſuite dans la plupart des circonſtances, l'inſtant le plus favorable pour placer une évacuation, eſt celui qui précede un peu le paroxyſme, parce que de cette maniere non-ſeulement on prévient la fievre à venir ; mais on facilite encore, & l'on rend plus copieuſe l'éruption de la matiere morbifique. Au reſte, l'on jugera mieux de ces objets, après que nous aurons rapporté en abrégé & dans le même ordre, ce qui concerne la cure des maladies dont nous avons fait mention.

Je commencerai par l'épilepſie, qu'on guérit

avec beaucoup de peine chez les adultes, mais dont on délivre les enfants affez facilement. Ici le meilleur moyen de déplétion, font, fans contredit, les véficatoires appliqués à la nuque. L'humeur féreufe qui en découle fort à l'avantage du malade. On en a un exemple évident dans le cas que j'ai déja rapporté (1); il eft confirmé par Panarolle, » qui affure avoir guéri » parfaitement au moyen d'un véficatoire ap- » pliqué fur la future coronale, un enfant de » fept ans, tout hébêté, qui ne parloit point, » & qui étoit fujet à des accès d'épilepfie (2) «. Celfe donne un confeil à peu près femblable, » en prefcrivant de faire pour cette maladie une » incifion à l'occiput, d'y appliquer des ven- » toufes, & même le fer chaud, non-feulement » à l'occiput, mais encore à la nuque, afin de » donner iffue à l'humeur qui caufe la mala- » die (3)«. Car dans la plupart de ces maux, c'eft le cerveau qui en eft le fiege chez les enfants, à raifon de l'abondance du fang, de la lenteur de la circulation entretenue par le défaut d'exercice & le peu d'action du poumon, & dans un âge plus avancé, à raifon de la pléthôre, des chûtes, des frayeurs fubites. Si les remedes propres à corriger le vice des fluides peuvent quelque chofe dans une maladie auffi grave, il faut l'attendre du cinabre naturel, & fur-tout de la racine de valériane fauvage, ramaffée avant que la tige foit formée, mife en poudre, & donnée très-fréquemment. J'ai éprouvé plus d'une fois les vertus admirables de l'un & de

(1) Chap. 1.
(2) *Obferv. Medic.* Pentecoft. IV. Obf. 30.
(3) *Lib.* 3, *cap.* 13.

l'autre. Mais pour celles de la valériane, on peut consulter ce qu'en disent Panarole & Fabius-Columna, un des Auteurs les plus versés dans la connoissance des plantes. Il ne faut pas oublier qu'une maladie qui reconnoît des causes si variées, & qui peut attaquer des tempéraments si différents les uns des autres, peut céder dans un sujet à un remede auquel elle résistera dans un autre. Il convient donc assez d'éprouver l'un & l'autre, sur-tout pour les adultes; il est important aussi de remarquer exactement le tems auquel le mal a coutume de revenir, afin d'administrer le remede à propos.

Le vertige cede aux mêmes secours. Mais il est assez à propos de faire quelquefois vomir le malade, & de lui appliquer sur la tête ou à la nuque des emplâtres épispastiques propres à attirer au dehors l'humeur nuisible. Cette maladie appartient aux yeux; & selon la théorie de Bellini, elle tire, la plupart du tems, son origine de la tension des extrêmités arterielles; de sorte qu'il est moins étonnant que ses retours aient du rapport avec les périodes de la Lune.

Le traitement des affections hystériques n'est pas bien différent encore; mais ces maux s'accommodent mal de la saignée, & ne s'accommodent guere mieux des purgatifs. Les vomitifs sont plus utiles, sur-tout quand ils précedent l'invasion; & dans le tems même du paroxysme, rien de plus propre à le faire cesser que des pilules faites avec la gomme ammoniac, le castoreum, le sel de succin, & de semblables remedes qui réveillent les esprits. Dans la plupart de ces cas néanmoins, il faut, autant qu'on le peut, accommoder la Médecine aux habitudes des femmes & aux passions de l'ame.

La paralyfie eft fujette à revenir tous les mois, parce que c'eft fouvent par la tête que commence cette maladie, à raifon de l'extrava-fation de la férofité, qui, felon la différence des lieux où elle s'arrête, produit le relâchement de tel ou tel nerf. De-là vient que cette maladie fuit fouvent l'apoplexie, & qu'elle attaque tan-tôt les deux côtés du corps, & tantôt un feul. Mais fi la paralyfie vient de la bleffure d'un nerf, ou de quelque autre caufe interne, elle n'eft pas fujette à des retours périodiques. Après la diete, il fera très-à-propos de prévenir le re-tour de cette maladie, en évacuant par le bas la pituite qui furabonde, & cela non-feulement avec les remedes qui atténuent les humeurs froides & tenaces, tels que la racine de raifort fauvage, de valériane fauvage, la femence de moutarde, & autres femblables; mais en plon-geant fréquemment le corps dans l'eau à la gla-ce, fi les forces le permettent. Car ce fecours eft auffi avantageux aux vieillards décrépits qu'aux jeunes gens, parce qu'en refferrant les fibres relâchées, & excitant l'urine, il convient à cet état à ce double titre. C'eft pour cela que les anciens, au rapport de Cœlius-Aurelianus (1), plongeoient ces malades dans la mer, ou leur faifoient recevoir la douche fur les parties af-fectées. L'eau de la mer, parce qu'elle a plus de pefanteur que l'eau douce, méritoit la préfé-rence, & l'eau courante étoit préférée à celle qui eft en ftagnation, parce qu'elle eft ordinai-rement plus froide.

La maladie à laquelle le vulgaire a donné le nom de *danfe de S. Vit*, eft regardée par la plu-

_____
(1) *Chronic.* Lib. 2, cap. 1.

F 3

part des Médecins comme une forte de convulfion. Elle me paroît plutôt à moi une affection paralytique, qui prend fa fource dans le relâchement des mufcles, qui ne pouvant obéir à la volonté, lorfqu'il eft queftion de faire mouvoir quelque membre, le fecouent alors, & l'agitent par leurs efforts impuiffants. Ce mal, la plupart du tems, eft léger. Il n'attaque guere que les imbécilles & ceux d'un tempérament très-délicat; les petites filles plutôt que les enfants, & très-rarement les adultes. Auffi je n'ai jamais éprouvé de grandes difficultés à le guérir par des immerfions fréquentes dans l'eau froide & les remedes chalibés.

Le flux menftruel des femmes mérite une attention férieufe; & comme fouvent l'acrimonie du fang eft la caufe des pertes trop abondantes, de même le retard des regles eft fouvent dû à fa vifcofité. Leur fuppreffion vient rarement de ce qu'il n'y a pas affez de fang; car le Créateur, dont l'art admirable n'a rien oublié de ce qui pouvoit contribuer à la fanté de chaque femme & à la propagation du genre-humain, a pourvu auffi à la néceffité de leurs purgations menftruelles.

Il faut examiner attentivement dans le flux immodéré, quel eft le tems où le fang en fermentation eft difpofé, comme nous l'avons dit, à rompre fes vaiffeaux, afin qu'à fon approche, on puiffe prévenir la perte, en tirant du fang dans une partie la plus éloignée qu'il fera poffible de celle où il fe porte. De même, toutes les fois qu'on fera obligé d'employer la faignée pour le défaut de regles, on le fera avec la précaution que Lindanus a indiquée, qu'Etmul-

ler (1) a recommandée, & dont le favant Freind
a donné une démonftration ingénieufe (2).
Comme le quinquina arrête avec efficacité l'effervefcence du fang artériel, qui tend à diften-
dre les vaiffeaux; un ufage fréquent & réitéré
de ce grand remede, quelques jours avant la
perte, fera très-propre à la prévenir.

Il faut fuivre la même route dans toutes les
hémorrhagies qui reviennent à certains intervalles, en infiftant principalement fur les remedes
propres à reftreindre, & à refferrer les fibres
trop dilatés, & j'ai éprouvé plufieurs fois qu'il
n'en eft pas de meilleur que l'alun liquéfié au
feu, & mêlé avec une quatrieme partie de fang
de dragon.

Il eft bon de prévenir ici que dans ces cas,
l'influence de la Lune eft fi grande, que lorfque
le flux de fang a été fupprimé d'un côté, il fe
porte d'un autre, & rompt l'extrêmité des petits vaiffeaux. C'eft ce qui arriva au jeune Gentilhomme dont j'ai rapporté précédemment la
maladie. Car après que les remedes dont nous
avons parlé eurent arrêté le crachement de
fang qui avoit lieu tous les mois, il éprouva
aux mêmes périodes un faignement de nez qui
n'eut rien de dangereux, dès que le poumon
fut à l'abri du mal.

C'eft par une femblable raifon que la même
chofe arrive aux quadrupedes, dont les femel-
les font fujettes à la purgation menftruelle; car
elles l'éprouvent ordinairement à la nouvelle
ou à la pleine Lune. C'eft ce qu'on voit principalement dans les jumens & dans les guenons,

---

(1) Tom. II, pag. 1017. *Edit. ultim.*
(2) *Emmenol.* p. 103.

F 4

& cela d'une maniere si constante, » que les
» Egyptiens, au rapport d'Orus-Apollon, non-
» seulement représentoient la Lune sous l'emblê-
» me d'un cynocephale, à cause de la sympathie
» qu'il y a entre la conjonction du Soleil & de
» la Lune, & l'évacuation menstruelle des fe-
» melles de cette espece, mais encore nourris-
» soient des guenons dans les Temples, pour
» mieux connoître les tems de conjonction du
» Soleil & de la Lune (1) (2). On voit donc
» dans tous les genres d'animaux, des indices certains de l'empire de la Lune, pourvû que leur
maniere de vivre constante & uniforme dispose
le corps à éprouver l'influence de cet astre.

D'après tout ceci, on n'aura pas de peine à
comprendre pourquoi les fleurs blanches suivent
les mêmes périodes, sur-tout si cette humeur
vient des vaisseaux utérins; car quelquefois elle
provient des glandes du vagin. Dans ce dernier
cas ce flux se supprime pendant que les regles

---

(1) *Hieroglyph.* V. GESNER, *de simlis.*

(2) *Note de l'Editeur.* * L'utilité physique ne sera jamais si intéressante pour le vulgaire, que ce qui présente l'aspect d'un culte religieux. Une guenon destinée
à des observations météorologiques par les Sages de l'E-
gypte, dut être présentée au peuple comme un être sacré qui méritoit son adoration; sans cela, jamais il ne l'eût
soufferte dans le Temple. Si le Législateur Juif n'eût fait
autant d'articles de Religion des ablutions & des autres
cérémonies légales relatives à la santé du peuple d'Israël,
la lepre eût fait parmi eux de bien plus grands ravages, &c.
En tous tems & en tous lieux, les Sages, qui ont com-
posé le plus petit nombre, & qui ont été destinés à gouverner le plus grand, ont été obligés de condéscendre
aux foiblesses de la multitude, & de donner aux choses
les plus utiles aux hommes, le manteau de la Religion ou
celui de l'agrément, pour les leur faire adopter.

coulent; dans l'autre, il a lieu pendant les regles, & même dans le tems de grosseffe.

. Il en est à peu près de même des ulceres. Lorfque la fanie en découle inceffamment, il n'eft pas
étonnant que les caufes dont nous avons fait
mention, en procurent un écoulement plus confidérable, & fur-tout dans ces parties du corps
dont la texture lâche cede facilement, & dont
les vaiffeaux réfiftent à peine à leur diftenfion.
C'eft pour cela que les plaies de la tête, comme
on fait, font beaucoup plus dangereufes à la
nouvelle & à la pleine Lune.

On n'a pas de meilleur moyen d'adoucir les
douleurs de la néphrétique, qu'en débutant par
la faignée, & ceux qui y font fujets feront très-
bien d'obferver quels font les intervalles après
lefquels reviennent leurs paroxyfmes, afin de
détemplir les vaiffeaux dans le même tems où
ils en font menacés. Car il eft conftant que la
plénitude des artérioles forme dans cette maladie,
fur les petits conduits urinaires une compreffion
défavantageufe, qui augmente toujours à la nouvelle & à la pleine Lune. J'ai été fouvent étonné de voir tous les Ecrivains en Médecine ne
faire mention que de précipiter, comme ils difent, les petits graviers dans les tuyaux des
reins, puifque l'ouverture des cadavres m'apprend, comme je l'ai déja dit, que la premiere
origine du calcul eft une férofité limpide qui
s'accumule dans les caroncules par lefquelles
coule l'urine, & acquiert enfuite la dureté de
la pierre; ce qui n'a rien d'étonnant pour ceux
qui connoiffent la vertu d'attraction qui réfide
dans les fels fluides, & les effets du défaut du
mouvement qu'ils éprouvent dans les plus petits canaux. De-là vient qu'en donnant quel-

quefois le mercure doux au commencement de cette maladie, on fait plus de bien que d'adminiſtrer quelque diurétique que ce puiſſe être, parce que cet excellent remede réſout l'obſtruction des petits vaiſſeaux, & empêche ainſi la cohéſion des humeurs ſalines qui en eſt ordinairement la ſuite. On voit même tous les jours par expérience, qu'un uſage trop fréquent des remedes diurétiques eſt nuiſible à ceux qui ont les reins affectés : & c'eſt à quoi ne ſont ſûrement pas aſſez d'attention ces Médecins qui permettent à leurs malades ces remedes de bonnes femmes pour le calcul, ſans s'appercevoir combien l'eſtomac, les reins & la veſſie en doivent être affectés.

Ce ſont les aſthmatiques, ſur-tout, qui ſont les plus incommodés de l'influence lunaire, ſoit à raiſon de la moindre quantité d'air qu'admet le poumon, ſoit à raiſon de la plus grande dilatation des vaiſſeaux ſanguins. Il ne faut négliger aucun des ſecours propres à les ſoulager. Tels ſont la ſaignée, les vomitifs modérés, les laxatifs, les purgatifs même. Il faut ſe précautionner ſoigneuſement vers le tems des retours périodiques, contre tout ce qui eſt capable de donner plus de chaleur & d'impétuoſité au ſang; car cet état eſt toujours accompagné d'une petite fievre, que les aliments & les médicaments chauds ne peuvent qu'augmenter. Auſſi Hippocrate a-t-il recommandé aux aſthmatiques d'éviter les clameurs & les occaſions de ſe mettre en colere (1) ; & Van-Helmont a obſervé que les accès d'aſthme ſont plus vifs & plus

_____

(1) *Epidem.* Lib. VI, ſect. 4.

fréquents en Hiver qu'en Été (1). C'eſt pour
cela qu'outre ce que je viens d'indiquer, les remedes propres à rafraîchir le ſang, & à ſollici-
ter les urines ſont ici d'un très-grand ſecours;
tels ſont le vinaigre ſcillitique, l'eſprit de nître,
l'eau ſaturée de la fumée de ſoufre, que les Chy-
miſtes appellent *gaſ de ſoufre*, & pluſieurs autres du même genre dont Floyer fait mention.

Enfin, il nous reſte encore une choſe à ajouter à ce que nous avons dit ci-devant ſur les
criſes dans les maladies aiguës. Car, quoiqu'en
général, il ne faille pas exciter du trouble dans
les humeurs, quand la maladie eſt prête à ſe
juger, il peut ſe faire qu'il devienne néceſſaire
de produire quelque évacuation, même dans
ce tems, ſur-tout s'il y a une grande chaleur dans
le corps, qui, en excitant de trop grandes agitations, trouble tout, & mette un obſtacle aux
différentes ſecrétions qui doivent avoir lieu. Il
ne faut pas croire que la ſaignée en pareil cas,
ſoit toujours nuiſible : au contraire, elle peut aider la criſe; & ſi cela ſe fait par la même raiſon que lorſque l'éruption ſe prépare dans la
petite-vérole & la rougeole, & que les vaiſſeaux ſont extrêmement pleins, rien n'eſt plus
propre à l'accélérer que la ſaignée.

Il en eſt à peu près de même des abcès critiques, qui, pour parvenir à maturité, exigent
quelquefois, lorſque le ſang eſt chaud & ſura-
bondant, de petites ſaignées & des purgations
modérées. Car ſi les Anciens ont condamné l'u-
ſage des purgatifs pendant les fievres, c'eſt que
la plupart de ceux qu'on employoit alors étoient

(1) *Aſthm. & Tuſſ.*

très-violents ; tels que la scammonée, l'ellébore noir, le suc de tithymale, & d'autres remedes âcres de cette espece : aussi se contentoient-ils d'en donner les infusions en lavements, pour tenir le ventre libre. Mais pour nous, qui avons sous la main des laxatifs les plus doux, il n'est aucun jour de la maladie où il ne soit possible de vuider les intestins, & cela sans qu'on ait à craindre d'augmenter l'inflammation, sur-tout si la nature, comme cela arrive quelquefois, indique elle-même cette route.

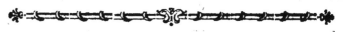

COROLLAIRE,

Dans lequel on prouve que ces raisonne-
ments sont fondés sur la Nature.

Nous avons vu jusqu'ici que les mouvements célestes propres à ramener les périodes des maladies sont les mêmes que ceux qui excitent les vents, & que nous en éprouvons d'autant plus l'influence, que d'autres causes concourent avec eux à agiter l'air : il n'est pas inutile de prouver, au moins en abrégé, combien ces raisonnements sont confirmés par la nature.

Le 26 Novembre 1703, il s'éleva vers le milieu de la nuit, un orage violent & si extraordinaire, qu'il surprit tout le monde. Les vents déchaînés avec fureur se combattirent pendant six heures. Je n'aurois pas le tems de développer l'histoire & les causes de cet événement singulier ; & d'ailleurs cela n'entre point dans le plan de cet ouvrage. C'est une tâche qui regarde le savant Halles, & dont il s'acquittera bien mieux que moi. J'en dirai ici deux mots, autant que mon sujet semble l'exiger.

La Lune étoit alors à son périgée, & près du tems où elle ne paroît point. C'est dans l'un & l'autre de ces cas que l'air est porté en haut, & que les vents regnent, comme nous l'avons déjà démontré. Aussi les marées qui suivirent furent très-violentes, & parurent extraordinaires; & le mercure descendit considérablement, au moins dans plusieurs endroits (1). Je suis persuadé qu'à ces causes il s'en joignit d'autres que nous aurions peut-être de la peine à bien développer toutes; mais il suffit qu'on reconnoisse combien l'état du Ciel a contribué à cet événement. Car dans les lieux où les vents se déchaînerent avec cette violence, il étoit tombé beaucoup de pluies pendant l'Été & pendant l'Automne, & l'Hiver parut beaucoup plus court, & moins froid qu'à l'ordinaire; de maniere que jusqu'à la fin de Novembre, la liqueur d'un thermometre, dont le terme de la glace est marqué par le 84e. degré, ne se trouva jamais descendue au dessous du 100e (1). Il est probable que la chaleur excitant les exhalaisons de la terre, avoit fait élever une quantité prodigieuse d'atômes salins & sulfureux dans la moyenne région de l'athmosphere, où différemment combinés & agités, l'influence de l'air a pu donner lieu à ces mouvements impétueux. Rien ne prouve mieux ce que je dis, que les éclairs qui accompagnerent ce terrible orage, & le goût salé que les feuilles des arbres & les herbes avoient contracté à une

_____

(1) *Transact. Philos.* Num. 289.
(2) *Transact. Philos.* Loc. cit.

certaine diftance de la Mer , & qui fe faifoit encore fentir le lendemain , de maniere que les beftiaux refuferent de paître , après en avoir voulu goûter.

Mais il eft inutile de fuivre ceci dans un plus grand détail. Ajoutons feulement que fi la nouvelle & la pleine Lune font une caufe fuffifante pour opérer des changements fur nos corps, l'effet en fera bien plus marqué , s'il vient à s'y joindre quelque violente agitation de l'air. Je me fouviens que dans cette même nuit dont j'ai parlé , plufieurs perfonnes furent incommodées de pefanteurs de tête fur-tout. Je me rappelle, particuliérement, le malheur d'une femme de condition de ma connoiffance , qui perdit fubitement avec la vue la plus grande confolation de fa vie. Elle fut frappée de cet aveuglemeut que les Médecins Grecs connoiffoient fous le nom d'*amaurofis* , & que les modernes ont appellé improprement *goutte-féreine*. J'expoferai en deux mots la nature de cette maladie, qui n'eft pas encore bien connue des Médecins.

Elle naît, la plupart du tems , de l'obftruction & de la diftenfion des petites arteres, qui fourniffent à cette tunique de l'œil qu'on appelle *la rétine* , ou de la léfion des nerfs qui fervent à la vifion. Dans le premier cas, qui eft le plus fréquent, les yeux s'affoibliffent infenfiblement ; dans le fecond , cet effet a lieu plutôt ou plus tard en proportion de la caufe, & quelquefois même l'ayeuglement eft fubit. C'eft de plus d'une maniere que ces nerfs font fujets à être léfés du côté de leur fonction organique. Car un coup, une chûte , une fracture ; l'ébranlement même du crâne fuffifent pour les ferrer ; dans les convulfions, ils font quelquefois comprimés par l'humeur qui s'épanche des membres du crâne, & souvent ils tombent dans un relâchement complet & subit. Car j'ai vu dans le cadavre d'anciens épileptiques ces nerfs affaissés dans l'endroit, où après avoir été réunis, ils se séparent pour se rendre aux yeux, affaissés, dis-je, par le poids d'une masse d'eau qui s'y étoit accumulée, & dans les affections paralytiques j'ai vu, au même endroit, ces fibres toutes ratatinées & desséchées.

Je trouve dans différents Auteurs de Médecine des observations qui me fournissent beaucoup d'exemples, dont je pourrois tirer parti ici. Je me contenterai d'en rapporter quelques-uns. » Platerus rencontra dans un cadavre une » tumeur semblable à une glande, qui appuyoit » sur les nerfs optiques, & interceptoit le passage » de l'esprit animal qui avoit dû se porter aux » yeux (1) ". Guérnerus Rolfincius a observé l'un & l'autre nerf optique très-aminci (2). » Jean » Scultet, très-habile Chirurgien, trouva dans le » cadavre d'une femme qui avoit été affligée de » la goutte-séreine, pendant vingt ans, les nerfs » optiques amincis, & plus petits de moitié » qu'ils ne le sont communément (3) ". On lit dans les *Ephémérides d'Allemagne*, » qu'une » fille, après avoir reçu un coup au côté gauche » de la tête, fut d'abord prise de fievre & de déli- » re; qu'elle perdit ensuite la vue, & peu de tems » après la vie. On trouva, à l'ouverture de son » cadavre, un épanchement limphatique sur les » ventricules du cerveau, & sur-tout sur le sin-

(1) *Observ.* Lib.
(2) *Dissert. anatom.* Lib. IV, cap. 31.
(3) *Armamentar. Chirurg.* Obs. 36.

» ciput, qui comprimoit entiérement les nerfs
» optiques (1) «.

Les choses étant ainsi, il est évident dans le
cas que j'ai cité, que l'influence de la Lune,
augmentée par la force de l'orage, aura absolument intercepté dans un corps délicat le
cours du fluide nerveux qui se porte aux yeux,
& aura produit l'aveuglement, à peu près comme si l'on eût coupé ces deux nerfs.

On ne pourra révoquer en doute l'utilité de
ces recherches, quand j'aurai dit qu'au moyen
de cette théorie, j'ai trouvé la maniere de guérir une maladie qui passoit pour incurable, &
que j'en ai vérifié l'efficacité par plusieurs expériences ; car en Médecine la connoissance des
causes est le motif de certitude le mieux fondé.
Lors donc que le mal a son siege dans les petites artérioles des yeux, il faut user de remedes propres à attaquer l'épaississement du sang,
& à le faire circuler jusques dans les plus petits
conduits : tels font principalement ceux que les
Chymistes retirent du mercure; mais il est nécessaire d'insister pendant quelque tems sur leur
usage, & souvent jusqu'à ce qu'ils aient produit, pendant vingt ou trente jours, une salivation abondante.

Quant à cet affoiblissement de la vue qui
reconnoît pour cause la lésion des nerfs, il
exige un tout autre traitement, & qui doit être
relatif à la cause qui la produit. Mais souvent
la guérison est impossible ; car si les nerfs des
yeux sont comprimés & resserrés par une humeur épaisse & pesante ; s'ils sont languissants,
secs & arides, qui est-ce qui se chargera de les

_____

(1) *Miscell. curios.* Ann. M. DC. LXXXVI.

rétablir

rétablir dans leur intégrité ? S'ils font relâchés au point d'intercepter le paffage des efprits viaux, qui eft-ce qui leur communiquera la force & l'activité dont ils manquent ? Perfonne, fans doute, fi ce n'eft l'artifte divin qui a préfidé à la ftructure de notre machine. Mais s'il refte encore quelques efpérances, c'eft dans les commencements, & lorfque le mal n'eft pas encore bien confirmé qu'il eft queftion d'appliquer un cauftique fur la tête, à l'endroit de réunion de la future coronale à la fagittale, & de l'y laiffer jufqu'à ce qu'il ait produit une érofion fuffifante, pour qu'on puiffe ouvrir avec le fcalpel, la membrane qui revêt le crâne, afin de procurer par cette forte de cautere un égoût à l'humeur nuifible. Il fera avantageux d'entretenir cet écoulement purulent pendant un certain tems; ce qu'on obtiendra en plaçant dans l'ouverture un pois ou une feve, qui s'oppofent à la cicatrifation. On fera prendre au malade, pendant ce tems, les remedes propres aux convulfions & aux tremblements de nerfs, comme la racine de valériane fauvage, le caftoréum de Ruffie, la gomme ammoniac, l'affa-fœtida; enfin, tous les fels & les efprits chymiques tirés du regne animal.

Mais j'en reviens aux orages. Il y eut du tems de nos peres une tempête violente qui eut, peut-être, beaucoup de reffemblance avec celle dont nous venons de parler, & dont les annales de ce tems font néanmoins un récit prodigieux. Elle eut lieu le 2 7bre. 1658, le jour même de la mort d'Olivier Cromwel, furnommé le *Protecteur*. Je ne connois aucunes éphémérides dans lefquelles on puiffe voir quels furent dans le cours de cette année l'état & les variations de l'athmosphere. Mais si l'on fait attention que ce fut la pleine Lune qui précede l'équinoxe d'Automne qui apporta cette tempête, on sera moins étonné des grandes agitations dont l'air fut alors attaqué. Quoiqu'il en soit, la maladie de ce grand homme fut du nombre de celles dans lesquelles l'influence de la Lune est très sensible; car on prétend que la fievre dont il mourut, fut accompagné d'ennuis & d'inquiétudes sur l'état de ses affaires domestiques ; & il est certain que le chagrin rend les esprits animaux très susceptibles de ces sortes d'attaques.

Avant de terminer ce petit ouvrage, remarquons que dans les pays où les inondations sont fréquentes, elles arrivent dans les tems où la Lune a le plus de force ; ensorte que le savant Baccius a conjecturé avec assez de vraisemblance, que la principale cause de ces malheurs vient des marées considérables , & de la faculté attractive de tels ou tels astres , qui vient malheureusement à s'y joindre. [1]

Telles sont les causes naturelles des orages & des tempêtes. Car nous n'entamerons pas cette question qui concerne la puissance divine ; savoir, si ces malheurs n'arrivent pas par un ordre exprès de Dieu, qui se plaît ainsi à exercer sa vengeance. Ce n'est pas nous qui voulons resserrer les bornes de la religion. Car, quoique je sois certain que cet univers immense est régi en vertu des loix constantes établies par le Créateur, & que je sache que cette disposition générale a ses inconvénients nécessaires dans quelques parties du tout à l'harmonie duquel elle préside, je crois qu'il n'en faut pas moins attri-

_____

(1) *Del Tevere*, Lib. 3, p. 228.

buer au Créateur un empire direct fur tous les
ouvrages de fes mains. Et peut-être eft-il entré
dans le plan de l'Intelligence fuprême, que les
inconvénients qui réfultent de l'ordre général fe
fiffent quelquefois fentir fur la tête des mortels,
parce qu'il y en a plufieurs que la crainte des pro-
diges & de la foudre peut feule contenir dans le
devoir.

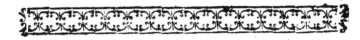

TABLE

DES MATIERES

Qui font traitées dans ces différents Chapitres.

MÉDECINE
SACRÉE,
OU
TRAITÉ
DES MALADIES
LES PLUS REMARQUABLES

Dont il est fait mention dans les Livres saints.

SIXIEME PARTIE.

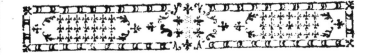

PREFACE

DE

L'ÉDITEUR.

CETTE partie des Œuvres de M. Méad, après avoir d'abord piqué la curiofité des Lecteurs par fon titre, leur paroîtra, fans doute, la moins intéreffante. Ce n'eft pas qu'elle ne contienne d'excellentes chofes, des recherches favantes, des réflexions judicieufes, des vues utiles ; mais il s'en faut de beaucoup que tous les objets y foient traités avec autant d'étendue que plufieurs d'entr'eux l'auroient exigé. Le chapitres des Démoniaques, celui des Lunatiques, celui de la Lepre, auront de quoi fatisfaire l'attente des favants & celle des Médecins. Quelques autres, & fur-tout les chapitres où l'Auteur donne un commentaire à l'allégorie, fous laquelle Salomon a décrit la vieilleffe, femblent fe reffentir un peu de cet âge où les facultés de l'ame tiennent quelque chofe de la dégénérefcence de celles du corps. Qu'on ne s'imagine pas que je m'érige ici en cenfeur d'un homme pour les lumieres duquel je fuis pénétré du plus profond refpect. A Dieu ne plaife que je veuille imiter le mauvais procédé de ceux qui fe rendent Éliteurs d'un ouvrage, pour s'arroger le droit d'en faire une critique amere. Je le répéte, perfonne n'eft autant que moi l'admirateur, je dirois presque l'enthousiaste de M. Méad ; & cette maniere de penser sur son compte aura plus d'approbateurs que si j'en avois une contraire. Mais, sans vouloir jouer le rôle d'Aristarque, qui ne me conviendroit pas, il m'est permis, au moins, d'avouer que ce traité est inférieur aux autres productions de notre Auteur ; qu'il se ressent même du froid de l'âge dans lequel il le composa.

On espere trouver une explication physique des maladies dont il est fait mention dans les Livres saints, & l'on est frustré de cette espérance, & puis, il en faut convenir, cette matiere étoit extrêmement délicate. Une explication de ce genre pouvoit s'adapter aux maladies décrites dans l'Ancien Testament, mais non pas à celles du Nouveau, dont les guérisons ont été opérées par le Christ d'une maniere tout-à-fait miraculeuse & surnaturelle. Ce seroit bien à tort qu'on prêteroit à M. Méad l'envie d'avoir voulu diminuer en quelque chose le degré de croyance que la foi exige du Chrétien à cet égard. La seule Préface qu'il a mise à la tête de ce Traité, le justifieroit de cette imputation calomnieuse. Il n'est pas possible de parler de ces vérités fondamentales de la Religion d'un ton plus respectueux, plus soumis, plus persuadé qu'il ne l'a fait. Il n'est aucun endroit de ses Œuvres qui n'annonce le Philosophe aussi Chrétien que savant : je dis Chrétien, car à la petite sortie qu'il fait sur la coutume des exorcismes admis parmi nous, on reconnoîtra aisément le Chrétien séparé de la Communion romaine ; & ce qui feroit une hérésie pour un Catholique, doit être excusé dans la bouche d'un Médecin Anglois, comme on a excusé dans la bouche du

Docteur Young, une déclamation à peu-près semblable, sur le refus qu'on fit à Montplelier, de rendre les honneurs funebres à sa fille. N'adoptons point de maximes dangereufes ; foyons inébranlables dans la foi de nos Peres ; mais pour juger nos freres errants avec moins de févérité, tranfportons-nous aux lieux & aux tems où ils ont écrit.

Sans entrer ici dans une difcuffion qui appartient plus à la Théologie qu'à la Médecine, on convient généralement aujourd'hui que la poffeffion réelle eft une chofe très·extraordinaire ; & quoique notre Jurifprudence n'ait, je crois, encore rien ftatué de pofitif fur le fait des fortileges & de la magie, cependant dans l'exercice actuel de la Juftice, nos Tribunaux ne connoiffent plus guere de ces fortes de crimes, à moins que le maléfice, le poifon, ou quelqu'autre plus évident n'y foit joint. On fait que ces accufations n'ont été que trop fouvent l'inftrument de la haine & de la jaloufie ; les aveux, l'effet de la foibleffe, & de la timidité ; & les condamnations, le témoignage de la crédulité, & de l'ignorance, quelquefois peut-être de la méchanceté de ceux qui les prononcerent. Ils font heureufement paffés ces tems de barbarie, où un innocent, fur le fimple foupçon de magie, étoit appliqué à la queftion, & livré aux fupplices. L'immortel Galilée dans les prifons de l'Inquifition, l'aimable Urbain Grandier au milieu des flammes, l'héroïne d'Orléans fur le bûcher... traits affreux, qui ne fe préfentent jamais à ma mémoire, fans émouvoir ma fenfibilité, fans me faire frémir à la vue des excès auxquels l'ignorance & la méchanceté de concert, peuvent conduire les hommes. Un ami m'a procuré un exemplaire de la *Démonolatrie de Nicolas Remi*, citée par notre Auteur (1). Ce livre très-rare, en Lorraine fur-tout, où fut le théatre des horreurs qui y font rapportées, ne peut fe lire fans indignation ; que dans ce feul Duché, un Procureur-Général, armé d'un zele plus actif & plus outré qu'il n'étoit réfléchi, ait, en quinze ans de tems, inftruit le procès de plus de neuf cent perfonnes accufées de fortileges, & qu'il les ait fait condamner à la mort fur l'aveu de crimes impoffibles, cela révolte fans doute : mais que ces informations juridiques ayent eu lieu fous le regne d'un Charles III, Duc de Lorraine... Que l'ouvrage où l'on en fait trophée, foit dédié au fameux Cardinal du même nom, le Mécene de fon fiecle... que ces abominations réelles, ou fuppofées ayent fervi d'Apollon à cet Inquifiteur infatigable ; qu'elles lui ayent fourni le fujet d'un Poëme latin.... ce font de ces excès de dépravation, je dirois prefque de fatalité, dont il faut avoir la preuve fous les yeux pour ne pas les révoquer en doute. J'ai eu la curiofité de parcourir quelques chapitres : celui, fur-tout, où il eft queftion des commerces d'impureté avec les efprits infernaux fous la forme de corps humains, feroit propre à émouvoir la bile du Lecteur le plus phlegmatique. Ce qu'un Diable a reçu comme *fuccube*, qu'il le rende au fexe oppofé en qualité *d'incube*... que les mo-

---

(1) *Nicolai Remigii , Sereniff. Ducis Lotharing. à Confil. inter. & in ejus Ditione Lotharing. cognit. publ. Dæmonolatreix libri tres. Ex judiciis capitalibus nongentorum plus minus hominum, qui fortilegii crimen intra annos quindecim in Lotharingiâ capite luerunt. Ad illuftriff. Princip. ampliffimumque Cardinalem Carolum à Lotharingiâ. Lugduni, in Officinâ Vicentii.* M. D. XCV.

mens de jouiffance ne foient marqués que par la douleur , due tantôt à des difproportions étonnantes, tantôt au froid glacial qui les accompagne ... & qu'un Magiftrat revêtu d'une charge honorable , dépofitaire de la confiance du Prince & de la fécurité des Citoyens , examine de fang-froid, les raifons de ces phénomenes ; qu'il allégue des autorités, qu'il cite tour-à-tour , & l'Écriture Sainte , & Juftinien , & Hippocrate, & Averrhoës, & Cardan ... qu'il cherche dans une differtation auffi ridicule que lugubre , des raifons pour juftifier fes horribles profcriptions .... l'expreffion manque au fentiment que j'éprouve. La lecture d'un pareil livre eft faite pour rendre mifanthrope. J'ai payé cher la curiofité que j'ai eue d'y jetter les yeux. Je ne confeille à perfonne d'en être tenté ; il y prendroit une trop mauvaife idée du genre humain.

M. Méad a admiré la defcription allégorique de la vieilleffe qui fe trouve dans l'Ecclefiafte , & il n'eft pas le feul . Je l'ai vue citée avec éloge par le génie de notre fiecle. C'eft une affaire de goût, indépendante de la foi qui doit être une, & rien n'eft plus arbitraire que le goût. Je ne peux donc m'empêcher de dire que, quelque fonds que je faffe fur celui des deux Juges refpectables que je viens de nommer (1), je n'ai pas éprouvé la même fenfation ; & le commentaire de mon Auteur eft fait, fi je ne me trompe, pour donner des partifans à ma maniere de penfer à ce fujet ; il s'en faut de beaucoup que

---

(1) Annoncer le *Génie de notre fiecle*, n'eft-ce pas nommer l'Auteur de la *Henriade*, le Poëte de la France, l'Apollon, le Mécene, le Neftor de notre Littérature ?

l'explication de chaque partie de l'allégorie
m'ait paru naturelle. Je ne fais fi la langue hébraïque eft auffi chafte que M. Méad l'annonce ;
elle a beaucoup de figures, de fimilitudes, & en
ce fens elle me paroît l'être bien moins. Je veux
croire que c'eft la faute des interpretes ; mais
ces fortes d'allégories ont encore l'inconvénient d'être inintelligibles quelquefois. Qui s'a-
vifera jamais, fans une infpiration particuliere,
de prendre une fauterelle pour un membre viril,
& pour un fcrotum gonflé par une hernie? Je ne
vois pas qu'il y ait beaucoup de modeftie dans
ces fimilitudes. Les mots n'ayant qu'une figni-
fication arbitraire, ce n'eft point dans le mot
lui-même, c'eft dans le chofe fignifiée que doit
être l'honnêteté. Il réfulte peut-être beaucoup
d'indécence dans notre langue françoife, du défaut de termes deftinés à exprimer les parties
fexuelles. Les Grecs avoient des mots propres,
les Latins auffi. Nous en avons à la vérité ; mais
hors l'inftant voluptueux de la jouiffance dans
laquelle le Roi & le Berger s'en fervent également, notre fauffe délicateffe les a relégués dans
le langage ordurier des halles, où à peine les
trouvons-nous fupportables. Cependant il eft
quelquefois befoin de rendre les idées qui répondent à ces mots, exclus, pour ainfi dire,
de la bonne fociété ; & de-là ces périphrafes,
ces métaphores, ces allégories, la plupart fi
déshonnêtes, fi révoltantes. Je ne fais pas fi à
Lacédémone la maniere de rendre les idées que
nous donnent ces parties étoit fort décente ;
mais au moins avoit-on banni de la fociété ces
fauffes délicateffes qui ne fervent qu'à pallier
les mauvaifes mœurs. Les Spartiates en avoient
de très-pures ; & s'il en revenoit un parmi nous,

qui avons porté la corruption à son comble, notre prétendue décence ne les rendroit pas supportables. *O tempora! ó mores!*

Cinctutis non exaudita Cethegis!

Ces réflexions m'entraînent insensiblement un peu loin de mon sujet : j'y reviens. J'avoue que je n'ai pas goûté le Commentaire du Chap. 6. Un Médecin d'esprit, & de mes amis, me conseilloit de le supprimer; mais pour avoir traduit un ouvrage, on n'en a pas acquis la propriété, & je n'ai pas dû prendre cette soustraction sur moi : d'ailleurs, ce n'est qu'en mettant sous les yeux du Lecteur ce morceau, que je peux le rendre juge de l'idée que j'en ai.

D'après ces aveux, on me tiendra quitte, sans doute, de quelques notes que j'avois d'abord eu intention d'ajouter à chaque article. Ce n'a été que pour completter le *Recueil des Œuvres* de mon Auteur, que j'ai joint cette partie à mon Édition; & comme dans leurs ouvrages les moins parfaits, les hommes d'un mérite supérieur laissent toujours échapper des choses précieuses, j'aurois craint de désobliger mes Lecteurs en leur dérobant la plus petite partie de celles qui sont sorties de la plume de M. Méad.

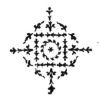

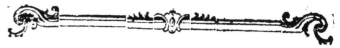

ÉPITRE
DÉDICATOIRE
·DE L'ÉDITION
Du P. MORTIER, d'Amsterdam,

Au très-illuftre & très-habile Rodolphe SCHOMBERG, Docteur en Médecine.

Dans le deffein de donner au Public un ex-cellent Livre du Docteur Méad, intitulé la Méde-cine facrée, j'ai cru ne pouvoir en faire la dédi-cace à perfonne à qui il convînt mieux de l'offrir qu'à vous. Je vous le dois, à plus d'un titre ; d'a-bord, parce que c'est à votre générofité que je fuis redevable de l'exemplaire que vous avez bien voulu me communiquer, & dont il n'y avoit en Hollande qu'un bien petit nombre ; enfuite parce que vous con-noiffez, autant que vous appréciez, les Œuvres de ce favant Médecin ; de forte que j'ai cru ne pouvoir faifir d'occafion plus favorable pour vous témoi-gner toute ma reconnoiffance. La célébrité du Doc-teur Méad est fi grande, que fon nom fuffit, fans doute, pour recommander fon ouvrage, & votre mo-deftie vous perfuadera qu'il étoit inutile de lui cher-cher un autre patron. Si c'est une faute, la crainte de manquer à mon devoir, ou de paroître ingrat, me fervira d'excufe, d'autant plus que je n'avois perfonne à qui il convînt mieux d'offrir cet Ouvrage. J'ai voulu prouver par-là à nos compatriotes combien leurs intérêts vous font à cœur. Vous ne vous êtes pas contenté de donner une traduction exacte & élégante du Livre de Barker, dans lequel on trouve la comparaifon de la méthode de traiter les maladies aiguës de deux anciens Médecins des plus célebres, avec celle qu'ont propofée, en dernier lieu, deux illuftres modernes. Vous nous faites généreufement part des productions de votre Angleterre, fi fertile en grands écrivains, & c'eft ainfi que vous augmentez le tréfor de nos connoiffances, des nouvelles lumieres dont ils enrichiffent, chaque jour, l'art de guérir. Daignez me continuer vos bontés, & recevez ce témoignage public de ma reconnoiffance.

P. MORTIER, Libraire.

A Amfterdam, le 1er. Septembre 1749.

PRÉFACE

DE

L'AUTEUR.

Mon grand âge commençant à m'éloigner de la pratique de la Médecine que j'ai exercée pendant environ cinquante ans, à la satisfaction du Public, comme je l'espere, j'ai résolu de passer le reste de ma carriere dans une tranquillité qui ne fut ni à charge à moi-même, ni inutile aux autres. Les honnêtes gens prétendent qu'on doit rendre compte, même de ses heures de loisir, & ils veulent qu'il soit toujours décent de le faire.

J'aimai les Belles-Lettres dès ma plus tendre jeunesse; & quoique je me fut appliqué à la Médecine, je ne les négligeai jamais: elles m'ont servi, dans tous les tems, de délassement. Après des affaires plus importantes, elles ont charmé l'ennui des occupations plus sérieuses. L'Écriture Sainte n'a point été oubliée dans mes lectures; ç'en est une qui convient à un Chrétien. Après les préceptes qui ont trait à la piété & à la vie éternelle, je donnois une attention particuliere à l'histoire des maladies & des différentes incommodités qui y sont rapportées, comparant les descriptions qui y sont faites avec ce que j'avois lu dans les livres de Médecine, ou appris d'après ma propre expérience.

Ce

Ce que j'ai fait d'autant plus volontiers, que le peu de connoiffances que les Théologiens ont en Médecine, eft caufe de la diverfité de leurs opinions fur cette matiere, fur-tout quand il eft queftion du démoniaque dont N. S. J. C. opéra la guérifon. La plupart d'entr'eux prétendent que ces gens furent vraiment poffédés du diable, & que c'eft en cela que brilla davantage la grande puiffance du Sauveur. Mon deffein n'eft fûrement pas de renverfer les fondements de la Religion Chrétienne, ni de priver le fils de Dieu de fa divinité, en détournant le fens des oracles les plus facrés. Il y a trop de miracles au deffus de l'ordre naturel qui la prouvent d'une maniere inconteftable ; mais la vérité n'a pas plus befoin du fecours de l'erreur, qu'un beau vifage n'en a befoin de fard. Il eft certain que ce préjugé de la puiffance qu'on attribue aux diables fur nos efprits & fur nos corps, a donné lieu, depuis plufieurs fiecles, aux preftiges de gens rufés & de divers charlatans, à la honte & au détriment du Chriftianifme.

Qui eft-ce qui ne fe moqueroit, à bon droit, de ces cérémonies du Rituel romain dont on fe fert pour exorcifer, comme on dit, les démoniaques ? Qui ne riroit de voir des gens ftylés à imiter les fureurs & les geftes de ceux qu'on fuppofe poffédés par de mauvais génies, après quelques prieres & quelques afperfions d'eau luftrale, devenir tout-à-coup maîtres d'eux-mêmes, & feindre qu'ils viennent, comme par enchantement, d'être délivrés des démons qui les obfédoient ? Ces preftiges ne peuvent faire illufion qu'aux yeux d'une populace ignorante ; ils offufquent ceux qui ont un peu plus de lumieres, & leur font un tort réel. La découverte de ces

Tome II.   H

supercheries est le premier pas vers l'impiété; on confond les choses sacrées avec les superstitions; & après avoir appris, comme dit Lucrece, à tenir ferme contre les vains scrupules & les menaces des Prêtres (1), on va plus loin, & l'on s'efforce d'arracher de son ame tout sentiment & toute crainte de l'Être suprême. On ressemble en cela à celui qui voudroit élever des doutes sur l'existence des Indes, parce que les voyageurs rapportent mille fables & mille faussetés sur ces climats. Delà vient que dans les pays trop adonnés aux superstitions, l'on voit tant d'athées, même parmi les Gens de Lettres, à qui leurs connoissances & leur savoir auroient dû épargner cette erreur de l'esprit. Le premier pas vers la sagesse est de n'avoir pas été susceptible de cette folie; le second, de ne point chercher à obscurcir la vérité par de vains systêmes.

J'ai de la peine à concevoir pourquoi les Apôtres de notre foi amenent si souvent des démons sur la scene, pour faire triompher la divinité de J. C. par les victoires qu'il remporte sur les esprits infernaux. Est-ce que la puissance du Christ se manifeste moins par la guérison subite des maladies les plus graves qui cédent à ses ordres, que par l'expulsion des mauvais génies du corps des possédés? Sans doute tous les miracles qu'il a opérés en faveur du genre humain, en rendant la vue aux aveugles, la force aux paralytiques, la flexibilité aux membres qui l'avoient perdue, en ressuscitant les morts, en changeant les propriétés des éléments & d'autres semblables, sont autant de preuves de sa toute-puissance & de démonstrations de sa divinité. Lui seul commande à la

---

(1) LUCRET. *Lib.* 1, *v.* 110.

Nature ; à lui feul appartient de changer & d'intervertir, à fon gré, l'ordre des loix qu'il lui a plu d'établir. On ne peut pas douter que celui qui a pu toutes ces chofes, n'ait eu auffi une puiffance abfolue fur les démons, pour les empêcher de mettre obftacle à fes intentions bienfaifantes fur hommes, & les à la correction des mœurs, qui entroit dans le plan de la volonté éternelle de fon pere.

Mais pour en revenir aux démoniaques, le fentiment que j'expofe ici ne m'appartient pas à moi feul, il a été celui de gens très-favants & très-pieux. Dans le dernier fiecle, il fut foutenu par Jofeph Méad, l'un de nos plus grands Théologiens, dans une très-bonne differtation, qu'il donna fur ce fujet (1). Comme je me fais honneur d'être originaire de la même famille, ayant eu pour pere Matthieu Méad, qui fut un très-grand Théologien, j'ai cru avoir une forte de droit héréditaire de m'occuper auffi de ces recherches.

Je fais les difficultés qu'on éprouve à déraciner des erreurs, & fur-tout celles qui tiennent à la Religion. Nous connoiffons tous combien font durables les premieres impreffions que nous avons reçues dans notre enfance, & quelle peine on a à les détruire dans un âge plus avancé. Dans l'enfance, on craint pendant la nuit les revenants & les efprits folets ; c'eft peut-être une caufe pour les craindre toute la vie. Pourquoi donc nous étonner s'il y a des erreurs, de fauffes opinions dont nous ne pouvons nous défaire même dans la vieilleffe. Ceci ne paroîtra pas

----

(1) *Works of Jof. Mad.* Lond. 1677. *Difc.* 6.

d'une légere conféquence à ceux qui réfléchi-ront aux maux férieux qui peuvent réfulter de ce que la plupart ne confiderent que comme des épouventails d'enfants & de femmelettes. J'ai horreur quand je me rappelle la multitude d'in-nocents qui, depuis la naiffance de J. C., ont été condamnés aux flammes fur le fimple foup-çon de fortilege, ou parce que ceux qui les con-damnerent furent imbus de ce préjugé, ou par-ce qu'ils craignirent, en les renvoyant abfous, de foulever une populace mutinée qui les avoit déja déclarés coupables. Soupçonnera-t-on que ce foit un homme fage qui ait pu fe vanter d'avoir, en quinze ans de tems, condamné à mort environ neuf cens prétendus forciers dans la feule Province de Lorraine (1)? Et cependant il réfulte de la plupart des relations données par le même Auteur, que ceux qui furent fupp'iciés, au-lieu d'avoir eu commerce avec le diable, étoient de vrais fous, au point qu'ils avouerent des crimes que la nature des chofes rend impof-fibles. Mais s'il arrive que l'erreur enfante la fu-perftition, la fuperftition, à fon tour, enfante la cruauté. C'eft donc une grande fatisfaction pour moi, de voir qu'on ait déjà, depuis plufieurs an-nées, aboli, parmi nous, les loix qui portoient peine de mort contre les forciers & les devins, tandis que les étrangers ont confervé cette cou-tume barbare, & la retiennent avec d'autant plus d'opiniâtreté, qu'ils font moins au fait des véritables caufes de ces preftiges. Il eft certain que ce qui concerne les démons eft pris par le peuple, de maniere qu'il confidere le diable

(1) *Nicol. Remigii Dæmonolatreiæam.*

comme une forte de divinité, ou au moins la crainte qu'il en a contribue beaucoup à le rendre religieux, quoique l'Apôtre ait dit que le fils de Dieu ne s'eft manifefté que pour anéantir les œuvres du diable (1).

Il n'eft pas inutile d'avertir le Lecteur que j'ai fuivi prefque par-tout l'interprétation de la Bible de Sébaftien de Châtillon, parce qu'après l'avoir comparée, non-feulement je l'ai trouvée très-latine & très-exacte; mais encore, pour la lettre & l'efprit des paroles, très-conforme aux textes, foit Grecs, foit Hébreux.

Je n'ai point écrit ceci pour les foibles, mais pour ceux qui font initiés dans les matieres de Théologie ou de Médecine; c'eft une des raifons principales pour lefquelles j'ai employé la langue Latine, parce que c'eft celle qui a fervi depuis plufieurs fiecles aux Savants, pour fe communiquer entr'eux leurs découvertes, & ce qui fe trouve au-deffus de la portée du vulgaire. Si quelqu'un entreprend une traduction Angloife de ce Livre, non-feulement ce fera malgré moi; mais encore il ira directement contre le droit des gens, qui permet à chacun d'ufer de fon bien comme bon lui femble. (2)

---

(1) *Joann.* Epift. 1, cap. III, v. 8.

(2) *Note de l'Editeur.* * Il y a beaucoup de diftance, fans doute, d'un homme de génie à un homme inepte; mais dans la claffe mitoyenne, compofée du plus grand nombre, je crois qu'il y a une fomme d'efprit & de bon fens répartie d'une maniere affez uniforme; & ceux qui difent fans ceffe que le peuple ne doit pas être inftruit, ne s'apperçoivent pas qu'il ne l'eft quelquefois que

H 3

Mais, pour finir cette Préface, la Religion Chrétienne exige fur-tout de fes fectateurs, qu'ils fe donnent entr'eux toutes fortes de preuves de prévenance & d'humanité. Il faut donc prendre garde de ne point laiffer corrompre ces difpofitions bienfaifantes, & rien n'eft plus propre à les altérer qu'un partage d'opinions fur la bonté divine. Comme dans ces tems malheureux, non-feulement on fe permet, mais encore on fe fait une gloire d'attaquer la foi, & l'autorité de la Religion Chrétienne pour la rabaiffer ; perfonne ne trouvera mauvais qu'on explique les faits miraculeux qui font rapportés dans l'Ecriture, pourvu que cette explication foit vraifemblable, & qu'elle convienne à la nature des chofes.

Mon deffein, au refte, n'a pas été de donner la defcription de toutes les maladies citées dans la Bible, mais de celles feulement dont la nature eft moins connue, ou au moins celles contre lefquelles j'aurois quelque remede à propofer. J'en traiterai dans le même ordre qu'elles y font rapportées, excepté toutefois la maladie de Job, à laquelle j'ai cru devoir donner la premiere place à raifon de fa haute antiquité.

Le Fils de Dieu procura la guérifon de bien d'autres maladies tant du corps que de l'efprit, pour manifefter aux hommes fa puiffance divine,

---

trop. J'aimerois à répéter le propos que le veillard Achorée tient à Céfar dans la Pharfale, Lib. x.

Sit pietas aliis miracula tanta filere:

Aft ego Cælicolis gratum reor, ire per omnes

Hoc opus, & facras populis notefcere leges.

& il faudroit un cours complet de Médecine pour développer la nature & les caufes de chacune d'elles; ce n'étoit pas mon objet préfent. Mais fi le froid de la vieilleffe ne met aucun obftacle à l'envie que j'ai de m'en occuper dans un plus grand détail, c'eft un fervice que je rendrai un jour à la Médecine. Cependant, mon cher Lecteur, recevez ce Traité avec indulgence; il fuffit pour ma fatisfaction de croire qu'en l'écrivant, je n'ai pas abfolument employé mon tems envain.

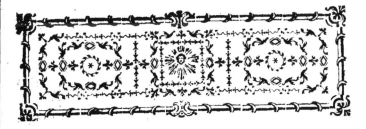

MÉDECINE
SACRÉE,
OU
TRAITÉ
DES MALADIES
LES PLUS REMARQUABLES
Dont il est fait mention dans les Livres saints.

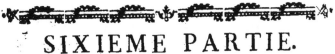

SIXIEME PARTIE.

CHAPITRE PREMIER.
Maladie de Job.

La maladie de Job est remarquable par ses circonstances & par ses suites : telles sont la dignité de cet homme, sa décadence subite, une adversité sans exemple, une patience incroyable dans ses malheurs, son retour à une prospérité plus brillante encore que celle qui avoit

précédé, enfin, le caractere singulier de la maladie dont il fut attaqué.

Il habitoit le Pays d'Husa, que le Savant Fre-
deric Spanheim pense avoir été situé dans la
partie septentrionale de l'Arabie déferte, près de
l'Euphrate & de la Mésopotamie (1) ; il fut un
homme illustre, considérable par ses richesses,
qui surpasserent celles de tous les Orientaux ;
il jouissoit de toutes sortes de satisfaction au
milieu de sa famille qui étoit nombreuse ; enfin,
une vie pure & religieuse l'avoit rendu agréable
aux yeux de Dieu. Cependant le très-Haut, pour
mettre sa sainteté à l'épreuve, permit à satan de
l'affliger de toutes les manieres possibles, mais
» sans attenter à sa vie. » Celui-ci donc l'acca-
» bla de calamités ; les Sabéens enlevent les
» bœufs & les ânes de Job ; la foudre du Ciel
» consume ses troupeaux & ses domestiques ;
» ses chameaux sont volés ; un ouragan renverse
» la maison dans laquelle ses fils & ses filles se
» divertissoient à un festin, & ils sont écrasés
» sous les ruines. Enfin, lui-même est attaqué
» de la galle ; son corps est couvert d'ulceres
» dégoutants ; il est réduit à les racler avec des
» morceaux de pots cassés, au milieu de la
» boue qui lui sert de siege. « Voila donc un
homme qui, du sein des richesses tombe dans la
plus affreuse pauvreté, du faîte du bonheur dans
la misere la plus complette. Aucun de ces malheurs n'est capable d'émouvoir sa constance, ni
de le détourner de la piété (2) : aussi le Tout-

_____

(1) *Hist. Job.* Chap. IV.

(2) *Hist. Job.* Cap. 1 & 2.

Puiffant, touché de fes prieres, le rend à fon premier état, & double toutes fes richeffes (1).

Il eft certain que le livre de Job eft le plus ancien que nous connoiffions. Quelques Auteurs veulent qu'il ait été écrit du tems des Patriarches ; plufieurs le rapportent à celui de Moïfe, & prétendent même que c'eft lui qui l'a compofé. Un très-petit nombre enfin en fixe la date à un tems poftérieur (2). J'aime affez la conjecture du favant Lightfoot, qui l'attribue à Elihu, l'un des Interlocuteurs, & il fe fonde fur ce que ce perfonnage parle toujours de lui-même, comme étant l'Ecrivain de cette hiftoire (3) : s'il en étoit ainfi, elle feroit antérieure à Moïfe. Quoi qu'il en foit, ce livre préfente tous les indices de l'antiquité la plus reculée, & j'en rapporterai ici les principaux. Il n'y eft fait aucune mention de la fortie d'Egypte des Ifraélites ; il n'y eft parlé ni de Moïfe ni de fa loi. Job, à la maniere des Patriarches, comme chef de fa famille, immoloit lui-même dans fa maifon des hofties expiatoires pour les péchés de fes enfants (4) ; en déclarant fon innocence, il ne fait mention que d'une feule efpece d'idolâtrie qui étoit la plus ancienne de toutes, favoir le culte du Soleil & de la Lune (5), qui avoit commencé chez les Chaldéens & les Phéniciens, voifins des Juifs, & qu'on fait avoir exifté de toute antiquité. Enfin, un âge beaucoup plus avancé que celui auquel étoit bornée la

---

(1) *Differt. Spanheim.* Lib. cit. cap. VIII & IX.
(2) *Oper.* Tom. I, pag. 24.
(3) *Job.* Cap. 1, v. 5.
(4) *Ibid.* Cap. XXXI, v. 26, 27.
(5) *Job.* Cap. XXXII, v. 6.

vie des hommes, du tems de Moïse, est encore une preuve que l'Auteur de ce livre est très-ancien : car il a vécu cent quarante ans depuis son rétablissement, de sorte qu'il n'y a pas d'exagération à lui supposer une vie de deux cens ans ; car il étoit déja vieux quand les malheurs l'assaillirent ; & ce qui l'insinue, c'est que quoique l'Auteur fasse des vieillards des trois amis, (1) cependant il ne paroît pas qu'E-lihu leur rende aucun honneur à raison de leur âge. Pour couper court, je crois, avec Spanheim, que ce livre a été écrit dans le tems de la captivité des Israëlites en Egypte, de sorte qu'il n'est ni antérieur à leur servitude, ni postérieur à leur délivrance.

Mais ce récit est-il une histoire ou un roman ? C'est une question sur laquelle des Auteurs très-graves ne sont point d'accord. S'il m'étoit permis d'exposer mon sentiment, je dirois que je ne crois pas que ce soit une pure fiction, une fable dont on ait fait un Poëme dramatique, dans l'intention peut-être d'encourager les Israë-lites à supporter avec résignation les maux de leur captivité en Egypte, à l'exemple d'un homme illustre, innocent & cependant malheureux. Il est certain que ce livre est un Poëme, ainsi que les *Pseaumes de David*, les *Proverbes*, *l'Ecclésiaste*, & le *Cantique des Cantiques*. Les personnages & les interlocuteurs produits sur la scene, sont Dieu, Satan, Job, sa Femme, ses trois amis & Elihu. C'est donc, dit Hugues Grotius, un fait réel, mais traité poétique-ment (2) ; la poésie est le genre d'écrire le plus

_____

(1) *Job.* Cap. XXXII, v. 6.
(2) *In loc.*

ancien, & les Poëtes avoient coutume d'embellir à leur maniere, les hiftoires qu'ils traitoient, comme ont fait les Anciens parmi les Grecs & les Romains, & long-tems après, parmi les Juifs même ; l'hiftoire de la fortie d'Egypte fut traitée par Ezéchiel en Poëme Dramatique ; ce qui l'a fait appeller, par Clément d'Alexandrie, le Poëte des Tragedies Juives (1) : je ne crois pas du moins, autant que j'en peux juger, que pour l'élévation & l'élégance du ftyle, la folidité & la fageffe du difcours, la beauté des defcriptions, le caractere foutenu de chaque perfonnage, toutes circonftances effentielles dans un Poëme, on puiffe trouver quelque chofe dans ce genre, de plus admirable & de plus propre à émouvoir. Plus cela eft vu de près, & plus la fenfibilité eft excitée.

Mais pour finir fur cet article, propofons quelques conjectures fur la maladie de ce perfonnage illuftre. Remarquons d'abord que ce n'eft ni Job, ni aucun de fes amis, mais l'Auteur même du livre, qui rapporte à Satan la caufe de cette calamité. On fait que ce monde eft gouverné par la providence de l'Etre-Suprême ; & comme il fe fert du miniftere des faints Anges pour la difpenfation de fes bienfaits aux hommes, de même il permet quelquefois que Satan leur faffe du mal, & l'Auteur en a voulu donner un exemple remarquable. Alors les Anges s'étant affemblés & affiftant au Confeil de Dieu, Satan y affifte auffi ; mais, comme l'a obfervé le Rabbin Moïfe Majemonide (2), affifter, c'eft être prêt à exécuter les ordres du

(1) *Stromat.* Lib. 1, p. 414. *Edit. Oxon.* 1715.
(2) *More Nevochim.* Part. 3, cap. XXII.

très-Haut, & c'eſt en ce ſens que Satan y aſſiſta; mais ce fut de lui-même & ſans miſſion qu'il ſe mêla parmi les Anges du ciel.

· Quant à la maladie de Job, il me paroît qu'elle fut cauſée par un vice de la peau. Il eſt certain d'abord que, de tout tems, les Juifs furent très-ſujets à de petits ulceres cutanés, & que c'eſt pour cela, ſelon le ſentiment des ſavants, que la chair du porc leur fut interdite, parce qu'elle fournit une nourriture viſqueuſe, qui tranſpire difficilement quand on en a fait uſage, & que dès-lors elle convient moins à ces ſortes de tempéraments. Or, cette diſpoſition a dû être toujours plus grave en raiſon directe de la chaleur du climat, comme dans l'Arabie déſerte; par exemple, c'eſt pour cela que les Ecrivains des autres nations, qui haïſſoient & mépriſoient le peuple Juif, rapportent qu'il fut chaſſé d'Egypte, dans la crainte qu'il ne communiquât à d'autres, la galle & la lepre qui lui étoient ſi familieres (1). Mais il eſt une autre maladie bien plus grave encore & ſi fréquente en Egypte, qu'elle y eſt endémique (2); elle a pu naître auſſi dans ce climat brûlant; je veux dire l'éléphantiaſe. Elle a beaucoup d'analogie avec la lepre, & peut-être eſt-ce ce mal qui avoit corrompu le ſang de cet homme in-

---

(1) *Juſtin. Hiſt.* Lib. XXXVI, cap. 2, & *Tacit.* **Lib.** v ab initio.

(2) LUCRET. *Lib.* VI, *v.* 1112.

Eſt Elephas morbus qui propter flumina Nili
Gignitur Egypto in mediâ. . . .

C'eſt ſur les bords du Nil, au milieu de l'Egypte, qne naît l'éléphantiaſe. . . .

tegre. Nous nous en occuperons dans le Chapitre fuivant.

Enfin le Tout-Puiffant, toujours bienfaifant &
miféricordieux, voulut récompenfer la conftance de fon ferviteur & fa patience dans les épreuves qu'il lui avoit envoyées. Il augmenta confidérablement fes richeffes, & lui accorda une
famille nombreufe, qu'il combla de bonheur.

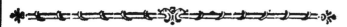

CHAPITRE II.

La Lepre.

LA lepre eft une maladie terrible, dont les
Juifs étoient fréquemment infectés. Voici les
fignes fous lefquels les livres faints la défignent (1). » Il s'élevoit des boutons fur la
» peau ; les cheveux blanchiffoient ; la peau du
» vifage s'affaiffoit. Quand la maladie étoit in-
» vétérée, il s'élevoit une tumeur blanche fur
» la chair vive ; le mal faifoit des progrès, &
» fe répandoit fur tout le corps. Et ce n'é-
» toit pas feulement aux perfonnes que cette
» contagion s'attachoit ; elle gagnoit les habits,
» les peaux, & même les murailles des apparte-
» ments. « C'eft pour cela que dans le *Lévitique*
on trouve des préceptes de purifications.

Les Médecins ne font point d'accord fur la
contagion de cette maladie, parce que les Auteurs Grecs & Arabes qui ont beaucoup écrit
fur la lepre, ne l'ont jamais taxée de cette vi-
rulence peftilentielle, au moyen de laquelle elle

---

(1) *Levitic.* Cap. XIII & XIV.

s'attacheroit aux habits & aux murailles, enforte que les Docteurs Hébreux prétendent que
la lepre qui infectoit les Juifs, étoit abfolument
différente de la lepre ordinaire ; & l'on convient
que, » dans le monde entier on n'a jamais ren-
» contré cette lepre qui s'attache aux habits &
» aux murailles, excepté en Judée & chez le
» feul peuple d'Ifraël. (1)

Je vais propofer ce qui me paroît le plus vraifemblable à ce fujet. Il eft des contagions plus
fubtiles que d'autres : il en eft qui s'introduifent
dans le corps par la feule voie de la refpiration,
comme on le voit dans la pefte, la petite vérole, les fievres malignes... D'autres produifent
leur effet par le contact, ou plus intime, comme la vérole, ou externe feulement, comme
la galle, que le feul attouchement des habits
ou des linges d'un galleux peut procurer. La lepre, qui eft une forte de galle, a donc pu, de
cette maniere, paffer chez un homme fain. Elle
a pu auffi fe contracter par la cohabitation, ainfi
que la phtyfie, qui, felon la remarque de Fra-
caftor, peut fe communiquer d'un homme qui en
eft affecté à un homme fain, lorfque la pituite
corrompue du premier paffera dans le poumon
de celui-ci (2) ; c'eft ce que penfoit Aretée de
l'éléphantiafe, qui eft une forte de lepre : car il
avertit d'éviter tout commerce avec ceux qui
en font attaqués, avec autant de foin qu'on fui-
roit des peftiférés, parce que cette contagion
fe communique par la voie de la refpiration. (3)

Mais voici une difficulté à réfoudre. Car Moïfe

(1) *Leg. Critic. facr. ad Levit.* Cap. XII.
(2) *De morb. contag.* Lib. 2, cap. IX.
(3) *De cauf. diut. morb. & cur.* Lib. 2, cap. XIII.

dit

dit : » si dans la lepre on apperçoit une tumeur
» blanche sur la peau, que les poils blanchissent,
» & qu'il y ait sous la peau une chair vive, la
» lepre est invétérée. Mais si la lepre ne forme
» point d'élévations ; qu'elle occupe, d'une ma-
» niere égale, toute la peau du lépreux, depuis
» les pieds jusqu'à la tête, on dira qu'il est at-
» taqué de cette maladie purement & simple-
» ment. « (1) Il est donc manifeste, à ce qu'il
me semble, qu'on a voulu désigner ici deux especes de la même maladie ; l'une dans laquelle
l'exulcération de la peau laissoit paroître dessous
la chair vive ; l'autre plus superficielle, & qui
rendoit la peau comme écailleuse. De cette différence, il arrivoit que la première étoit conta-
gieuse, & non la seconde. Car ces écailles fari-
neuses, arides & superficielles ne pénetrent pas
la peau ; mais la matiere purulente, qui découle
des ulceres est propre à corrompre tout le corps.
Au reste, il est à propos de lire sur la variété des
maladies cutanées, l'ouvrage de Jean Manard,
aussi savant Médecin qu'Ecrivain élégant (2).

Cette maladie fut connue de tout tems ; mais
elle fut toujours plus terrible en Syrie & en
Egypte, à cause de la chaleur de ces climats, qu'en
Grece, & dans les autres parties de l'Europe : elle
est même encore plus fréquente aujourd'hui parmi les mêmes nations ; car il y a encore à Damas, comme je l'ai oui rapporter à des voyageurs, deux hôpitaux pour les lépreux. Il y a à
Edesse, une fontaine où on les lave chaque
jour, comme cela se pratiquoit anciennement.

Nous voyons les principaux caracteres de la

_____

(1) *Levit.* Cap. XIII, v. 10, &c.
(2) *Epist. Medicin.* Lib. VII, Epist. 2.

Tome II.   I

lepre décrite par Moïfe, rappellés par les Médecins Grecs, excepté toutefois la fouillure des habits & des maifons. Hippocrate appelle *le Leuce*, une maladie commune en Phénicie, & dans les autres régions orientales : (1) car felon l'explication de Galien, il faut lire Φοινικὴ au lieu de φοινικὴ & φοινικίηνσ. (2) J'ai dit dans le chapitre précédent que le leuce & l'éléphantiafe avoient beaucoup d'analogie ; d'où il arrive, comme l'obferve le même Galien, que ces maladies fe fuccedent alternativement. (3) Au refte, aucun Auteur ne nous inftruira mieux du caractere de l'une & de l'autre de ces affections que Celfe, qui vécut vers le tems du regne de l'Empereur Augufte. Il mit en ordre, & rédigea en latin très-élégant tout ce que les Médecins & Chirurgiens Grecs avoient écrit fur l'art de guérir. Voici ce qu'il dit du leuce : » il y a trois efpeces » de gales. On nomme *Alphos* celle dans laquelle » la couleur de la peau eft blanche, non pas uni- » formément, mais enforte que celle-ci eft rude » & comme tachetée. Quelquefois la gale eft » plus étendue, & laiffe quelques intervalles. Le » *Mélas* differe de la premiere efpece, parce qu'il » eft d'une couleur noire & ombrée. Du refte, » il lui reffemble entiérement. Le leuce a quel- » que chofe de femblable à l'alphos ; mais la » couleur de la peau eft plus blanche, & péne- » tre davantage, & dans cette efpece les poils » blanchiffent, & reffemblent à une forte de du-

---

(1) *Prorrhetic.* Lib. 2, fub fin.

(2) Voyez le Chapitre précédent.

(3) *De fimplic. Medic. Facult.* Cap. XI.

» vet. Tous ces maux gagnent infenfiblement
» plus vîte chez les uns, plus lentement chez
» les autres. L'alphos & le mélas paroiffent, & dif-
» paroiffent chez quelques-uns à différents tems.
» Le leuce cede difficilement ; (1) mais dans
» l'éléphantiafe tout le corps eft tellement en-
» trepris, que les os mêmes en font affectés. La
» furface du corps eft pleine de taches & de
» tumeurs d'abord rouges, & qui prennent en-
» fuite un afpect livide. L'épiderme eft inéga-
» lement épais, aminci, dur, lâche, écailleux
» dans certains endroits ; le corps maigrit, le
» vifage, les jambes & les pieds enflent. Quand
» la maladie eft invétérée, la tuméfaction eft au
» point, qu'on ne diftingue plus les doigts des
» pieds ni des mains «.

Ce qu'on lit fur cette maladie dans les Médecins Arabes fe rapporte très-bien avec cette
defcription. Avicenne, un des principaux d'entr'eux, dit que la lepre eft une efpece de chancre univerfel (3). Il eft donc évident d'après
tout céci, que la lepre de Syrie, & celle que
les Grecs ont appellée *Leuce*, ne different pas en
nature, mais par leur dégré feulement ; & que
chez les Grecs, & plus fouvent encore chez les
Arabes, cette maladie a eu beaucoup d'affinité
avec l'éléphantiafe ; car le régime & l'état de
l'athmofphere contribuent à empirer toutes les
maladies de la peau.

Pour ce qui eft de la contagion qui fe propa-
ge au moyen des habits, il eft démontré par
l'expérience, que ce n'eft pas feulement dans

_____

(1) *De Medic.* Lib. v, cap. xxviii, §. 19.
(2) Lib. 3, cap. xxv.
(3) *Canon.* Lib. iv, fen. 3, cap. 1.

la pefte , & quelques autres fievres qui pouffent
des puftules à la peau, comme la petite-vérole
& la rougeole, que la matiere de la maladie
peut infecter les habits. Nous voyons dans la
gale ordinaire qu'elle s'attache aux pelliffes,
aux laines, aux linges, aux foieries, qu'elle y
demeure très-long-tems, & fe communique ainfi
aux corps fains. Il peut fe faire que le virus de
la lepre ait paffé, au moyen de quelques-unes de
ces matieres, du corps de ceux qui les avoient
touchées dans des corps fains, en y portant les
femences de la maladie, & corrompant la peau
d'une maniere particuliere. Car fa furface, quelque belle & égale qu'elle paroiffe, eft cependant percée de plufieurs petits trous, où fe ni-
chent des particules fanieufes très-fines, mais
très-actives. Nous avons expofé ceci dans un
plus grand détail dans le Traité de la pefte (1).
Ce germe contagieux fe mêle à une humeur âcre
& falée qui dérive du fang, & qui deftinée en
partie à nourrir la peau, en partie à s'échapper
par fes pores, ne fert qu'à en corrompre les
petites écailles, qui deviennent arides, quelquefois blanches comme neige, fe détachent
de la peau, & tombent enfuite comme du fon.
Quoique cette maladie foit rare & extraordinaire parmi nous, à raifon de la froideur du
climat, je me rappelle néanmoins d'avoir vu un
payfan qui en étoit attaqué au point que fa
peau brilloit, comme fi elle eût été couverte de
neige. A force de fe gratter, il en faifoit tomber les écailles farineufes, dont la chûte laiffoit
appercevoir la chair vive. Ce malheureux avoit
paffé prefque toute fa vie dans un lieu maré-

_____

(1) Chap. I.

éageux, n'ufant que de très-mauvais aliments,
& d'eau corrompue.

La queftion qui concerne l'infection des maifons
eft beaucoup plus difficile ; car paroît-il naturel
que les taches de la lepre aient pu naître, & fe répandre fur des murailles feches, & compofées de
matieres fi dures ? J'imagine qu'il a pufe faire que
des murs dans lefquels il entre tant de fubftances différentes, de la chaux, des pierres, de la terre bitumineufe, des poils d'animaux mêlés enfemble ; qu'il a pu fe faire, dis-je, que toutes ces
matieres, en s'échauffant, aient produit à la fuperficie des murailles des crevaffes vertes, ou
rouffes (1), reffemblantes tellement quellement à
la galle du corps humain, & c'eft probablement
là ce qu'on aura appellé *Lepre des maifons*. Les
fubftances de différente nature s'échauffent facilement, quand elles font mêlées enfemble. Une
humeur pareille a pu gagner infenfiblement toute
une muraille, &, fans être vraiment contagieufe,
avoir incommodé les habitans de la maifon de
vapeurs fétides & défagréables. Nous voyons
fouvent quelque chofe d'à peu près femblable
fur nos murailles lorfqu'elles font recrépies avec
de mauvais plâtre : les fels calcaires & nitreux
brillent comme la neige. Les Prêtres Juifs étoient
autorifés à faire la vifite dans ces maifons, &
quand ils trouvoient les murailles inquinées de
cette forte, ils commençoient par les faire gratter : fi le vice fubfiftoit encore après cette cérémonie, on démoliffoit la maifon, & on en tranf-
portoit tous les décombres hors de la ville,
dans un lieu immonde deftiné à les contenir.

---

(1) *Levitic.* Cap. XIV, v. 37.

I 3

Je fais que tout ceci est énoncé dans l'écriture, comme fi ç'eut été Dieu lui-même qui eût affligé la maison de cette peste. Mais on fait que c'est une maniere de parler familiere parmi les Juifs ; que toutes les calamités & les maux qui arrivoient inopinément, & qui imprimoient la terreur, étoient rapportés à Dieu, quoiqu'ils fussent fondés sur des causes naturelles. Je ne me persuaderai pas facilement que Dieu, qui avoit prescrit à fon Peuple tant de préceptes propres à le préserver de toutes fortes d'impuretés corporelles, eût pris plaisir à faire un miracle exprès pour l'accabler de ce mal hideux. Il est indubitable que la Loi de Moïse n'a été écrite que pour détourner le Peuple de l'idolâtrie & du culte des faux Dieux, & en même tems pour le préserver des maladies (2) : de-là ces défenses de manger du fang.

Mais pour ajouter quelque chose de médicinal à ces vues théologiques, l'expérience m'a appris que cette maladie dégoûtante n'a pas de remede qui lui foit plus approprié que la *teinture de Cantharides*, telle qu'elle est énoncée dans la *Pharmacopée* de Londres. Sa vertu consiste dans la qualité diurétique de ces insectes. Il y a une très-grande analogie entre les reins & les glandes de la peau, enforte que les humeurs qui fe portent à celle-ci, s'ouvrent facilement un paffage par les reins, & s'évacuent par les urines, de même auffi que lorfque les reins, par quelque caufe que ce foit, refufent leur fervice, l'urine fort par les pores de la peau. Il fera bon

___

(1) *Mof. Majemon. more Nevochim.* Part. 3, cap. XXXIII, & XLIIX.

cependant d'entremêler à ces remedes quelques
catharctiques propres à chaffer du corps les
humeurs les plus âcres & les plus épaiffes.

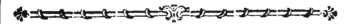

CHAPITRE III.

Maladie du Roi Saül.

» **L**e Roi Saül ayant été privé de l'Efprit de
» Dieu, Dieu permit qu'il fut tourmenté par un
» efprit malin. Ses Courtifans lui confeillerent de
» faire chercher quelque habile Joueur de harpe,
» qui pût le foulager par l'harmonie de cet inf-
» trument, lorfqu'il feroit vexé par cet efprit
» malin, envoyé de Dieu. On trouva David, &
» toutes les fois que cet efprit envoyé de Dieu
» s'emparoit de Saül, David tonchoit de la har-
» pe, Saül étoit foulagé, l'efprit malin fe retiroit
» de lui, & il pouvoit refpirer « (1).

Il me paroît évident que la maladie de ce Roi
fut une véritable folie, du genre de celles qui
confiftent dans la trifteffe, & que les anciens
Médecins ont rapportées à l'atrabile; elle lui
revenoit à des périodes irréguliers, comme il
arrive ordinairement dans ces fortes de maux.
La caufe en étoit affez manifefte; il venoit d'ê-
tre dépouillé de fon Royaume par l'ordre de
Dieu. Rien ne convenoit mieux que le remede
qu'on employoit, l'harmonie de la harpe; car
ce n'eft pas d'aujourd'hui que les Médecins ont
vanté l'utilité de la fymphonie & du bruit des

(1) Vid. *Reg.* Lib. 1, cap. XVI.

I 4

tinbales, pour diffiper les idées fombres (1); &
nous avons expofé ailleurs, d'une maniere géo-
métrique, leur façon d'agir (2). Ce qui prouve
encore clairement que ce mal reconnoiffoit des
caufes naturelles, c'eft que la mufique lui fervoit de remede. Le confeil & la prudence dans
l'homme répond à l'Efprit de Dieu ; enforte
que celui qui en eft privé, eft en proie à l'efprit malin, c'eft-à-dire, fuivant l'ufage de la langue hébraïque, qu'il eft fou, qu'il a perdu
l'efprit.

Je fais bien que les Juifs dans leur façon de
parler ordinaire, rapportoient ces fortes de maladies au pouvoir des mauvais Anges, miniftres
de l'Etre Suprême, & je n'ignore pas que c'eft
encore maintenant l'opinion de bien des Savants. Mais pour dire librement ce que j'en
penfe, il me femble qu'on ne doit pas attribuer
à la colere divine des maladies auxquelles on
peut affigner des caufes naturelles, à moins
qu'on ne faffe voir clairement qu'elles font envoyées par la Divinité. Car fi on les fuppofe
deftinées à punir les pécheurs, ce feroit en vain
que Dieu fe ferviroit de ce moyen, n'ayant
établi aucune marque à laquelle on pût diftin-
guer l'effet de fes vengeances des événements
ordinaires, puifque les innocents font expofés à
ces fortes de dangers auffi bien que les coupables. Il paroîtroit, d'ailleurs, conforme à la raifon, que les maux envoyés à titre de châtiment
par le fouverain Juge, fuffent ou incurables, ou
que lui feul fe fût réfervé le droit d'y remédier, afin de faire éclater encore plus fa fouve-

---

(2) CELS. *ib.* 3, *cap.* XVIII.
(1) *Effais fur les poifons.* Eff. 2.

raine puiſſance jointe à ſa bonté ſuprême. C'eſt
par cette différence qu'on pourroit diſtinguer un
miracle, d'une choſe naturelle. Car il n'eſt pas
probable que Dieu veuille que ſes ouvrages
ſoient faits en vain. Auſſi remarquez, en liſant
l'Ecriture Sainte, que dans tous ces cas extraordinaires, on n'omet rien de ce qui peut ma-
niféſter la Puiſſance divine aux yeux d'un chacun. C'eſt ainſi que lorſque Dieu eut affligé de la
lepre Marie, à cauſe de ſon péché, & qu'il
voulut bien lui en accorder la guériſon, à la
priere de Moïſe, cela ne ſe fit qu'au bout de
ſept jours [1]. La lepre de Gihezi ſe propagea à
perpétuité, à tous ſes deſcendants (2). Le Roi
Azarias, pour n'avoir pas détruit les hauts lieux,
fut atteint d'une lepre qui dura toute ſa vie (3).
Ananias & ſa femme, à la priere de Pierre,
ſont ſubitement privés de la vie (4); Paul frappe
d'aveuglement pour un tems le magicien Ely-
mas, en punition de ſa fraude & de ſon crime (5):
de ſorte que les maladies extraordinaires étant
toujours annoncées par des menaces, & par des
marques particulieres, pourquoi ne pas ranger
dans la claſſe des maladies naturelles celles à
qui ces caracteres manquent? & diſons-en autant de toutes les autres eſpeces de calamités.

---

(1) *Numer.* cap. XII, v. 14.
(2) *Reg.* Lib. IV, cap. V, v. 27.
(3) *Reg.* Lib. IV, cap. XV. 5.
(4) *Act. Apoſt.* Cap. V.
(5) *Ibid.* Cap. XIII, v. 12.

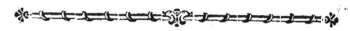

CHAPITRE IV.

Maladie du Roi Joram.

ON raconte de Joram, Roi de Juda, » qu'ayant
» griévement offenſé Dieu, il l'affligea d'une ter-
» rible maladie d'inteſtins, qui dura l'eſpace de
» deux ans, pendant leſquels il rendit ſes inteſ-
» tins, & mourut miſérablement enſuite (1) «.
Deux autres Rois impies éprouverent le même
ſort ; le grand Antiochus & Agrippa, deſquels
on a dit qu'ils étoient morts rongés par les
vers.

Cette maladie ne fut autre choſe, à ce qu'il
me ſemble, qu'une violente dyſenterie. Car dans
cette maladie, les inteſtins ſont ſujets à s'exul-
cérer, les déjections ſont ſanguinolentes, liquides & muqueuſes ; ſouvent auſſi les malades
rendent quelques carnoſités filamenteuſes ; de
ſorte qu'on croiroit que ce ſont leurs inteſtins
mêmes.

---

(1) *Paralip.* Lib. 2, cap. XXI, v. 18.
(2) Voy. *Grot. not. ad hunc loc.*

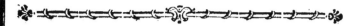

CHAPITRE V.

Maladie du Roi Ezéchias.

» L E Prophete Ifaïe ayant annoncé, de la part
» de Dieu, au Roi Ezéchias, dangereufement
» malade, qu'il mourroit, & qu'il n'en réchap-
» peroit pas; ce Roi invoqua le Seigneur, qui,
» touché de fa priere, renvoya auprès de lui le
» Prophete, pour lui annoncer qu'il feroit guéri
» dans trois jours. Ifaïe fit appliquer fur fon ul-
» cere une maffe de figues, & il fut guéri promp-
» tement (1) ".

La maladie de ce Roi, felon toutes les apparences, fut une fievre qui fe terminoit par abcès.
Dans ces cas, les remedes qui aident la fuppuration conviennent toujours ; fur-tout les cata-
plâmes digeftifs & réfolutifs, & il n'en eft guere
de meilleur que celui qu'on fait avec les figues
feches. Ainfi, le Tout-puiffant, qui pouvoit guérir ce Roi d'une feule parole, aima mieux employer le fecours des remedes naturels ; ce qui
nous apprend à ne point négliger de l'implorer
dans nos adverfités, afin qu'il daigne feconder
nos efforts, & bénir l'ufage des remedes que
nous tenons de fa bienfaifance.

---

(1) *Reg.* Lib. IV, cap. XX.

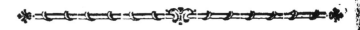

CHAPITRE VI.

Maladie de vieillesse.

LA vieillesse elle-même, comme l'a très-bien dit un Poëte, est une maladie (1). J'ai lu souvent avec grand plaisir, l'élégante description qu'en fait Salomon, le plus sage des Rois ; & je ne crois pas hors de propos de l'étendre, & de l'exposer d'une maniere un peu détaillée, parce que le ton allégorique qu'il a pris ne laisse pas de rendre quelques endroits un peu difficiles à entendre. Je commencerai donc par exposer le texte même aux yeux du Lecteur.

» Ressouviens-toi de ton Créateur pendant
» que tu es jeune, avant que les mauvais tems
» arrivent, que le poids des années t'accable,
» & que tu ne ne sois plus propre à goûter les
» plaisirs, avant que le Soleil, la Lune & les
» Étoiles refusent leur lumiere, & que les nua-
» ges succedent à la pluie ; lors que les gar-
» diens de la maison trembleront ; que ses sol-
» dats seront chancelants, & que les meules du
» moulin usées cesseront leur office ; que ceux
» qui regardent par les trous seront obscurcis ;
» que les portes extérieures se fermeront ; que
» le son de la meule aura diminué ; qu'on se le-
» vera à la voix de l'oiseau, & que toutes les
» musiciennes auront perdu leurs voix ; lorsque
» les moindres élévations & les moindres chocs

_____

(1) *Terent. Phorm.* Act. IV, Sc. I, v. 9.

» se feront craindre dans le chemin ; que l'aman-
» dier fleurira ; que les cigales s'affembleront ;
» que l'appétit fe perdra ; lorfque l'homme ira
» prendre poffeffion de fa demeure éternelle , en-
» vironné des pleurs de fon quartier ; avant que
» la chaîne d'or foit rompue ; que la burette d'or
» foit rompue ; que l'urne fe caffe à la fource
» d'eau ; que le char foit renverfé dans la foffe ;
» que la pouffiere foit rendue à la terre , d'où elle
» vient , & que l'efprit retourne à Dieu fon
» Créateur (1) ".

C'eft par les erreurs de l'efprit que commence
l'énumération de ces maux. » Le Soleil, la Lu-
» miere, la Lune & les Aftres , dit-il, s'obfcur-
» ciront ". Les appréhenfions de l'efprit font
moins vives chez les vieillards. La repréfentation des chofes, les différentes idées fe confondent dans leur imagination ; la mémoire fe perd,
d'où il fuit néceffairement que l'intelligence doit
baiffer d'une maniere fenfible. La fageffe & l'intelligence font fouvent défignées dans l'Écriture fainte, fous le nom de *Lumiere* (2) , & ceux
à qui la connoiffance des chofes échappe, font
dans *les ténebres*, font aveugles (3). Car, ainfi que
Cicéron l'a très-bien dit, la raifon eft la clarté,
la lumiere de la vie (4) ; c'eft de-là auffi que Dieu
eft appellé le *Pere des lumieres* (5) : le défaut de
force d'efprit reffemble donc à l'obfcurciffement
des aftres. Je fais bien que cette explication ne

---

(1) *Ecclefiaft.* Ch. XII , v. 1 , 7.
(2) *Job.* Cap. XVIII , v. 5 , 6 , 7.
(3) *Matth.* Cap. VI , v. 23 , & *Joann.* Cap. 2 , v. 2.
(4) *Academ.* IV , 8.
(5) *Jacob.* Epift. 1 , 7.

s'accorde pas avec celle de plusieurs Savants
interpretes , qui prétendent qu'il faut prendre
cet obscurcissement de la lumiere dans le sens
propre & littéral , & qu'il ne signifie autre chose
que la perte de la vue. Mais je suis étonné
qu'ils n'aient pas fait attention que dans ce chapitre tout est allégorique , jusqu'aux moindres
détails. Car, en peignant les calamités des vieillards , la léfion des fonctions de l'esprit , qui est
une des plus graves, ne devoit pas être oubliée ;
& il n'étoit guere possible de l'expliquer plus
clairement que par l'obscurcissement des corps
lumineux qui éclairent l'univers , & font la cause
des vicissitudes des faisons ; & ce qu'il ne faut
pas oublier de remarquer encore , c'est qu'un
moment après , l'affoiblissement de la vue est
compté au nombre des maux de la vieillesse , &
qu'il n'est guere probable que Salomon ait voulu
se répéter.

Mais il continue , & ce qu'il ajoute se rapporte, on ne peut mieux, à ce qui précede. Les
nuages reparoissent après la pluie , c'est-à-dire ,
les soucis , les incommodités se suivent, & acca-
blent les vieillards. De même que dans les régions humides & sujettes aux orages , quoique
les nuées semblent devoir être épuisées ; il en
reparoît après la pluie , & l'on éprouve perpétuellement de nouveaux orages. Ces différentes
incommodités font d'autant plus graves à cet
âge, qu'il n'y a plus cette même force d'esprit
qui eût servi autrefois à les dissiper , ou à les
rendre tolérables.

Des inconvénients de l'esprit , le Roi passe à
ceux du corps. » Les gardiens de la maison trem-
» blent, les soldats chancelent ; les meules du
» moulin diminuent, & refusent leur service «.

Les membres se ressentent du poids des années, & la force du corps diminue. L'affoiblissement des nerfs se porte sur les mains & sur les genoux. Les premieres ne sont plus propres à repousser les injures, & ne se prêtent qu'avec peine aux différents usages de la vie. Ceux-ci ont de la difficulté à soutenir le poids du corps, ils perdent leur agilité ; les jambes fléchissent, & le corps vacille. Les dents molaires tombent, ou se carient ; de sorte qu'il n'en reste qu'un très-petit nombre, pour broyer les aliments solides. J'ai suivi, en traduisant le mot hébreu, la version d'Abias Montanus, qui l'explique par *dents molaires*, & qui me paroît la meilleure. Car l'Auteur parle d'abord au pluriel, puis au singulier ; mais dans un sens tout différent, quand il est question de l'organe du goût, comme je le ferai voir dans un instant, quand nous en serons là. Car je ne doute point du tout que Salomon n'ait voulu décrire ici l'altération qui survient à chacun des sens dans la vieillesse.

Il commence l'énumération par les yeux. Ceux qui regardent *par les trous*, dit-il, *seront obscurcis*. Il a entendu par-là l'affoiblissement de la vue, & tous les gens un peu âgés le ressentent par leur propre expérience.

Suit l'altération du goût, qu'il décrit ainsi. Les portes se fermeront au dehors, & les meules ne feront entendre qu'un bruit léger. Comme les vieillards, à cause de la diminution de leur appétit, ouvrent les levres moins souvent qu'auparavant, de même aussi le défaut de dents est cause qu'ils font moins de bruit lorsqu'ils mangent. Il me paroît que cette derniere incommodité de la vieillesse est décrite, on ne peut pas plus élégamment, par ce *petit bruit de la meule*. Car par le mot hébreu qui répond à *meule*, & qui est pris au singulier : on peut entendre le *broyement des aliments* que les vieillards opérent toujours avec moins de bruit, parce qu'il ne se fait plus avec les dents qui leur manquent, mais à l'aide des gencives.

Le sommeil délasse du travail, & répare les forces. La perte d'appétit & le dégoût en privent ordinairement : c'est pour cela que Salomon faisant mention de ce désagrément de la vieillesse dit, *il se levera à la voix de l'oiseau*, c'est-à-dire, que le vieillard s'élève au premier chant du coq, de sorte que tandis que son corps foible auroit besoin d'un plus long sommeil, celui qu'il éprouve est court & interrompu.

Mais il revient aux tens, parmi lesquels il fait mention en troisieme lieu de l'ouïe à laquelle le Créateur a destiné nos oreilles. Non-seulement l'ouïe diminue; mais elle se perd quelquefois entiérement dans un âge avancé; ce que Salomon a voulu indiquer par ces paroles : *les filles de la musique ne serviront plus à rien.* C'est ainsi qu'il appelle les oreilles, qui, dans ce tems, non-seulement sont insensibles aux accords de l'harmonie, mais quelquefois même aux discours de ceux qui tiennent la conversation, & c'est ainsi que s'évanouit un des plus grands agrémens & des plus grands avantages de la vie. Aussi dans l'Histoire Juive, Berzellaus se plaint à l'âge de quatre-vingt ans, de ne plus entendre les accords des Musiciens & des joueuses d'instruments (1).

Après les inconvénients de l'ouïe, viennent

---

(1) *Reg.* Lib. 2, cap. XIX, v. 35.

ceux

ceux du toucher. » Or le tact, comme dit Ci-
» céron, est répandu d'une maniere uniforme
»'dans tout le corps, afin que nous puissions
» sentir l'approche de chaque objet « (1). Ce
sens donc, outre ses autres avantages, a celui de
préserver le corps de la plupart des accidents
auxquels il est perpétuellement exposé, & c'est
ce que l'Auteur a voulu dire en ajoutant : *il
craindra dans son chemin les chocs & les éminences.*
Car les vieillards qui dans un chemin uni ne laissent pas de former des pas peu assurés, ne sau-
roient être assez sur leurs gardes dans un chemin raboteux, dont les petits enfoncements
peuvent les faire chanceler, & dont les inégalités prominentes leur servent d'achoppe-
ment, & les peuvent faire tomber. Salomon
a donc eu raison de les représenter ici avec cette
crainte.

Il reste *l'odorat*, dont on fait le dernier des
sens, & sa diminution n'est pas décrite ici avec
moins d'élégance que de briéveté : *l'amandier
fleurira*, pour indiquer que les vieillards font
comme dans un Hiver perpétuel, & qu'ils ne
sentent plus les odeurs agréables du Printems &
de l'Automne. Pline nous apprend que l'amandier fleurit en Hiver. L'amandier, dit-il, est le
premier des arbres qui donne ses fleurs au mois
de Janvier (2). Je sais que plusieurs interpretes
ont entendu par-là la chevelure blanche, qu'ils
prétendent être désignée par les fleurs de l'a-
mandier, comme un signe assuré de vieillesse.
Mais ce sage écrivain ayant décrit jusqu'ici,
d'une maniere si claire & si précise, le dépérisse-

_____

(1) *De natur. Deor.* 2, 56.
(2) *Liv.* XXI, *ch.* 42.

ment des autres fens, il n'eſt pas probable qu'il ait eu intention de paſſer le cinquieme ſous ſilence. Les cheveux blancs ſont un ſigne de vieilleſſe ſi équivoque, qu'il n'eſt pas rare de trouver des gens à qui ils blanchiſſent au milieu de leur carriere, & dans un tems où ils jouiſſent encore de toutes leurs forces. Ce qu'on ajoute enſuite ſur les fleurs de l'amandier n'eſt pas exact; car, au lieu d'être blanches, elles ont une couleur purpurine. Mais après avoir expliqué ce qui concerne les ſens, voyons le reſte de la deſcription.

Ceux qui ſont avancés en âge ſont ſujets aux hernies, tant à celle qui ſe fait par la chûte de l'inteſtin ou de l'épiploon dans le ſcrotum, qu'à celle qui reconnoît pour cauſe une humeur extravaſée. Salomon a comparé cette incommodité à la ſauterelle. *La ſauterelle*, dit-il, *commencera à faire ſentir ſon poids*. Car c'eſt ainſi que le ſavant de Chatillon traduit cet endroit, & la phraſe hébraïque eſt bien mieux rendue mot à mot, de cette maniere que de cette autre : *les cigales s'aſſembleront*. La Vulgate traduit *la ſauterelle s'engraiſſera*. Les Septante Παχυνθῇ ἡ ακρίς. La verſion arabe rendue en Latin, ſignifie *la ſauterelle s'engraiſſera*; en Anglois, *The grashopper shall be a burden*. Nous ſavons que la langue hébraïque eſt très-modeſte, & que les Auteurs ſacrés, pour exprimer tout ce qui a trait aux parties naturelles, évitent toujours les mots obſcenes, & employent différentes ſimilitudes pour ne point offenſer les oreilles chaſtes. C'eſt ce qu'on peut obſerver, ſur-tout, dans le *Cantique des Cantiques*. La ſauterelle eſt un petit animal difforme, qui eſt tout en ventre; & lorſque cet inſecte porte ſes œufs ; il repréfente, en quelque forte, un fcrotum tuméfié par une hernie, & le membre viril.

Ces parties étant ainfi affectées, le texte ajoute que *l'appétit fe perdra*, & c'eft moins de l'appétit relativement à la nourriture qu'il eft ici queftion, que des appétits fenfuels qu'on ne reffent plus à un certain âge. Car, comme l'a dit le Maître de l'art d'aimer, *l'amour eft honteux dans un vieillard* (1).

Le vieillard courbé fous le poids de ces maux eft forcé d'aller habiter fa *maifon éternelle* ; c'eft le lieu de fa fépulture, & ce n'eft pas à ces calamités feules qu'il eft condamné pendant fa vie : la fuite nous avertit qu'il y en a encore d'autres auxquelles il eft expofé.

Car ce n'eft pas feulement la force des membres que l'âge diminue ; mais l'épine du dos perd chaque jour quelque chofe de fa fermeté par la foibleffe des mufcles & des ligaments. C'eft pour cela que l'homme âgé ne fe peut tenir droit, & eft prefque toujours courbé vers la terre qui doit bien tôt le couvrir. L'épine du dos eft ici comparée à une chaîne d'argent qu'on dit être rompue. Car les vertebres qui la forment ne reffemblent pas mal à des anneaux, & prominent par derriere, quand le corps eft courbé. La moëlle allongée qu'elle contient, eft blanche, & conféquemment de couleur argentée.

Ce que nous avons vu jufqu'ici n'a pas été difficile à expliquer, mais il refte dans cette defcription trois véritables énigmes affez difficiles à réfoudre ; il faudroit un Œdipe pour en trouver le mot : cependant, comme on n'en

_____

(1) *Ovid. Amor.* Lib. 1 , Eleg. IX, v. 4.

K 2

a pas encore donné l'explication, je hasarderaï la mienne. *La burette d'or se cassera, l'urne se brisera à la source, & le char se mettra en pieces dans le fossé.* Les vieillards sont incommodés d'une pituite abondante qui distille par le nez, par le gosier & le poumon. Elle flue continuellement, & est comparée à l'eau qui se répand d'une ampoule, ou d'une burette cassée. Cette burette est appellée *burette d'or*, à cause de la dignité de la tête.

Ce n'est pas de la tête seulement qu'il découle de la pituite. Les autres parties n'y sont pas moins sujettes ; car la partie des reins à laquelle les Anatomistes ont donné le nom de bassinet, sécerne les eaux du sang, & les porte ensuite à la vessie, qui, à cause du relâchement de son sphincter, ne peut les contenir assez longtems, & c'est en quoi elle ressemble à l'urne qui se rompt à la source des eaux. Aussi les vieillards sont-ils sujets à un flux d'urine presque continuel & fort incommode.

Tels sont les inconvéniens spéciaux de chaque partie. Le dernier, qui est rapporté ici, est aussi celui par lequel se terminent les maux de la vieillesse ; c'est l'affliction de tout le corps. Le cours du sang même est interrompu ; de là, la difficulté de respirer ; l'apoplexie ou la léthargie qui les accable si souvent ; le cœur, principe & source de la vie, succombe sous ses propres efforts, & c'est ainsi *que le char se brise dans le fossé.* Les Anciens ignoroient la circulation du sang ; mais ils ne pouvoient ignorer que cette liqueur vitale se meut çà & là dans le corps ; que sa chaleur entretient celle des membres & des viscères, & enfin, que le froid qui précede la mort, le glace autour du cœur.

, Mais n'oublions point, fur-tout, la fentence par laquelle le plus fage des Rois termine cette defcription. *La pouffiere*, dit-il, *retourne à la terre, telle qu'elle en étoit fortie, & l'efprit retourne à Dieu, fon Créateur.* Ces mots font une affertion de l'immortalité de l'ame, & font contraires au fyftême des ignorants qui prétendent qu'elle meurt avec le corps.

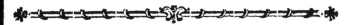

CHAPITRE VII.

Maladie du Roi Nabuchodonofor.

CE qui eft rapporté dans l'Ecriture au fujet de Nabuchodonofor, Roi de Babylonne, eft fi merveilleux & fi extraordinaire, que plufieurs interpretes fe font imaginés qu'il a réellement été changé en bête : voici ce qui lui arriva. » Chaffé de la fociété des hommes, il refta » fept ans parmi les bêtes, & paiffoit comme » elles ; la rofée du ciel avoit teint fon corps ; » fes poils & fes ongles crûrent comme celles » des oifeaux. Au bout de ce tems, il revint à » lui-même ; il reprit les rênes de fon empire, & » le gouverna avec la majefté digne du trône. » Or, fon crime avoit été l'orgueil & le mépris » de Dieu « (1).

Tout ceci convient fi fort à un fou & à un mélancolique, que je fuis pleinement perfuadé que ce Roi, après avoir perdu l'efprit, fe mit à courir les champs ; & comme il s'imagina avoir

---

(1) *Dan. Prophet.* Cap. IV & V.

été changé en bœuf, il brouta l'herbe comme ces animaux ; car, ainsi que je me propose de le démontrer (1), il n'est pas de folie dans laquelle l'imagination ne soit léfée. La sienne le fut pendant sept ans, & durant cet espace, il traîna une vie malheureuse. Comme il se négligea, ses cheveux & ses ongles devinrent d'une longueur prodigieuse. Ses ongles s'épaissirent, se recourberent, & ressemblerent aux serres des oiseaux de proie. Les anciens Médecins ont appellé cette maladie *lycantropie* ou *cynantropie*, parce que ceux qui en étoient affectés couroient pendant la nuit, imitant dans leurs cris les hurlements des loups, ou l'aboiement des chiens ; ils se plaisoient à fouiller dans les tombeaux, & leurs jambes étoient très-sujettes à être ulcérées, à cause des chûtes fréquentes & des morsures de chiens auxquelles ils étoient exposés (2). Les filles de Prætus furent attaquées de la même maladie. Elles remplissoient l'air de leurs faux gémissements, dit Virgile (3) ; Junon, selon la remarque de Servius, leur avoit communiqué cette fureur, afin que s'imaginant être des vaches, elles allassent se réfugier dans les forêts, qu'elles mugissent presque toujours, & craignissent qu'on ne les fît labourer ; mais Melampe, leur Médecin, les délivra de ces fureurs avec quelques simples & quelques charmes (4).

Cette affection mélancolique n'a pas été inconnue de nos jours. Schenckius en cite un

---

(1) Voyez ci-après le Chap. des *Démoniaques*.
(2) *Ætii lib. Medicin.* Lib. VI, cap. 2, & *Paul. Æginet.* Lib. 3, cap. XVI.
(3) *Eclog.* VI, 48.
(4) *Metam.* XV, 325.

exemple mémorable d'un Laboureur de Padoue, qui s'imaginant être loup, se jetta sur
plusieurs personnes dans la campagne, & les
maltraita. Etant pris, il assura constamment
qu'il étoit un vrai loup, & que toute la différence étoit dans sa peau, qu'il avoit renversée,
& dont les poils étoient en dedans (1). Mais
ce qui sembleroit contredire notre opinion,
c'est que ce malheur avoit été prédit à ce Roi,
& qu'il eût pu le prévenir en corrigeant ses
mœurs; de sorte qu'il ne seroit pas vraisemblable qu'il fût arrivé dans l'ordre de la nature ;
mais nous savons que Dieu, pour exercer ses
vengeances, se sert souvent du secours des causes naturelles. C'est ainsi qu'ayant menacé de
mort le Roi Ezéchias, il se laissa toucher par
ses prieres & lui rendit la vie, par le moyen
du remede que le Prophete appliqua sur son ulcere (2). L'orgueil du Roi Hérode força Dieu
de le punir, & il fut consumé par les vers (3).
Enfin, la peste qu'on rapporte communément à
la colere divine, est presque toujours due à la
corruption de l'athmosphere.

---

(1) *Observ. rarior. Med. de lycantr.* Obs.
(2) Voyez ci-devant Chap 5.
(3) Voyez ci-après Chap. 15.

CHAPITRE VIII.

Paralyſie.

ON compte dans l'Evangile trois paralytiques guéris par J. C. (1) ; je rapporterai ſpécialement la maladie du troiſieme, parce qu'elle
préſente des ſingularités. S. Jean raconte donc
qu'il y avoit à Jéruſalem, autour de la piſcine
où l'on abreuvoit les troupeaux, une multitude
étonnante de malades de toute eſpece, des aveugles, des boiteux, des languiſſants, qui attendoient que l'eau eût été troublée. Car l'Ange
du Seigneur deſcendoit de tems en tems, mettoit l'eau de la piſcine en mouvement, & celui qui y étoit jetté le premier, immédiatement après, y trouvoit la guériſon de ſon mal,
quel qu'il fût. Or, il ſe trouva là un homme malade depuis quarante deux ans. Jeſus l'ayant vu
couché, & ſachant qu'il étoit là depuis long-
tems, lui dit : *Voulez-vous être guéri ?* » Seigneur,
» lui répondit ce malade, je n'ai perſonnē
» pour me jetter dans la piſcine, après que l'eau
» eſt troublée ; & tandis que je m'y traîne, un
» autre y deſcend avant moi. Jeſus lui dit,
» *levez-vous, & marchez*, & auſſi-tôt cet homme
» ſe leva, marcha, & emporta lui-même ſon
» grabat «.

Les habitants du pays montrent encore aujourd'hui aux pélerins cette mare, ou du moins

---

(1) *Matth.* Cap. VIII & IX, & *Joann.* Cap. IV.

une autre à fa place (1) ; mais ce qui importe
le plus ici, c'eft qu'Eufebe rapporte que, de
fon tems, cette pifcine exiftoit encore ; qu'elle
étoit divifée en deux baffins, dont l'un & l'autre fe rempliffoient chaque année par les pluies,
& dont l'une offroit une eau rouge (2). Il attribue cette couleur, felon l'opinion commune, aux chairs des animaux qu'on y lavoit autrefois pour les facrifices. Mais je ne doute point
du tout que cette couleur ne vînt d'une terre
pleine d'ocre, ou de minium, telles qu'on en rencontre fouvent dans les bains, lorfque la chûte
des pluies fait monter ce limon à la furface de
l'eau, à laquelle il communique cette couleur,
en fe mêlant avec elle.

Les interpretes ne laiffent pas d'être ici fort
embarraffés ; car ils recherchent, en premier lieu,
quelle étoit la nature de cette eau ; pourquoi
elle ne produifoit fon effet qu'après avoir été
troublée ; en quoi confiftoit ce trouble ? Enfin,
quel étoit cet Ange ? Ils ne s'accordent pas fur
ces différents articles. Je vais expofer en peu de
mots ce que j'ai à dire fur chacun.

D'abord les Anciens regardoient comme très-
utile l'ufage tant extérieur qu'intérieur des eaux
minérales, dans un très-grand nombre de maladies ; & felon la nature du minéral dont elles
étoient impregnées, il les adaptoient à telles ou
à telles autres incommodités. C'eft pour cela
que dans les relâchements des nerfs, Celfe confeille de *nager dans l'eau de la mer*, ou dans
quelque autre eau falée, naturelle autant qu'on

_____

(1) *Cotovici itiner. Hierofolim.* Lib. 2, cap. 2, & *Maun-
drell's Journey from Aleppo to Jerufalem.* pag. m. 107.

(2) *Onomaft. urb. & loc. facr. Script. in voce* Βηζαθα.

le pourra, mais au moins artificielle (1). L'eau
foufrée, dit Pline, eft utile à ceux qui font
attaqués des nerfs ; l'eau alumineufe aux paralytiques, & à ceux qui ont quelque maladie pareille. Et il ajoute, on fe fert encore avec avantage de la boue de ces fontaines, fur-tout fi l'on
refte au Soleil, après s'en être enduit (2). Le
même auteur rapporte des chofes merveilleufes
touchant l'origine de certaines fontaines : il
y a, dit-il, en Béotie deux fontaines, dont
l'une rend la mémoire, & l'autre la fait perdre (3). On trouve en Macédoine deux ruif-
feaux, dont l'un fournit une boiffon très-falu-
taire, & l'autre en fournit une mortelle (4) ;
& d'autres hiftoires pareilles. Ajoutons à ceci
ce que Lucien rapporte comme témoin ocu-
laire, du fleuve Adonis, en Phénicie : » il chan-
» ge chaque année de couleur ; il paroît teint
» de fang, & donne une couleur de pourpre à la
» mer même dans laquelle il fe jette, & il dit
» que cela vient de ce qu'il paffe par le Mont
» Liban, dont la terre abonde en minium (5) «.
Il eft bon d'obferver qu'on trouve dans certains
endroits des fources d'eaux admirables. A Con-
nach en Irlande, il y a une fontaine d'eau
douce placée au fommet d'une haute montagne,
qui imite le flux & le reflux de la mer, s'ab-
baiffant, & s'élevant réguliérement deux fois
par jour (6). En Hongrie, dans le Comté de
Saros, on trouve une fontaine fur laquelle les

(1) *Lib.* 3, *cap.* XXVII.
(2) *Lib.* XXXI, §. 52.
(3) *Ibid.* §. 11.
(4) *Lib.* XXXI, §. 19.
(5) *De Deâ Syriâ.*
(6) *Ortellii Theatr. orbis terrarum.*

influences de la Lune font très-marquées; elle augmente avec la Lune, diminue avec elle, & au dernier quartier, se trouve presque à sec (1). Enfin, il ne manquoit pas en Palestine d'eaux minérales & médicamenteuses. Un homme très-versé dans les langues orientales, Hadrien Roland, en a recueilli les différentes histoires (2).

. Cependant ceux qui en font ici pour le miracle, prétendent qu'on ne trouve point de bains qui servent à toutes les maladies, & qui n'aient de vertu que dans un seul mois de l'année. Ils ajoutent, enfin, que cette eau étoit salutaire chaque fois que l'Ange l'avoit remuée. Ceux du sentiment contraire font mention de plusieurs eaux minérales qui abondent en sels métalliques dans certains tems de l'année, & qui sont toujours plus avantageuses lorsque le limon s'éleve, & se mêle à l'eau. Ils trouvent mauvais de rapporter à des causes surnaturelles ce qui peut s'expliquer naturellement : je serai d'un avis moyen entre ces deux extrêmes.

Je crois donc que la vertu médicinale de cette eau étoit due à la boue minérale qui étoit au fond de la piscine, & qui étoit, peut-être, ou sulfureuse, ou alumineuse, ou nitreuse. Quand par l'effet de la chaleur souterreine, ou par celui de la pluie, ce limon venoit à s'élever, & à troubler l'eau, ceux qui s'y plongeoient avant que les particules métalliques eussent eu le tems de se précipiter au fond, en retiroient plus d'avantages. Il n'est donc pas étonnant qu'il y eût toujours dans les portiques de ce bain, qui étoient au nombre de cinq, une multitude de malades qui attendoient l'instant où l'eau se-

_____

(1) V. Geo. Vuernherum, de adm. Hung. aq.
(2) Palestina ex monum. veter. illustr. Pag. 300, &c.

roit troublée, fur-tout de ces malades aux incommodités defquels cette eau étoit plus appropriée, comme les languiffants, les aveugles,
les paralytiques, &c. Il eft certain qu'ils devoient
être très-empreffés d'être jettés les premiers, afin
de ne pas perdre l'inftant favorable, parce que
celui qui defcendoit immédiatement après que
l'eau avoit été troublée, en avoit tout le profit.

Il faut fe reffouvenir que ceci arriva au tems
de la fête des Juifs, c'eft-à-dire, à la Pentecôte.
Eufebe dit que cette guérifon ne s'opéroit que
tous les ans (1). Or, on fait que cette fête fe
célébroit au mois de Mai, ou vers le commencement de Juin, qui eft le tems où les eaux
minérales ont le plus de vertu. C'eft pour cela
que les malades, qui ne pouvoient profiter de
ces bains que dans cette faifon de l'année, y
venoient alors en plus grand nombre.

Enfin, quant à l'Ange qui venoit troubler l'eau,
c'eft à lui qu'en attribuent toute la vertu ceux
qui plaident en faveur du miracle. Or, nous
avons obfervé précédemment que les Juifs, toutes les fois qu'ils voyoient quelque chofe d'extraordinaire, & dont ils ne favoient pas rendre
raifon, avoient coutume de l'attribuer à l'*Ange
du Seigneur*. Au refte, Dieu a pu ajouter ce miracle à l'effet naturel de ces eaux; afin que, dans
ce tems de folemnité fur-tout, qui attiroit la multitude, ce bain ne fût falutaire qu'à celui qui y
defcendoit le premier. Et la raifon de ce miracle
auroit pu être, autant qu'on peut former des
conjectures fur les deffeins de Dieu, de faire
voir au peuple choifi qu'il ne l'abandonneroit

(1) *Loc. citat.*

point, en attendant la venue du Messie qu'il lui avoit promis.

Enfin, cette fontaine médicinale de sa nature, pouvoit avoir été disposée par Dieu de maniere à servir au peuple Juif de témoignage de sa présence ; mais la parole toute-puissante de J. C. opéra ici un miracle plus évident, parce que ce mal invétéré ayant resisté jusques-là au secours des remedes naturels, ne pouvoit céder qu'au prodige qui manifesta sa vertu divine.

CHAPITRE IX.

Des Démoniaques.

LEs Démoniaques dont il est question dans l'Evangile, étoient attaqués réellement d'une maladie naturelle & très-grave, comme leur histoire me le persuade. Ils en étoient diversement affectés. Quelquefois, après avoir déchiré leurs vêtements, ils couroient tout nuds, imprimant la terreur de toutes parts, & se blessant souvent eux-mêmes. Ils étoient furieux au point qu'ils brisoient les chaînes qu'on leur mettoit, & s'échappoient de nouveau, errant dans les déserts, & parmi les sépulcres. Ils se disoient possédés de plusieurs démons, & croyoient qu'ils pouvoient abandonner leurs corps pour passer dans d'autres (1). Les uns jettoient les hauts cris, comme s'ils eussent été battus (2) ;

---

(1) *Matth.* Cap. VIII, v. 28. *Marc.* Cap. V, v. 2, & *Luc.* Cap. VIII, v. 27.

(2) *Marc.* Cap. I, v. 23, 26.

d'autres étoient renversés au moment que le démon sortoit d'eux, mais sans leur faire de mal [1].

Tout cela sont des symptomes de folie; mais on dispute s'ils étoient dus aux démons, ou à la force de la maladie ? Il est certain que dans ce tems-là les Juifs étoient dans l'opinion, que les mauvais génies s'emparoient souvent des hommes, pour les tourmenter, & les agiter de diverses manieres. De toutes les maladies, en effet, qui attaquent le genre-humain, je n'en vois point qui paroisse davantage au dessus des forces de la nature, puisque l'esprit & le corps éprouvent tout à la fois des mouvements si violents & si involontaires : mais il n'y a rien de sacré, rien qui ne puisse dériver du dérangement de la santé. Pour rendre la chose plus évidente, il est bon de dire deux mots de la folie, non pas de celle qui accompagne la fievre aiguë, & qui finit avec le redoublement ; c'est celle qu'on nomme *frénésie*; elle est de peu de durée ; mais de celle qui est plus ténace, & qu'on peut considérer comme une maladie chronique.

Toute folie est une maladie de l'imagination. Elle a sa source dans la trop grande attention que l'esprit donne à un seul objet : de-là les soucis & les inquiétudes sur l'avenir ; & plus les choses qui occupent les fous sont importantes, plus ils sont troublés ; c'est ainsi que dans les manies qui ont trait à l'amour ou à la religion, l'espérance, la crainte, le désespoir, toutes les passions contraires auxquelles ces malheureux

_____

(1) *Luc.* Cap. IV, v. 33, 35.

font en proie, les agitent tour-à-tour. On se
persuadera aisément que cette maladie est naturelle, si l'on fait attention que très-souvent
les fous conservent la mémoire; qu'à part les
vaines apparences dont ils sont les dupes, ils
conduisent leurs affaires avec assez de prudence,
& même avec plus d'adresse qu'à l'ordinaire;
qu'enfin, lorsqu'à l'aide des secours appropriés,
ces vaines imaginations sont dissipées, ils reviennent à eux-mêmes, & menent une vie aussi
tranquille qu'auparavant. Dans cette maladie,
donc il se présente à l'imagination des objets
terribles, qui produisent bientôt la colere, la
fureur & l'anxiété; aussi celui qui en est attaqué menace tous ceux qu'il rencontre, souvent
effectue ses menaces, & se frappe lui-même
dans le trouble dont il est agité. Peu après, il
devient mort & taciturne; la rage & l'abattement se succedent à l'alternative. Le plus souvent, quand la maladie est invétérée, il s'enfuit seul dans les déserts, & évite la société des
autres hommes. *Il déchire son propre cœur, en
fuyant les traces des humains* (1). Les fous ne
laissent pas de pousser assez loin leur carriere.
Ils supportent presque tous, avec une force incroyable, la diete, le froid, l'intempérie des
saisons, enfin tous les inconvénients auxquels
ils sont exposés. Il arrive encore, qu'après un
certain tems l'épilepsie succede à la folie; car
ces deux maladies ont beaucoup d'affinité, &
dans ce cas l'expérience a prouvé qu'il n'y a
aucune ressource. Il faut observer, enfin, que
selon les accidents auxquels le corps est plus

---

(1) *Cicer. Tuscul. Disput.* Lib. 3, 26.

ou moins difposé, la folie tourne davantage
à la fureur, ou à la mélancolie.

Bien des gens ont cru qu'en guériffant la folie, on avoit chaffé les démons, parce que
ce qui arrive à ces malades paroît furnaturel.
Mais c'eft faute de connoiffances en Médecine, & faute auffi d'avoir fait attention à des
chofes non moins étonnantes qui arrivent tous
les jours dans la guérifon des autres maladies.
Ne voyons-nous pas de violentes paffions de
l'ame mettre, tout-à-coup, un homme dans un
très-mauvais état ? Bien des gens ont été tués
par une frayeur fubite, & il y en a beaucoup
d'autres à qui une trop grande joie a été nuifible. Les maladies les plus dangereufes paffent
quelquefois, en un clin d'œil, d'une partie du
corps dans une autre ; le venin introduit par
la morfure du chien enragé, refte long-tems
avant de fe manifefter : lorfqu'au bout de quelques femaines, & même de quelques mois, il
vient à exercer fa furie, les maux qu'il produit font quelquefois auffi terribles que ceux
qu'on rapportoit à la poffeffion des diables.
Quoi de plus admirable que ce que nous voyons
affez fouvent arriver dans les groffeffes ? Une
femme enceinte qui a des envies qu'elle ne peut
fatisfaire, imprime fouvent l'image, la reffemblance de ce qu'elle a defiré fur telle ou telle
partie du corps du fœtus qu'elle porte. Mais
quelque chofe de plus fort encore, & qui tient
du prodige, fi la mere eft tout-à-coup effrayée
par la léfion de quelqu'une de fes parties, la
partie analogue de l'enfant en eft fur le champ
offenfée auffi, & dépérit faute de nourriture.
Je fais bien qu'il y a plufieurs Médecins qui ne
pouvant expliquer la maniere dont cela arrive,
aiment

aiment mieux révoquer ces fortes d'hiſtoires en doute; mais j'en ai aſſez vu ſur ces objets, pour m'ôter toute ſorte de ſcrupule à cet égard : d'ailleurs, la force de l'imagination eſt telle, que les illuſions n'impriment pas des traces moins profondes que les objets réels, dès que l'eſprit s'en occupe fortement.

C'eſt ce que nous voyons dans les prétendues ſorcieres, qui donnant dans de pareils écarts d'imagination, non-ſeulement ſe perſuadent qu'elles ont commercé avec les Diables, mais encore qu'elles ont fait des pactes avec eux, & ſoutiennent cela avec tant d'opiniâtreté, qu'elles avouent en Juſtice des crimes qu'elles n'ont jamais pu commettre, & pour leſquels elles ſont prêtes à ſubir les derniers ſupplices. Tout le monde ſait de combien de manieres différentes l'eſprit eſt ſujet à être troublé dans ceux qui ſont attaqués de mélancolie : l'un s'imagine que ſa tête eſt de verre, & n'oſe ſortir crainte de la caſſer ; l'autre ſe croit mort, veut habiter avec les morts, & refuſe de manger. On cite mille autres exemples ſemblables. Je me rappelle d'avoir connu un homme de Lettres qui aſſuroit avoir un enfant dans ſon ventre, & qui étoit fort inquiet de la maniere dont il le mettroit au jour. J'en ai vu deux autres qui, lorſqu'ils étoient ſeuls, s'imaginoient entendre parler à leurs oreilles. Il en eſt de même, je crois, de ceux qui ſe perſuadent voir des ſpectres, des revenants; car le délire eſt le rêve de ceux qui veillent; & dans l'un & l'autre l'eſprit agite diverſement le corps, ſelon la nature des objets qui lui ſont repréſentés.

Il réſulte de ce que nous avons dit, que l'imagination peut être bleſſée de bien des manieres,

Tome II. L

& que pour peu qu'elle reste affectée pendant
quelque tems , cela peut faire tourner la tête à
un homme. Or , il n'y a rien de plus propre à
troubler nos esprits que la crainte : elle a sa source
dans l'amour inné que nous avons pour nous-
mêmes ; & comme , selon la judicieuse remarque de Cicéron , il n'est aucune nation si féro-
ce , si peu instruite , qui ne soit imbue d'une idée
quelconque de la Divinité (1) ; il n'est pas étonnant que des hommes coupables aient été troublés de la crainte des Dieux , dont ils reconnois-
soient le souverain domaine sur toutes les créatures ; car de même qu'on rapportoit aux Dieux
tous les biens & tous les avantages de la vie ,
de même on regardoit les calamités comme un
effet de leur vengeance. Or , l'idolâtrie , comme
je l'ai dit (2) , avoit commencé chez les Chaldéens par le culte du Soleil & de la Lune , &
avoit , après cela , consisté à adorer les Démons (3) ; on les regardoit comme les Ministres
des Dieux , & primitivement c'étoient les ames
des grands Hommes & des Héros qui avoient
illustré leur patrie , ou qui en avoient bien mérité , à qui l'on rendoit ce culte. Cette Religion
passa des Chaldéens aux Phéniciens , de ceux-ci
aux Egyptiens , des Egyptiens aux Grecs , puis
aux Romains , & ainsi successivement aux autres
nations.

Les Juifs , qui avoient coûtume de rapporter
aux Anges , Ministres du Dieu vivant les divers
phénomenes de la Nature , se persuaderent facile-

----

(1) *Tuscul. Quæst.* **Lib.** 1 , 13.
(2) Chap. 1.
(3) *Isaac. Newton Chronolog.* p. 160.

ment que ces maladies terribles qui affectoient tout à la fois le corps & l'ame, étoient dues au pouvoir des mauvais anges. Car nous apprenons du Juif Philon (1), & Flavius Josephe nous le confirme, « que les Israélites croyoient aux » bons & aux mauvais Anges ; les premiers irré-» préhensibles, bienfaisants, dispensateurs des » graces du Seigneur aux hommes ; les autres » exécrables, & qui ne cherchoient qu'à leur » nuire (2) «. On en trouve un témoignage évident dans l'histoire du Roi Saül (3), dont j'ai fait mention précédemment (4) ; ce n'étoit pas seulement la manie & l'épilepsie qu'on rapportoit aux Démons, mais beaucoup d'autres maladies encore. J. C. ayant guéri un homme muet & furieux, il est dit qu'il le délivra en chassant le Démon dont il étoit possédé [5] ; & quand il eut guéri un autre furieux, aveugle & muet, les Pharisiens le calomnierent, en disant : C'est par Beelzebuth, *Prince des Démons, qu'il chasse les Démons* (6). J. C. ayant guéri une femme qui étoit, depuis dix-huit ans, dans un état de foiblesse si extraordinaire, qu'elle étoit toute courbée, & ne pouvoit se relever, dit lui-même que Satan l'avoit possédée pendant dix-huit ans (7).

Ce ne font pas les Juifs seuls, les autres nations étoient aussi dans l'usage de regarder les fous comme possédés du diable. Aussi est-il dit

---

(1) *Lib. de Gigantib.*
(2) *De bello Judaïco*, Lib. VII, cap. 6.
(3) *Reg.* Lib. 1, cap. XVI.
(4) Voyez ci-devant Chap. 3.
(5) *Matth.* Cap. IX, v. 32.
(6) *Matth.* Cap. XII, v. 22.
(7) *Luc.* Cap. XIII, v. 16.

dans Hérodote, du Roi Cléomenes, que ce n'é-
toit par le pouvoir du diable qui l'avoit réduit
à la folie, mais que l'habitude de s'enivrer
avec des Scythes l'avoit rendu furieux (1); &
comme démoniaque signifie celui qui est agité
d'un démon, c'est pour cela que Xénophon
emploie ce mot pour désigner la fureur (2).
Aristophane parlant de la même maladie, se
sert du mot de *cacodémoniaque*, n'appellant pas
manie le dernier dégré de folie, mais *cacodé-
monie* (3). C'est pour cela, remarque Aretée,
qu'ils avoient donné à cette maladie le nom de
sacrée, parce qu'ils croyoient qu'il étoit entré
un démon dans celui qui en étoit attaqué [4].
Les Médecins furent obligés de s'opposer vivement à cette fausse opinion, parce que le peuple persuadé que ces maladies dérivoient des
mauvais génies, employoit plutôt des exorcismes & des cérémonies religieuses, que le
secours de la Médecine pour s'en débarrasser.
Aussi Hippocrate, le Prince des Médecins, ou
aumoins quelqu'un de ses disciples, dans un
ouvrage très-utile (5), a enseigné qu'il n'y a
aucune maladie surnaturelle, & qu'il faut regarder comme des magiciens & des charlatans,
ceux qui répandent de pareilles fables parmi le
peuple, afin de cacher leur ignorance sous le
masque de la piété.

Quant à cette puissance que les autres nations,

(1) *Lib.* VI, *cap.* 84.
(2) *Memorabil.* Lib. I.
(3) *Plutus*, Act. 2, Sc. 3, v. 38, & Act. 2, Sc. 5.
(4) *De cauf. morbor. diut.* Lib. I, *cap.* 4.
(5) *De morbo sacro.*

aussi bien que les Juifs , ont attribuée aux démons
sur le corps humain, j'ai déja dit que quand on
peut rapporter les maladies à des causes naturelles, on ne doit point faire intervenir la divinité, à moins qu'il ne soit évidemment prouvé
qu'elles ont une origine céleste. Car de toutes
celles qui attaquent les malheureux mortels, il
n'en est point de si étonnante, ni de si terrible
qui ne puisse prendre sa source dans le vice des
humeurs. Si l'Etre suprême le vouloit, il pourroit se servir pour affliger le genre-humain, autant du secours des causes naturelles que de celui des bons Anges, & l'on ne se persuadera jamais, je crois, qu'il ait accordé aux diables le
pouvoir de tourmenter les hommes à leur gré ;
mais il me paroît inutile d'en dire davantage
sur cet article, parce que deux savants Théologiens s'en sont déja occupés parmi nous ,
dans le détail le plus profond (1).

Pour finir donc ce qui concerne ces maladies
des démoniaques , disons en peu de mots de
quelle maniere il est à propos de les traiter. La
premiere chose à laquelle on doit faire attention , c'est d'occuper l'esprit à des idées contraires à celles dont il avoit été précédemment
agité; car un objet fait place à un autre ; &
quand on en a changé, l'esprit cesse de s'y appliquer, & c'est à quoi la plupart des Médecins
ne font pas assez d'attention. Quand on peut
réussir dans ce premier point, on soulage assez
promptement ; mais lorsque la maladie a traîné
en longueur, ou qu'il y a quelqu'autre cause qui

_____

(2) *Works of Jos. Mede* , Edit. 1677 , disc. VI , &
Enquiry into the meaning of demoniacs , &c.

s'y oppofe, il faut s'appliquer alors à diminuer par toutes fortes de moyens l'idée dominante. Il faut lever les terreurs paniques, diffiper les idées noires : il y en a dont il faut modérer l'audace en les menaçant & en les grondant : des frayeurs fubites, en procurant à l'ame une agitation différente de celle qu'elle éprouvoit, ont quelquefois réuffi, du moins pour un tems. Les Anciens faifoient de tems en tems lier les fous, & les faifoient battre (1) ; il eft effectivement quelquefois néceffaire d'enchaîner les plus furieux, afin qu'ils ne nuifent ni aux autres, ni à eux mêmes, mais je crois qu'on a tort de les frapper, parce qu'ils font tous pufillanimes, & que lorfqu'on les a une fois attachés, ils deviennent peureux, & craignent toujours qu'on ne les lie de nouveau ; ce qui les rend un peu plus circonfpects à ne faire de mal à perfonne.

Ce qu'un Médecin a à faire, c'eft d'atténuer les humeurs épaiffes, & d'arrêter le mouvement défordonné des efprits. Il faut donc mettre en ufage les faignées, les vomitifs, les purgatifs, les véficatoires, les fétons & les applications d'eau fraîche fur la tête. Ajoutez à cela les drogues qui ont une odeur forte, & fur-tout l'affa-fœtida, la myrrhe & le galbanum. Le camphre a fouvent fervi à calmer l'infomnie, & les mouvements défordonnés. Mais fi la chaleur fébrile eft de la partie, le nitre fera beaucoup de bien, fouvent répété autant que l'eftomac le permettra. Enfin, on tirera encore de l'avantage d'une diette légere, & de l'exercice du corps. Il faut cependant modérer toutes ces évacuations, de

_____

(1) CELS. *Lib.* 3, *cap.* XVIII.

telle forte qu'on ne faffe point tomber dans la maladie contraire à la folie, que les Anciens ont appellée *cardiaque* (1), & qui eft une foibleffe univerfelle. Car lorfque cette extrême proftration de forces a lieu, il n'y a plus de reffources, & un malheureux paffe dans la langueur le refte d'une vie, hélas! fouvent trop longue.

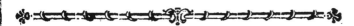

CHAPITRE X.

Des Lunatiques.

LES anciens Médecins qui avoient attribué l'épilepfie à une puiffance divine, attribuerent la folie à l'action de la Lune. Cependant le lunatique dont la maladie eft décrite dans l'Evangile étoit attaqué d'épilepfie (2). Or, celuilà (car c'eft le feul dont on faffe mention), étoit tout à la fois fou & épileptique; ce qui arrive affez fouvent, ou bien fes accès épileptiques étoient fujets aux périodes lunaires; ce qui eft encore affez fréquent. Car il eft dit de lui qu'il tomboit fouvent dans le feu, & fouvent dans l'eau. Dans cette efpece de maladie, on tombe tout-à-coup, & l'on refte comme mort, ou bien tous les nerfs du corps étant en fpafme, les yeux fe renverfent; le malade s'agite, & il lui fort de l'écume de la bouche. Au bout d'un certain tems, il revient à lui-même, n'ayant

[1] CELS. *Lib.* 3, *cap.* XIX.
[2] *Matth.* Cap. XVII, cap. 15 & 18.

L 4

pas plus de fentiment de ce qui s'eft paffé que s'il ne lui étoit rien arrivé. Mais il eft dit que J. C. menaça ce démon ; qu'il fortit , & que l'enfant fut guéri. Mais dans l'Evangélifte qui étoit Médecin, cette maladie eft mieux décrite; & il paroît évidemment que c'étoit l'épilepfie , puifqu'il dit que dès que l'efprit s'étoit emparé du malade , il crioit , écumoit , & fe déchiroit les membres (1).

Mais pour ce qui regarde ces lunatiques & démoniaques que J. C. a guéris (2) , ils étoient foux , ou bien foux & épileptiques tout à la fois ; ce qui arrive affez fouvent. Nous avons déja affez parlé des démons. Pour ce qui eft des lunatiques , je ne fuis pas étonné que leurs accès revenant à certains périodes de mois , on les ait rapportés à l'influence de la Lune ; & effectivement cet aftre a une telle puiffance fur les paroxyfmes de cette maladie , qu'ils arrivent fréquemment à la nouvelle & à la pleine Lune , parce que cette planete ajoute alors aux cau-fes propres à les produire. J'en ai donné ailleurs les raifons , en démontrant que notre athmof-phere eft fujette, comme la Mer, à s'élever, & à s'abaiffer à des périodes réglés.

Le grand Hippocrate a déja fait voir autre-fois que cette maladie n'a rien de divin , & qu'elle reconnoît des eaufes naturelles (3) ; car, quoique dans ces tems-là , on ne connut pas encore bien parfaitement l'intérieur du corps humain , ni les propriétés du fang & des li-

---

[1] *Luc.* Cap. IX, v. 39 & feq.
[2] *Matth.* Cap. IV, v. 24.
[3] *Lib. de morbo facro.*

queurs ; & fur-tout de celle qui circule dans nos nerfs, la fagacité de fon génie & fa grande expérience l'avoient néanmoins mis dans le cas de bien connoître la nature de cette terrible maladie, & de propofer d'excellentes vues pour fon traitement. Car ce grand Médecin fait voir que cette maladie dérivoit de la furcharge des humeurs fur le cerveau, & que fans le fecours des enchantements & de la magie, il étoit poffible d'y remédier par un régime fec, & en diminuant la matiere qui furabonde.

Mais lorfque dans les fiecles fuivants, on eut mis un plus grand nombre de remedes en ufage, on en imagina contre cette terrible maladie, & la plupart furent dégoûtants & horribles. On confeilla d'avaler le fang d'un gladiateur à qui l'on venoit de couper la gorge ; la chair humaine, celle de cheval, les tefticules & les membres fexuels de certains animaux (1), dans l'idée, fans doute, que plus ces fubftances étoient répugnantes à la nature, plus elles devoient remédier à une femblable maladie, & c'eft ainfi que fouvent, lorfqu'on n'a pas de méthode fondée en raifon, on met en ufage la Médecine la plus inepte & la plus téméraire. Mais ces fortes d'épreuves ne conviennent qu'à des charlatans & à de vieilles femmes à fecrets. Je trouve qu'actuellement même notre pratique, dans ces cas-là, n'eft pas affez purgée de toutes ces vilainies, puifqu'on prefcrit encore familiérement à ces malades, & la matiere fécale de certains oifeaux, & des ongles de quadrupedes. Je fuis toujours

---

(1) CELS. *Lib.* 3, *cap.* XXIII, & *Cal. Aurel.* Lib. 1, cap. 4.

furpris que depuis que la Chymie a trouvé l'art
d'extraire de tous les corps les fels & les principes actifs qu'ils contiennent, les Médecins
aient confervé l'habitude d'adminiftrer ces matieres groffieres, enveloppées encore de la terre
qui leur fert de bafe, & qui pefe toujours plus
ou moins à l'eftomac, tandis qu'ils font les maîtres de les donner fous une forme plus pure.
Mais cette maladie, difficile à vaincre, exige
de bien plus grands fecours, qui ne font pas
les mêmes dans toutes les occafions, mais qui
doivent être proportionnés aux tempéraments.
Je dirai ici, en peu de mots, quels font ceux
qui réuffiffent le mieux.

Il faut faire quelques faignées, & en pro-
portionner le nombre aux forces du malade :
c'eft un moyen d'arrêter l'impétuofité du fang.
Le vomiffement & la purgation doivent être
d'un fréquent ufage. Il eft à propos fur-tout de
détourner l'abondance de la matiere qui fe porte
à la tête, & c'eft à quoi font employés les emplâtres véficatoires ; mais on obtiendra le même
effet plus commodément encore, en ouvrant
avec le cauftique un cautere à l'occiput, pour
donner une iffue continuelle aux mauvaifes humeurs.

Ces moyens diminuent la violence des paroxyfmes ; mais il faut d'autres fecours, pour enlever la caufe du mal, quand la chofe eft poffible, ce qui n'arrive pas toujours ; car il eft évident qu'il a fon fiege dans cette liqueur qui ar-
rofe nos nerfs, & qu'on appelle *les efprits animaux.* Je crois qu'on effayeroit en vain de déterminer la maniere dont ils font affectés dans
cette maladie. J'ai démontré ailleurs qu'ils font
formés d'une fubftance très-déliée qui fe fépare

du sang dans le cerveau, & qui contient une portion considérable de cette matiere élastique répandue dans tout l'univers, de sorte que cette humeur altérée par quelque vice du corps ou de l'esprit que ce puisse être, devient moins propre aux usages de la vie ; alors les mouvements de la machine animale, au lieu d'être réglés par la volonté, ne font plus déterminés que par un flux impétueux & extraordinaire. Or, les remedes qui conviennent le mieux pour corriger cette disposition perverse des esprits animaux, font ceux qui font propres à atténuer les humeurs, & a déterminer des sueurs abondantes. Les principaux font la racine de Valériane Sauvage, le Castoréum de Russie, les gommes fétides & le cinnabre naturel, donné tous les jours & à dose assez forte, ayant attention néanmoins d'entremêler quelque purgatif, & je n'en vois pas de meilleur dans ces cas, que l'antidote hiera picra, dont on tire la teinture avec le vin. Je me fuis assuré par l'expérience, que le *Gui de chéne,* si célébre autrefois, n'a aucune sorte de vertu. Je n'en fuis pas étonné, puisqu'on n'y découvre rien de particulier, ni par le goût, ni par l'odorat, & que ce remede n'a dû sa réputation qu'aux anciens Druides, dont la religion l'avoit consacré. Comptons le donc au nombre de ces secrets frivoles que la superstition a introduits en Médecine, à moins qu'on ne veuille compter pour des circonstances qui aient dû lui donner beaucoup de vertu, la faux d'or qui servoit à le cueillir, la tunique blanche du Prêtre, les sacrifices des taureaux blancs, & mille autres inepties pareilles (1).

_____

(1) Plin. *Hist. Nat.* Lib. XVI.

CHAPITRE XI.

L'Hémorrhoïſſe.

SAINT Matthieu rapporte que J. C. guérit d'une ſeule parole, une femme qui éprouvoit une perte de ſang qui duroit depuis douze ans (1).

On demande quelle fut la maladie de cette femme. Car étant appellée *hémorrhoïſſe*, j'imagine que le ſang qu'elle perdoit, couloit des parties naturelles. C'eſt la maladie à laquelle Hippocrate donne le nom d'Hémorragie utérine, & qu'il dit être toujours fort longue (2). De ſorte que cette malheureuſe qui en étoit attaquée depuis douze ans, pouvoit paſſer pour incurable.

---

(1) *Cap.* IX, *v.* 20.
(2) *De morb.* Lib. I, Sect. 3.

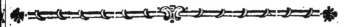

CHAPITRE XII.

Foibleſſe dorſale , & rigidité de l'épine.

» IL y avoit une femme , qui , depuis dix-
» huit ans , étoit poſſédée de l'eſprit de foi-
» bleſſe , & qui étoit tellement courbée, qu'elle
» ne pouvoit ſe relever. Jeſus n'eut pas plutôt
» impoſé les mains ſur elle, qu'elle ſe redreſſa , &
» fut guérie de ſon infirmité (1) «.

Cette femme avoit la tête courbée en devant , & ne pouvoit la relever. Or, cet eſprit étoit ſatan, ſelon la maniere de parler des
Juifs. Car J. C. dit au Prince des Prêtres qui
étoit indigné qu'il l'eut guérie le jour du ſab-
bat , *qu'il y avoit déja dix-huit ans que ſatan s'é-
toit emparé d'elle*, & c'eſt dans le même ſens
que Marc l'Evangéliſte , parle de *l'eſprit , qui
étoit la faculté de parler* (2).

Ce mal arrive ſouvent à ceux chez qui , après
des douleurs lombaires , les fibres des muſcles
reſtent dans un état de contraction & de rigidité,
& il eſt vraiſemblable que cette cauſe ayant
rendu déja la maladie ſi longue , il n'y avoit
qu'un ſecours divin qui pût y remédier.

---

(1) *Iuc.* Cap. XIII, *v.* 2 & ſeq.
(2) *Cap.* IX, *v.* 19.

CHAPITRE XIII.

Sueur du sang du Christ.

Saint Luc dit , que J. C. dans la » ferveur de
» son oraison , rendit une sueur dont les gout-
» tes coulerent à terre , semblables à des gout-
» tes de sang (1) «.

Ceci se prend communément, comme si le
Sauveur du monde eût réellement éprouvé une
sueur de sang , & ce n'est pas ce qui est rapporté. Car la sueur étoit comme des gouttes de
sang, c'est-à-dire, que les gouttes de sueur étoient
si épaisses , si visqueuses, qu'on les vit tomber
à terre , comme des gouttes de sang. C'est ainsi
que ce passage a été expliqué par Justin Mar-
tyr , Théophilacte , & Euthyme. Cependant
Galien a observé qu'il arrive quelquefois, que
l'abondance , ou l'effervescence du sang dilate
les pores , au point qu'ils lui donnent issue, &
produisent aussi une sueur sanguine (2).

---

(1) *Luc.* Cap. XXII , v. 44.
(2) *Lib.* *de utilit.* *respir.*

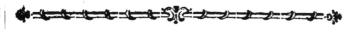

CHAPITRE XIV.

Maladie de Judas.

JE compte au nombre des maladies, la mort de ce perfide Judas qui trahit J. C., & j'en dirai d'autant plus volontiers mon sentiment, que celui des savants qui ont expliqué l'Ecriture Sainte, est très-partagé à cet égard. Il y a environ cinquante ans, que deux fameux proffesseurs d'histoire en l'université de Leyde, Jacques Gronovius & Jacques Périzonius, agiterent cette question avec trop d'acharnement de part & d'autre, & publierent beaucoup d'écrits sur cette matiere ; car les belles-lettres ne communiquent pas toujours à ceux qui les cultivent, la politesse qu'elles supposent.

Voici quelle fut l'origine de cette controverse. Périzonius donna une édition des *diverses histoires d'Ælien*, avec ses notes & celles de quelques autres ; & ayant pris occasion de ce qu'Ælien dit de Poliagre (1), il examina avec soin, la signification de ce mot ἀπάγχεσθαι, (il fut étranglé) dont S. Matthieu se sert pour rapporter la mort de Judas (2), & il prétendit qu'il désignoit non - seulement l'étranglement, mais encore une douleur intérieure de l'ame, capable de faire mourir, & d'engager ceux qui en sont attaqués à attenter à leur vie. Gronovius,

---

(1) *Lib.* v, *cap.* 8.
(2) *Cap.* XXIII, *v.* 6.

qui avoit publié auparavant un petit livre sur
la mort de Judas, dans lequel il difoit qu'il s'é-
toit pendu volontairement, vit celui de Périzonius avec peine. Il prit fur le champ la plume,
réfuta avec beaucoup d'humeur le fentiment de
fon adverfaire, & donna de nouvelles raifons
en faveur du fien. Il ne fut pas même d'accord
avec Périzonius fur le πρηνὴς γενόμθνος (fufpendu)
de S. Matthieu, prétendant que cela n'avoit pas
été dit de Judas à l'agonie, mais de fon cadavre
jetté là après fa mort. Car S. Matthieu dit fimplement *fufpendu*, au-lieu que S. Luc dit pofi-
tivement : *Ayant été fufpendu, il tomba à terre,
créva par le milieu*, & fes vifceres fortirent. Il
eft donc évident que fi le mot ἀπάγχεσθαι ne
fignifie que l'étranglement qui fe fait avec une
corde, les deux Evangéliftes feroient ici peu
d'accord, à moins que nous ne difions avec le
favant Cafaubon, que Judas s'étant pendu, &
la corde s'étant caffée, le cadavre tomba à terre.
Mais il n'expofe pas le genre de fa mort, ce
que St. Luc paroît avoir voulu faire. Au refte,
il n'ajoute qu'une circonftance peu importante,
qui eut lieu au moment de fa mort, ou après.
Il eft certain que ce mot fignifie non-feulement
la fuffocation, qui eft l'effet de la fufpenfion,
mais encore la violente douleur qui engage les
fuicides à fe défaire. Car *la douleur intérieure
étrangle*, comme dit Ovide. C'eft ce que Périzonius prouva évidemment, par plufieurs exemples & plufieurs autorités (1), & il n'en eft
pas moins vrai que cette phrafe peut s'entendre autant de celui qui fe précipite lui-même,

_____

(1) *Differt. de morte Judæ*, &c.

que

que de celui qui tombe par accident ; ce que ce Savant démontre d'une maniere très-prolixe.

Cette querelle ne fut pas l'objet d'une feule differtation. Après avoir pefé les raifons de part & d'autre, je crois que le paffage de St. Matthieu peut fe concilier ainfi avec ce que St. Pierre dit dans St. Luc : dès que ce traître vit J. C. condamné à mort, il commença à fe repentir de fa trahifon. Affecté de douleur & de défefpoir, le vertige s'empara de lui ; il tomba de fa hauteur, ou plutôt fe précipitant de quelque lieu élevé, il fe heurta contre quelque rocher ou quelque tronc d'arbre qui lui creva le ventre, & il mourut. St. Matthieu fait mention de la douleur extrême qui l'avoit porté à fe donner la mort ; & St. Luc rapporte, d'une maniere plus précife, le genre de cette mort. C'eft donc avec raifon qu'on doit le ranger au nombre des maladies, puifque c'étoit une vraie maladie de l'efprit.

M

CHAPITRE XV.

Maladie du Roi Hérode.

C'est une maladie très-remarquable que celle dont périt Hérode-Agrippa, en punition de son orgueil. Car il mourut rongé de vers ; & c'est ainsi que l'Historien sacré le rapporte : » Un certain jour, le Roi Hérode étant sur son » trône, revêtu de ses habits royaux, haran- » guoit son peuple, qui s'écria que ce n'étoit pas » la voix d'un homme, mais celle d'un Dieu, » & sur le champ l'Ange du Seigneur le frappa, » parce qu'il n'en avoit pas rapporté la gloire à » Dieu, & il mourut rongé par les vers (1) «. Josephe racontant la même histoire ne fait pas mention des vers ; mais il dit que ce Roi fut pris subitement de coliques terribles, qui le tourmenterent pendant cinq jours, au bout desquels il périt (2). Or, St. Luc nous apprend que les vers qui lui rongerent les intestins furent la cause des douleurs de ventre qu'il éprouva.

Ce que la maladie de ce Roi eut de particulier, c'est qu'elle lui fut envoyée subitement de la part de Dieu ; ce qu'il reconnut lui-même, dit Josephe (3). Car d'ailleurs, on ne manque pas d'exemples de putridité vermineuse dans le corps vivant. Car l'aïeul de ce Roi, Hérode

---

(1) *Act. Apost.* Cap. XII, v. 23.
(2) *Antiq. Jud.* Lib. XIX, cap. VIII, §. 2.
(3) *Ub. supr.*

furnommé le *Grand*, en fut attaqué pendant long-tems, & en mourut à la fin (1). Hérodote rapporte aussi de Phérétime, mere d'Arcésilas, Roi de Cyrene, que les vers la firent pourrir de son vivant (2). L'Empereur Romain, Galere-Maximien, périt, dit-on, de cette dégoûtante maladie, ayant les parties génitales absolument rongées (3). Il est donc impossible qu'il n'y eût quelque Médecin Juif qui eut observé un cas semblable. C'est pour cela que Galien propose des remedes contre les ulceres produits par les vers (4). Dans les abcès, dit-il, on trouve souvent des vers semblables à ceux que produit la pourriture (5). Et Philoxene raconte dans Ætius, qu'il a quelquefois trouvé dans des athéremes de petits animaux semblables à des cousins, ou à de petites mouches (6). Enfin, Paul d'Egine enseigne aussi la maniere de s'en débarrasser (7).

Il est assez inutile de citer ici un plus grand nombre de témoignages des Anciens dans une matiere si claire, puisque les observations des Médecins modernes sont très-multipliées en ce genre. Marcellus-Donatus rapporte le cas d'un homme de très-haute condition & fort replet, dont tout le ventre se trouva rongé & corrompu par de petits vers, semblables à ceux

_____

(1) *Joseph. ant. J.* Lib. XVII, c. VI.

(2) *Hist.* Lib. IV in fine Ζωσά.

(3) *Sext. Aurel. vict. Epist. & Pompon. læti Rom. Hist. compend.*

(4) *De comp. med. per genera.* L. IV, c. 10.

(5) *Lib. de tumorib. præter nat.* C. 4.

(6) Lib. XV, c. 7.

(7) Lib. IV, c. 42.

qu'on voit dans le vieux fromage, & qui avoient
pris naissance dans le tissu cellulaire de sa peau,
extrêmement dilatée par la graisse & les humeurs (1). Nicolas Tulpius, observateur aussi
habile que savant, dit avoir vu de pareils vermisseaux, qui sortoient avec l'urine, du corps
d'un très-grand Médecin (2). Les savants rédac-
teurs des Ephémérides médico-physiques d'Allemagne, font mention d'un Gentilhomme François qui avoit le sang tellement corrompu, qu'il
lui sortoit de petits animaux roux par toutes les
ouvertures de la peau, les yeux, le nez, les
oreilles, la bouche, la vessie. Il en souffroit hor-
riblement nuit & jour, & enfin il en mourut (3).
On lit dans le même Recueil, qu'on vit sortir
d'un abcès à la jambe d'une jeune fille, des
vers noirs, semblables à des scarabées (4). Il
y est dit encore qu'à la suite d'une couche, une
femme rendit avec le lait, beaucoup de petits
vers blancs (5). N'oublions pas ici deux histoires
semblables, dont l'une est rapportée par Lappo-
terie; l'autre, par Frédéric Hoffmann, son illustre Commentateur. Le premier donnoit ses soins
à un Laboureur à qui il sortit d'une tumeur au
genou droit, beaucoup de petits vers, qui lui
avoient causé, par leurs picottémens, des douleurs atroces dans cette partie. Le second voyoit
un artisan qui ayant été fort incommodé d'une
tumeur dure autour des veines du podex, n'a-

---

(1) *De Hist. Medic. mirab.* Lib. 1, c. 5.
(2) *Observ. Medic.* Lib. 2, cap. 50.
(3) *Decur.* 2, *ann.* 5, *append. articl.* 38.
(4) *Ibid.* art. 52.
(5) *Ibid. artic.* 109.

voit reçu aucun foulagement des fcarifications que le Chirurgien y avoit faites, & ne fut guéri que lorfque l'ulcere s'étant formé dans cette partie, il en fortit une grande quantité de ver-miffeaux noirs & pointus (1).

Quelque fingulieres que paroiffent ces hif-toires, ce n'eft pas une raifon de les révoquer en doute. Il y a dans toute la nature un plus grand nombre d'animaux que nous ne le croyons. L'air que nous refpirons, les animaux dont nous faifons notre nourriture, les liquides même qui nous fervent de boiffon, font pleins d'ani-malcules de divers genres, & il peut très-bien fe faire qu'introduits dans nos corps & nichés dans les interftices des parties molles, ils y croiffent comme les vers dans les inteftins; qu'en acquérant un certain volume, ils obftruent les petits vaiffeaux, & forment des tumeurs, qui, venant à abcéder, livrent paffage à cette pépi-niere de vermiffeaux.

Je ne fuis point du tout de l'avis des inter-pretes qui ont prétendu qu'Hérode étoit mort de la phtiriafe, ou maladie pédiculaire. Les poux & les vers font deux animaux très-différents; les uns rongent la fuperficie de la peau; les autres, l'intérieur du corps; & il eft certain que St. Luc, qui étoit Médecin, a parfaitement bien diftin-gué le fens de l'une & de l'autre expreffion; je fais cependant que plufieurs Savants confondent la maladie vermineufe avec la maladie pédi-culaire, & que Phérecyde le Syrien (2) & L.

___

(1) Poter. opera cum annot. Frid. Hoffmann. Edit. Fran-cof. 1698, pag. 72.

(2) ÆLIAN. Var Hift. Lib. IV, c. 28.

M 3

Sylla (1) périrent de la premiere. C'eſt pour cela que le ſavant Kühnius dit *rongé de vers* (2), dans S. Luc, ou *rongé de poux* (3), dans Héſychius (4) : cela me préſente le même ſens, parce que les poux ſont de véritables vers.

---

(1) PLUTARCH. *in ejus vit.*

(2) σκωληχοβωτος.

(3) φθειροβδωτος.

(4) *Lib. de vit Philoph.*

TABLE.

M 4

CONSEILS

ET

PRÉCEPTES

DE MÉDECINE.

SEPTIEME PARTIE.

AVERTISSEMENT
DE
L'ÉDITEUR.

VOICI la partie des Œuvres de M. Méad, qui intéresse le plus la Médecine pratique en général. C'est le résultat de ce qu'une longue expérience lui avoit montré de plus utile dans l'art de guérir.

Ce n'est point ici, à beaucoup près, un traité complet de maladies. L'Auteur n'ignoroit pas que la Médecine s'est enrichie, dans ce siecle, du chef-d'œuvre de l'immortel Boerrhaave, son illustre ami. Aussi n'est-il entré dans son plan, que d'ajouter quelques ornements à ce grand tableau. Tantôt, ce sont des vues particulieres, qui avoient échappé aux Auteurs, qui aiment souvent mieux peindre d'après les livres, que d'après la nature. Telle est la cause qu'il assigne au diabete, qui certainement, comme il le prouve très-bien, prend le plus souvent sa source dans le vice du foie, quoiqu'on se soit généralement accordé à en placer le siege dans les reins. Tantôt, ce sont des remedes dont il a éprouvé plusieurs fois les succès; ici des observations neuves & intéressantes, soit sur l'effet de certaines méthodes, soit sur les phénomenes qu'a présenté l'ouverture des cadavres. Quelques objets, ou négligés, ou mal vus par les Auteurs,

font expofés ici avec plus d'étendue. La folie, par
exemple, l'hydropifie, & quelques autres articles,
ont été travaillés avec plus de foin, & paroiffent
plus complets ; non que ceux qui le font moins, laiffent plus à defirer, parce que, comme l'Auteur le dit
lui-même, fon deffein n'a pas été d'écrire un cours
de pratique, mais feulement d'offrir aux Médecins
quelques remarques ou quelques obfervations qui
lui étoient fpéciales.

Je n'ai pas befoin d'excufer ce Laconifme de M.
Méad, auprès des vrais Médecins, qui forment tous
des vœux pour que ceux d'entre nous qui écrivent,
fe bornent enfin à ne donner que ce qui leur appartient, & nous faffent grace de ces généralités qu'on
retrouve par-tout, & parmi lefquelles on a fouvent
bien de la peine à rencontrer quelque chofe qu'on
n'ait pas vu ailleurs. Il m'eût été facile d'ajouter
beaucoup de pages à cette partie des Œuvres de M.
Méad. Mais j'ai fuivi fon exemple, & le filence
m'a paru préférable à la trifte reffource des Compi-
lateurs, qui m'eût fourni de volumineux Commentaires. Que refteroit-il à bien des livres de Médecine publiés dans ce fiecle, fi l'on en ôtoit tout ce
qui n'eft que copié ? Souvent des chofes fort origi-
nales, & qui le paroîtroient bien plus encore, ifo-
lées de cette maniere. Ce feroit la plupart du tems,
un extrait bien méchant que celui où l'on fe conten-
teroit, pour rendre compte d'un de ces chefs-d'œuvre, d'imprimer tout uniment à part ce qui n'appar-
tiendroit qu'à l'Auteur.

M. Méad a approfondi la matiere des poiſſons, qui n'avoit pas été traitée en grand par ceux qui l'avoient précédé. Il a vu en détail ce qui n'avoit pas été rendu d'une façon ſatisfaiſante avant lui. Mais pour ce qui eſt des maladies ordinaires, dont les caractères & le traitement ſont conſignés dans les ouvrages des Médecins, il s'eſt contenté d'ajouter ce que les autres n'avoient pas dit. On verra, ſans doute, avec cette ſatisfaction qui fait l'éloge des ſentiments de ceux qui la reſſentent, que notre Auteur ſemble n'avoir, pour ainſi dire, fait un titre ſur les maladies vénériennes, que pour rendre, du ton le plus énergique, le tribut d'éloges dû à l'ouvrage achevé que le ſavant M. Aſtruc a publié ſur cet objet. Heureux ſi cette maniere de penſer & d'écrire, plus conforme au vœu de l'humanité, pouvoit faire des proſélytes, & avoir des imitateurs !

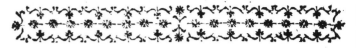

PRÉFACE.

JE fais part au Public des secours que le raisonnement m'a fournis, contre la plupart des maladies, & de ceux dont ma longue expérience m'a démontré l'efficacité. J'ai cru en cela me rendre utile, & ne point m'écarter des devoirs de la profession que j'ai embrassée. Mon dessein est plutôt de donner quelques préceptes de l'art, & d'indiquer une route de pratique, que de m'arrêter à des définitions, ou à des descriptions de maladies. J'abandonnerai toutes les conjectures qui n'ont de fondement que dans l'imagination, pour ne proposer que des remedes assurés, & dont les épreuves réitérées aient consacré l'usage ; & comme mon dessein n'est pas d'écrire des dissertations sur chaque point de Médecine, je ne m'astreindrai pas à l'ordre usité dans les livres des Médecins ; car j'ai tiré de mes observations particulieres, à mes heures de loisir, ce qui m'a paru de quelque utilité, & j'ai tâché en même tems de me rappeller, du mieux qu'il m'a été possible, tout ce qui m'a paru avantageux ou nuisible dans les différentes maladies pendant le cours de ma pratique. » C'est ainsi que la Médecine est née du salut » des uns, & de la perte des autres, & que » l'art a appris à discerner ce qui est pernicieux, » de ce qui est salutaire « (1). C'est pourquoi je ne dirai rien de l'état de la Médecine elle-mê-

---

(1) CELS. de Med. in Præfat.

me , & je ne chercherai pas à déterminer jufqu'à quel point elle eſt ou rationnelle ou empi-
rique. Les Médecins qui s'occupent de ces recherches , & dont les uns veulent qu'elle doive
plus au ſyſtême , les autres à l'uſage , n'ont qu'à
lire Celſe , qui expoſe ſon ſentiment ſur cette
matiere , de la façon la plus ſage & la plus ſatisfaiſante (1). J'ai écrit tout ceci , ſouvent fort à
la hâte. Auſſi n'eſt-ce pas un peu de vaine gloire que je recherche en le publiant. Car le fameux Hippocrate a déja dit depuis long-tems ,
que le ſort des Médecins eſt d'être plus critiqués
qu'honorés [2]. Les hommes , en effet , ſont naturellement plus portés à blâmer qu'à louer.
Mais ces inconvénients de la Médecine paroî-
tront légers ; la plainte qu'il fait ailleurs eſt plus
grave : le *Médecin* , dit-il , *voit des choſes terri-*
bles , n'a que des malheurs ſous ſes mains , & la
calamité des autres eſt pour lui une ſource intariſſa-
ble de déſagréments (3). Quels ſentimens d'humanité plus digne d'un Chrétien même que celui
qui nous rend propre le malheur d'autrui ?

Il entroit dans le plan de cet ouvrage , de relever les erreurs de quelques Médecins ; mais
j'ai toujours tâché de le faire avec cette modération dont je voudrois qu'on fît uſage en re-
levant les miennes. Notre art eſt ſouvent fondé ſur des conjectures , & il ne faut pas eſpérer
qu'un homme ne ſoit jamais dans le cas de ſe
tromper. Auſſi n'ai-je jamais rougi de reconnoître & d'avertir des fautes qui ont pu m'échap-

---

(1) CELS. *de Med. in Prafat.*
(2) *In Epiſt. ad Democritum.*
(3) *Lib. de flatibus.*

per par ignorance. *Car*, comme dit Celſe, *il eſt à propos d'avouer ſes erreurs, ſur-tout dans les matieres qu'on publie à deſſein d'être utile à la poſtérité* (1). Le Lecteur s'appercevra aiſément que ce n'eſt pas ſeulement le ſens de Celſe que j'ai eu deſſein de rendre, mais que j'ai taché encore de me ſervir de ſes propres paroles, & plût à Dieu que je l'euſſe pu faire ſouvent! Car, quel eſt l'Auteur que je pourrois préférer à celui qui, imbu de la lecture des Médecins & des Chirurgiens Grecs, a recueilli avec toute l'élégance dont la Langue Latine eſt ſuſceptible, tout ce que leurs ouvrages contenoient de plus précieux pour notre art? Il eſt bon d'avertir enfin, que les remedes compoſés que j'indique, ſont ſelon la formule de la nouvelle pharmacopée de Londres, à moins qu'ils ne ſoient annoncés différemment. Quoi qu'il en ſoit, cet ouvrage eſt un legs que j'offre à mes concitoyens, dans l'eſpérance qu'ils daigneront l'accueillir, & qu'ils en retireront quelque avantage.

---

(1) CELS. *Lib.* VIII, *cap.* IV.

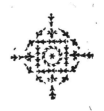

INTRODUCTION

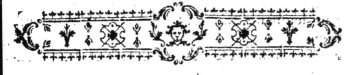

INTRODUCTION

SUR LE

CORPS HUMAIN

EN GÉNÉRAL.

AVANT d'entreprendre l'expofition des maladies auxquelles notre corps eft fujet, il n'eft
pas inutile de faire préséder quelques recherches
fur fa maniere d'être dans l'état fain.

Si quelqu'un donc veut fe former une idée de
fa ftructure, il n'a qu'à concevoir une machine
hydraulique, compofée avec l'art le plus exquis,
& dans laquelle font diftribués avec ordre, une
multitude infinie de canaux, deftinés à la circulation des différentes humeurs qu'elle contient.
La principale eft le fang; c'eft de lur que dérivent les diverfes liqueurs qui fervent aux ufages de la vie, & fur-tout celle à laquelle on a
donné le nom d'*efprits animaux*. Ils tirent leur
origine du cerveau, font doués d'une grande
force élaftique, & font les organes du mouvement & des fenfations. Ils ne pourroient opérer ni l'un ni l'autre, fi le mouvement & le fentiment n'étoient inhérents à cette matiere analogue. C'eft pour cela que le Créateur a donné
pour réfervoirs à cette liqueur des fibres de deux
efpeces, charnues & nerveufes; les unes concourent à la formation des membranes du corps

Tome II.   N

dans lesquelles elles sont entrelassées ; les autres, ramassées en paquets, sont attachées aux différents membres, & contribuent à les faire mouvoir au moyen des os.

Cette structure admirable exige encore un premier moteur, & c'est l'ame qui lui en sert. Elle préside au corps, & c'est elle qui est la cause efficiente du mouvement & du sentiment, soit qu'elle ait son siege dans la tête, soit que n'habitant aucun endroit particulier du corps, elle soit également répandue par-tout, comme l'a prétendu Xénocrate, disciple de Platon (1). C'est elle qui domine chez nous, & qui regle nos individus. Or, nos mouvements, de même que nos sensations, sont internes & externes. Les internes comptent dans leur district, non-seulement le cœur, le poumon, l'estomac & les intestins, mais encore toutes les membranes nerveuses.

Au reste, les Auteurs en Médecine ont ordinairement distingué les mouvements des parties essentielles à la vie, de ceux qui agitent les autres parties, en ce que les premiers ont commencé à notre naissance, & durent jusqu'à la mort, sans notre participation & notre consentement ; au lieu que c'est la volonté qui influe sur les autres, & qui les dirige selon le besoin & les circonstances. Ce qui a fait prendre le change à cet égard, c'est que ces fonctions naturelles paroissent s'exercer pendant tout le cours de la vie, sans que nous y prenions part, & sans que nous nous appercevions de leur interruption. Et cependant si l'on y fait une attention

_____

(1) LACTANT. de opif. Dei. c. 16.

férieuse, on verra qu'on n'a eu d'autre motif pour croire que ces mouvements vitaux ne dépendoient en aucune forte de l'empire de l'ame, que parce que, fans que nous y participions, ils fe font fi promptement, que lorfque nous voulons les arrêter ou les fufpendre pour quelque tems, nous ne fommes pas les maîtres de continuer même nos tentatives. Mais n'éprouvons-nous pas quelque chofe de femblable, ou du moins un clignottement volontaire quand nous voulons fixer les rayons du Soleil, & cependant perfonne ne doute que ce ne foit par l'ordre de l'ame que ces mouvements s'exécutent. Je pourrois alléguer encore en preuve plufieurs autres exemples ; mais, crainte d'être trop long, j'aime mieux renvoyer le lecteur au favant Traité qu'a donné depuis peu le Docteur Porterfield, dans lequel il a mis la chofe hors de doute, & répandu le plus grand jour fur cette matiere.

Or, il n'eft aucune occafion où la puiffance de l'ame fe faffe mieux fentir, que dans ces fievres qu'on nomme *peftilentielles* ; car on obferve alors que l'ame porte un fecours prompt à la machine ; qu'elle cherche à combattre l'ennemi, & qu'à l'aide des efprits animaux, & fans que nous y faffions attention, elle excite dans le corps de nouveaux mouvements propres à chaffer par tous les couloirs, le venin qui réfide dans les humeurs. C'eft pour cela que d'habiles Médecins ont confidéré l'état de maladie, comme un effort de la nature qui combat en fa propre faveur.

De cette maniere il eft pourvu à l'univerfalité de la machine qui périclite ; mais il eft quelquefois queftion de pourvoir à une partie fpéciale, & l'ame alors ne refte pas en défaut. Si, par exemple, il arrive un accident à quelque partie, la nature, pour prévenir la douleur & les inconvénients de la surcharge qui pourroit s'y faire, livre passage au sang & aux humeurs par les vaisseaux voisins. Cela a lieu en conséquence de cette admirable disposition du corps par laquelle nos vaisseaux sont entrelassés, & dispersés en tous sens, de maniere que le sang ne passe pas seulement des veines dans les veines, mais encore des artérioles dans d'autres artérioles. Cette structure admirable a, sur-tout, l'avantage de prévenir les obstructions, comme dans la tête, le bas-ventre, & ces longs détours des conduits spermatiques.

Cet art avec lequel notre machine est construite est d'autant plus nécessaire, que lors même qu'il n'y a pas de maladie, les humeurs qui dans l'état naturel, ont pris l'habitude d'être charriées d'un côté plutôt que d'un autre, contribuent par cette disposition à un exercice plus libre des actions du corps qui en dépendent.

C'est pour cela que les mêmes vaisseaux sanguins n'ont pas le même calibre dans les différents sujets, étant plus larges, ou plus étroits, selon que le mouvement des liquides qu'ils contiennent les a plus ou moins dilatés. C'est ainsi que les ivrognes ont les arteres de la tête plus grosses que les gens sobres, & que celles des parties génitales sont bien plus considérables chez ceux qui s'adonnent au libertinage, que chez ceux qui ne font point usage des plaisirs de l'amour.

Je pourrois encore ajouter que, quelque conformité que puisse avoir avec nos besoins & les usages de la vie la structure des parties animales, dans bien des cas néanmoins elle a ſes inconvénients, de même que, malgré l'ordre établi dans l'arrangement de l'univers, il y a néceſſairement certains endroits expoſés à la foudre, aux orages, aux inondations, aux peſtes & aux autres calamités. Mais le Créateur qui a prévu, & pourvu à ces inconvénients ſelon la nature de chacun d'eux, a établi auſſi des ſecours propres à obvier aux dérangements qui ſurviennent dans notre machine, qui eſt un monde en abrégé.

Les Géometres ſe ſont ſouvent exercés à imaginer une machine qui perſiſtât toujours dans le mouvement qui lui auroit été une fois imprimé, ce qu'ils ont appellé *mouvement perpétuel* ; mais leurs efforts ont été inutiles. Car dans ces ſortes d'ouvrages la force efficiente du mouvement perd quelque choſe à chaque inſtant, à cauſe des frottements ; de ſorte qu'il eſt beſoin de la renouveller continuellement. Il n'appartient qu'au ſouverain Créateur de réuſſir dans cette entrepriſe, en donnant à notre corps une telle ſtructure, diſpoſant ſes forces motrices de maniere qu'elles ſe prêtaſſent un ſecours mutuel dans l'exécution des divers mouvements auxquels elles ſont deſtinées dans ce petit univers.

D'après ceci, il eſt manifeſte que ce n'eſt pas par parties, mais tout à la fois que ſe forme l'enſemble duquel réſulte la machine animale, parce qu'il n'eſt pas poſſible qu'une chaîne de mouvements qui dépendent les uns des autres, puiſſe avoir lieu ſans l'exiſtence de chacun des inſtruments deſtinés à y concourir ; car, par exemple, comment le cœur ſe contractera-t-il pour pouſſer le ſang à toutes les parties, ſans le ſecours des eſprits animaux qui dépendent, à leur tour, du cerveau. Il en est de même des autres parties principales. Ces animalcules que nous découvrons dans la femence de l'homme, à l'aide du microfcope, font réellement de petits hommes, qui reçus dans la matrice comme dans un nid qui leur est propre, s'y maintiennent, & y croiffent jufqu'au tems où ils en doivent fortir. C'eft donc avec raifon qu'Hippocrate a dit autrefois : » le corps n'a point de com- » mencement ; mais toutes fes parties font éga- » lement le commencement & la fin «.

J'ajouterai à ce que je viens de dire, que les parties qui conftituent la machine animale font en nombre infini ; de forte qu'elles peuvent fe divifer en petits filaments d'une délicateffe qui échappe à nos yeux, aidés même du microf- cope. Cette difpofition étoit néceffaire pour la diftribution de la nourriture dans tout le corps, & pour l'exercice des différentes fonctions de la vie.

Enfin, la fanté réfulte du jufte mouvement des humeurs & de l'état convenable des folides. Tout ce qui s'en éloigne produit une maladie. C'eft pour cela qu'elles font innombrables ; que l'une enfante fouvent l'autre, de forte que c'eft prefque un miracle que notre corps puiffe durer autant qu'il le fait. On voit par-là auffi quelle eft l'étendue du domaine de la Médecine, & la préférence qu'elle mérite fur les autres arts.

Or, l'Eternel géometre a formé cette machine, qui feule jouit d'un mouvement perpétuel, pour durer plus ou moins ; car notre corps ne peut fubfifter toujours, & il n'eft pas difficile d'en rendre raifon ; car les fibres membraneufes des canaux qui charrient le fang, & qui

ont, ainſi que nous l'avons dit, une force élaſtique qui en accélere le cours, ſe roidiſſent, &
ſe durciſſent ; ce qui les rend moins propres
aux uſages de la vie ; de ſorte que la ſecrétion
des humeurs dans chaque organe eſt diminuée
inſenſiblement. La tranſpiration, ſi néceſſaire à
la vie, ſe fait mal dans la vieilleſſe, à raiſon du
petit calibre des pores, & c'eſt ce qu'on voit
dans le cadavre de ceux qui ſont morts âgés :
la partie interne des arteres eſt enduite çà & là
d'une matiere oſſeuſe qui leur a fait perdre
preſque toute leur élaſticité. On trouve même
quelquefois chez eux l'embouchure des vaiſſeaux
abſolument cartilagineuſe.

Je citerai à ce ſujet deux exemples frappants,
dont le premier ſe trouve dans nos annales. Un
pauvre Laboureur, nommé Thomas Parr, né
dans le Shroſpſphire, où l'air eſt ſi ſalubre, y
paſſa juſqu'à cent trente ans, dans l'exercice
continuel des travaux de la campagne. Ayant
perdu la vue à cet âge, on l'amena à Londres,
où il pouſſa ſa carriere juſqu'à 152 ans & neuf
mois, & mourut en 1635. Le grand Harvée,
cet inventeur immortel de la circulation du
ſang, fit lui-même l'ouverture de ce cadavre. Il
trouva toutes les autres parties ſaines, mais
le cerveau durci & ferme au toucher (1). Tous
les vaiſſeaux de cette partie avoient acquis de
la dureté dans l'eſpace d'une ſi longue vie.

Le ſecond exemple ſe trouve dans les *Tran-
ſactions philoſophiques.* C'eſt le ſavant J. J. Scheuch-
zer, de Zurich, qui rapporte l'hiſtoire d'un homme
employé aux mines, qui vécut cent neuf ans &

_____

(1) *Anat. Thomæ Parri ad fin. lib. J. Betti de ortu &
nat. ſang. adjunctum.*

trois mois, & mourut en 1723. A l'ouverture de son cadavre, » la membrane extérieure du » foie parut tachetée de marques blanches qui, » au premier aspect, ressembloient à des boutons » de petite-vérole ; elles avoient une dureté car-» tilagineuse, & s'élevoient un peu au dessus » de la surface du reste de la membrane ; les » prominences du sternum étoient continues » avec les côtes, & absolument osseuses. Le ten-» don du cœur, qui sert à l'insertion des arte-» res, étoit osseux, ou au moins cartilagineux. » Les valvules semi-lunaires de l'aorte sur-tout » avoient absolument dégénérée en cartilage ; » & la dure-mere, trois fois plus épaisse qu'à » l'ordinaire, paroissoit tout-à-fait coriace (1).

Mais voyons quels sont les inconvéniens pro-pres à troubler & à intervertir l'ordre des mou-vements de cette machine.

---

(1) *Philosophical Transactions*, Numb. 376.

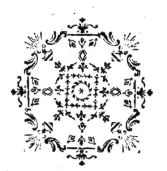

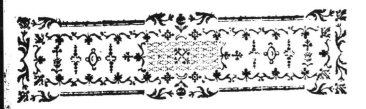

CONSEILS

ET

PRÉCEPTES

DE MÉDECINE.

SEPTIEME PARTIE.

CHAPITRE PREMIER.
Des Fievres.

SECTION I.
Des Fievres en général.

DANS toute fievre, de quelque espece qu'elle soit, le degré de chaleur du sang & des humeurs est au dessus de l'état naturel : les forces du corps & les actions vitales en sont lésées. C'est pour cela que la nature fait ses efforts pour combattre cet hôte dangereux; & lorsqu'elle remporte la victoire, la matiere du mal est expulsée d'un côté, ou d'un autre. C'est là ce que les Médecins nomment la crife de la maladie. J'ai expofé ailleurs (1) ce qu'on doit entendre ici par le mot de *nature*, ainfi que plufieurs autres chofes qui appartiennent à la diftinction des fievres, & j'ai indiqué en même tems dans quel fens les Médecins, & fur-tout Sydenham, ont dit que la maladie n'eft autre chofe qu'un effort falutaire de la nature qui cherche tous les moyens de fe débarraffer de la matiere morbifique pour l'avantage du malade (1). Je commencerai donc par dire quelque chofe fur les crifes.

SECTION II.

Des crifes des fievres.

Puifqu'aucune fievre ne fe guérit fans quelque évacuation infigne, naturelle ou artificielle, le devoir du Médecin eft d'examiner de quel côté la nature prépare l'expulfion de la matiere morbifique, afin de l'aider de toutes les manieres poffibles. Mais quelquefois elle fe fait en même tems par plufieurs couloirs du corps, & alors une évacuation contrarie l'autre ; c'eft ainfi que le cours de ventre met obftacle aux fueurs, & réciproquement. Il faut donc examiner quelle doit être l'évacuation la plus avantageufe, tâcher de la folliciter, en interrompant les autres le moins qu'il eft poffible ; car la même ne convient pas indifféremment à tous, foit

(2) *Traité de la Petite-vérole.* Chap. 2.
(2) *Obferv. Med. circà acut. morb. hift. in principio.*

à raifon du différent tempérament des malades,
foit à raifon de la diverfité des maladies, &
quelquefois néanmoins il eft utile qu'elle ait lieu
de tous les côtés, comme nous le voyons dans
les fievres qu'on nomme malignes.

La terminaifon la plus avantageufe des maladies eft celle qui fe fait par les fueurs, enfuite
par les felles & les urines. L'hémorrhagie eft la
pire, foit qu'elle fe faffe par le nez, foit par un
autre endroit; car c'eft une preuve que le fang
eft vicié au point qu'il ne fe fait aucune fecrétion (1).

Enfin, dans certaines fievres, les fuppurations qui fe font dans les glandes rétabliffent
entiérement le corps, pourvu qu'elles fe faffent à la fin de la maladie, & qu'elles foient
parfaites. Il eft queftion alors de hâter la maturité au moyen de quelques cataplafmes, de
quelques emplâtres & de ventoufes même, appliquées fur la tumeur; & fi la matiere en fluctuation ne fort d'elle même, il fera néceffaire
de lui fournir une iffue avec le cauftique ou le
biftouri.

On confeille alors avec raifon de n'exciter aucune autre évacuation qui affoibliffe le malade;
quelquefois cependant fon état exige une petite

_____

(1) *Note du Traducteur.* * Il me femble qu'il ne faudroit
pas prendre à la lettre le texte de l'Auteur. Il regarde
l'hémorrhagie comme la plus funefte des crifes, fans doute
lorfqu'elle annonce la diffolution entiere du fang; mais
alors n'eft-elle pas plutôt un fymptome de la maladie
qu'une véritable crife ? Il eft certain que chez un jeune
homme, d'ailleurs fain & bien conftitué, les maux de
tête, la pefanteur, l'accablement de la machine, céde-
ront plutôt au faignement de nez qu'à tous les remedes
poffibles.

saignée, s'il y a pléthore, & que le malade soit incommodé d'une vive chaleur. C'est un moyen de conduire l'abcès à maturité, parce que la nature repugne toujours à tout ce qui est capable de la troubler.

SECTION III.

Des fievres continuës.

IL n'est aucune maladie dans laquelle ce précepte, *principiis obsta*, *apportez remede dès le principe*, convienne mieux que dans les fievres : car il est fort aisé de soulager le malade dans les commencements; mais quand une fois le mal a gagné, on éprouve bien plus de difficulté à le guérir; car l'occasion est pressante (1), & souvent des secours qui auroient suffi au commencement, pour tirer un homme d'affaire, ne sont plus d'aucune utilité, quand la maladie a fait un certain séjour, & que le malade a perdu ses forces. Ce n'est pas cependant qu'il faille abandonner à son mauvais sort celui qui demande du secours un peu tard (2). On croyoit autrefois que les maladies étoient dues à la colere des Dieux (3); aujourd'hui il arrive souvent

---

(1) HIPPOCR. *Aph.* S. 1, aph. 2.

(2) *Note du Traducteur.* *Il y a moins d'inconvénient à appeller le Médecin un peu tard, qu'il n'y en a à appeller un peu trop tôt celui qui ne l'est pas. Ce n'est pas entre les mains de ce dernier que la Médecine peut passer pour un don de Dieu : on lui donneroit une toute autre origine.

(3) *V.* CELS. *in Præfat.*

que notre art, qui eſt un don de Dieu même, en guérit qui ne laiſſoient plus d'eſpérances. Un Médecin doit donc tenter toutes les reſſources, s'il eſt jaloux de ne point manquer à ſes devoirs.

Comme la ſaignée eſt, la plupart du tems, un des meilleurs ſecours au commencement des fievres ; ſi elle a été omiſe mal à propos, il faudra examiner s'il eſt encore tems de la mettre en uſage.

Si le malade ſe plaint d'une douleur intolérable, quel qu'en ſoit le ſiege, s'il éprouve une grande difficulté de reſpirer, ou ſi le délire ſurvient, il ſera à propos de lui tirer du ſang en raiſon de ſes forces ; avec la lancette, ſi elles ſont dans leur entier ; au moyen des ventouſes, ſi elles ſont moindres, & enfin à l'aide des ſangſues, ſi le malade eſt très-foible. Si ce ſecours doit être mis en uſage dans le fort de la maladie, à plus forte raiſon encore doit-on l'employer au commencement. Les ſangſues, pour le dire en paſſant, ſont très-avantageuſes dans le délire. J'ai vu quelquefois la frénéſie appaiſée par l'application de quelques pieces de poumon d'agneau encore chaudes ſur la tête, parce qu'elles excitoient la tranſpiration de l'humeur qui la ſurcharge alors.

Pour expoſer d'une maniere plus préciſe, ce que j'ai à dire ſur cette maladie, j'en parcourrai les principaux genres ; je renvoie pour tout ce qui concerne la maniere de gouverner le malade, ſon régime, & autres choſes ſemblables, aux Auteurs qui en ont ſpécialement traité, & ſur-tout à Celſe & à Lommius, ſon émule.

SECTION IV.

De la fievre accompagnée d'exanthêmes.

LES fievres accompagnées d'exanthêmes exigent une attention particuliere. Nous avons déja expofé ailleurs dans des traités particuliers ce qui concerne la petite vérole, la rougeole & la pefte. La principale fievre exanthématique après celle-ci eft la miliaire.

De la fievre miliaire.

Il n'en eft aucune qui fe préfente d'une maniere plus variée. Il fort par-tout le corps de petits boutons rudes ; l'éruption fe fait plutôt ou plus tard ; ces petits boutons font tantôt rouges, tantôt blancs, & quelquefois mêlés des deux couleurs, tantôt plus petits, d'autres fois plus élevés, d'une mauvaife odeur. Le malade foupire, éprouve des anxiétés précordiales ; enfin, il furvient fouvent le délire & des convulfions. La maladie traîne la plupart du tems en longueur ; que fi, par hazard, elle ceffe plutôt fans avoir été entierement jugée, il refte au malade un mal-aife qui le fatigue. Les boutons rouges font moins dangereux que les blancs, & plus ils font enflammés, moins ils font dangereux encore. Il eft évident d'après cela, que cette fievre tire plutôt fon origine du vice des humeurs & de l'affection des efprits animaux que de l'altération de l'air ; elle exige pour le traitement différente méthode felon les circonftances.

De quelque genre que foient les boutons , il

faut faigner au commencement, pourvu que les forces le permettent. Si le corps eft tout en fueur, il faut s'abftenir de la faignée, la remettre au lendemain, ou à un tems plus favorable. Les puftules rouges s'accommodent mieux de ce fecours que les blanches, & les véficatoires qu'on met en ufage dans l'une & dans l'autre efpece, conviennent beaucoup mieux dans la derniere. On les applique à la nuque, à la tête & fur tous les membres, à différents intervalles. Mais ce qu'il eft effentiel de ne pas oublier, c'eft que d'ordinaire moins on a faigné, plus fûrement la maladie fe termine ; car les forces manquant dans les derniers tems, les puftules rentrent, & le malade meurt.

Il faut aider l'éruption avec des remedes propres à dépouiller le fang des humeurs. Les plus convenables feront la poudre de bézoart, ou la poudre de contrayerva compofée, ou la confection cardiaque, auxquels on ajoutera le nitre, fi l'inflammation eft vive ; & dans prefque toutes les fievres malignes, du moins au commencement, il fera toujours affez utile de l'affocier aux remedes cordiaux. A la fin de la maladie on prefcrira un bain tiede pour donner iffue au refte de la matiere exanthématique.

Si c'eft au milieu de la maladie, ou fur fa fin qu'il s'éleve fur la peau un grand nombre de petites veffies tranfparentes, prefque imperceptibles, il ne faut pas infifter long-tems fur ces remedes internes, à moins que l'épuifement des forces du malade n'exige les plus actifs ; car ces petites afpérités humides de la peau n'ont pas le pouvoir de diffiper la fievre ; elles indiquent feulement une maladie longue & difficile ; c'eft pour cela que, fans négliger l'ufage des véficatoires, il fera à propos d'évacuer le foyer de la maladie par quelqu'autre endroit & fur-tout par la voie des inteftins ; ce qu'on obtiendra facilement avec la rhubarbe ou la manne, auxquelles on ajoute le fel de Glauber.

Cette maladie n'a pas coutume de fe terminer d'une feule maniere, mais tantôt d'une façon, tantôt d'une autre, & quelquefois de plufieurs, comme il arrive dans les fievres qu'on appelle *malignes*. C'eft ainfi que fouvent la matiere de la maladie prenant une autre route, le palais & toute la bouche font couverts d'aphtes qui s'étendent jufqu'à la luette & au gofier. Elles commencent prefque toujours avec le hoquet, fi elles font blanches & pleines de matiere, & que leur éruption foit accompagnée d'un flux de falive abondant, loin d'être dangereufes elles font d'un très-bon pronoftic, & terminent la maladie : fi au contraire, elles paroiffent noires, & que la matiere forte difficilement, c'eft la plupart du tems un fymptome mortel, parce que la quantité de pituite dont les branches font gorgées, produit la fuffocation. Dans tous ces cas il eft eonvenable d'ufer de gargarifmes faits avec la décoction d'orge, à laquelle on ajoute le firop de mûres, ou quelqu'autre, ou bien avec la décoction pectorale ; car ce ne font pas des répercuffifs dont il faut faire ufage.

Quelqu'un fera peut-être étonné de ce que Sydenham confeille l'ufage du quinquina & pour cette fievre & pour les petits ulceres qui l'accompagnent, & qu'il affure s'en être toujours bien trouvé (1). Ce n'eft pas fans raifon que cet habile Médecin en a agit de la forte, car fouvent cette fievre eft intermittente, quand les aphtes ne paroiffent point ; & fouvent auffi elle

finit

finit quand elles viennent à se defîécher. Dans l'un & l'autre cas, ce souverain antidote doit être de la plus grande utilité. Ce grand homme, qui, à l'exemple d'Hippocrate, obfervoit les retours périodiques des maladies ordinaires qu'il a vu varier dans les mêmes faifons, felon les différents états du Ciel, eft le premier qui ait donné, parmi nous, la defcription de cette fievre, qui parut au mois de Février 1685, après un hiver très-long & très-rigoureux; de forte qu'il y a tout lieu de croire que les fibres du corps trop refferrées par le froid exceffif qu'on éprouve, s'oppoferent à une tranfpiration aifée, du défaut de laquelle réfulta l'âcreté des humeurs (1).

_____

(1) *Note du Traducteur.* * Je croirois volontiers que la fievre miliaire *effentielle* eft une maladie affez rare, mais que l'éruption miliaire eft affez fouvent fymptomatique dans différentes maladies; & il me femble, avec M. de Haën, que ce fymptome tient, la plupart du tems, à la méthode de curation adaptée par celui qui conduit la maladie. En fuivant Sydenham, on la voit bien rarement, quand on a foin d'évacuer de bonne heure, & fur-tout de placer l'émétique à propos au commencement des maladies aiguës; qu'on n'accable point le malade fous le poids des couvertures; qu'on renouvelle l'air qu'il refpire, & qu'on évite les remedes chauds & incendiaires. On eft prefque fûr par un procédé oppofé, de voir paroître des pétéchies du millet, ou au moins des puftules fudorales; & ce qu'il y de plus abufif, c'eft qu'un pareil pronoftic, vérifié par l'événement, donne encore de la confidération à celui qui devroit être blâmé, s'il avoit des connoiffeurs pour juges. Combien de fievres prétendues malignes dont tout le danger apparent confifte dans de petits accidents ménagés avec art!..

SECTION V.

De la Fievre pétéchiale.

LES pétéchies, d'où vient le nom de cette espece de fievre, sont des taches larges, rouges, semblables à des morsures de puces, & qui ne s'élevent pas au dessus de l'épiderme. Elles marquent un très-grand danger quand elles sont livides ou noires, comme il arrive quelquefois; car alors elles ont un caractere gangreneux, & le danger de la maladie est en raison de leur nombre.

Les Médecins commettent presque toujours une faute au commencement de ces maladies, en excitant les sueurs au moyen de remedes qui échauffent le sang & les humeurs. Il est bien plus expédient, comme je le proposois tout à l'heure, d'arrêter les progrès de la gangrene avec de la poudre de bézoart, ou plutôt avec celle de contrayerva composée, auxquelles il faut toujours ajouter le nitre, ou bien d'aider la nature avec la confection cardiaque délayée dans l'eau alexitere simple, à laquelle on ajoute le vinaigre. On mêle à la boisson quelques gouttes d'esprit de vitriol dulcifié. On soutient les forces avec le vin du Rhin; enfin, la boisson qui convient le mieux, c'est l'eau d'orge mêlée au suc de limons. Toutes ces liqueurs doivent être bues en grande quantité. Il ne sera pas inutile, pour exciter la sueur, de donner, à différents intervalles, la chaux d'antimoine, mêlée à la poudre de bézoart; mais cette chaux ne doit pas être trop lessivée. Il faut observer qu'il

arrive affez fouvent, à la fin de la maladie fur-
tout, que l'affaiffement du malade demande des
remedes chauds, propres à redonner des forces;
tels font les racines de ferpentaire de Virginie,
de contrayerva, de valériane fauvage, le fafran, & d'autres femblables. Il eft bien plus commode de donner ces remedes en infufion qu'en
poudre. C'eft dans l'eau qu'on les fera infufer,
& l'on y ajoutera un peu de vinaigre diftillé.

SECTION VI.

De l'Eréfipelle.

LA fievre qui accompagne l'éréfipelle mérite
une certaine attention; car non-feulement le malade eft fatigué de douleur, de foif & d'inquiétude; mais encore les puftules répandues en diverfes parties du corps deviennent quelquefois
gangreneufes.

Il faudra faigner au commencement, & même
affez copieufement, enfuite purger une ou deux
fois. Les purgatifs qui conviennent ici font des minoratifs convenables à l'état de la fievre, comme
l'infufion de fenné & la manne. Il n'y a aucune
maladie aiguë dans laquelle une purgation réi-
térée foit plus avantageufe, fur-tout lorfque la
tumeur fe joint à l'inflammation de la tête; car
l'humeur qui la caufe fait des progrès rapides,
& attaque bientôt les parties voifines.

Il eft dangereux cependant d'ufer de fomentations chaudes, à titre de difcuffifs, & bien
plus encore, de fe fervir d'onguents & de lini-
ments froids, qui agiroient comme répercuffifs.
Mais s'il y a quelque marque de gangrene en

O 2

quelque endroit du corps que ce foit, il faudra y faire des fomentations avec la décoction des plantes ameres, à laquelle on ajoutera l'efprit-de-vin camphré; enfuite on fe fervira des cataplaf-mes de farine d'avoine, cuite dans la biere forte, qu'on appliquera tout chauds, & qu'on renou-vellera au befoin.

Et, pour le dire une fois au moins, ce n'eft pas dans les maladies aiguës feulement, mais encore dans les chroniques où il paroît des puftules qui fuppurent, qu'il eft beaucoup plus sûr & plus fain, à moins que le mal ne foit que très-fuperficiel, d'aider la fortie de la matiere, ou au moins de n'y mettre aucun obftacle, au-tant que le malade le pourra fupporter. Cette méthode fera toujours plus prudente que celle qui confifteroit à répercuter l'humeur, ou à chercher à la détourner par quelu'autre voie. Car les hu-meurs vicieufes ont chacune leur nature; & comme elles font la plupart du tems expulfées du corps d'une maniere critique, c'eft prefque toujours au défavantage du malade qu'elles pren-nent une autre route que celle que la nature indiquoit.

Les remedes propofés pour les exanthêmes font ceux qui conviennent ici.

Je finirai ce que j'ai à dire fur les fievres ma-lignes, en indiquant encore deux ou trois re-medes, outre ceux dont j'ai déja fait mention; mais ce qui mérite le plus d'être obfervé, c'eft qu'ils ont tous une très-grande vertu fudorifi-que.

Le camphre, fur-tout, eft confeillé par bien des Auteurs; & pour n'en pas citer un grand nombre, on trouvera dans Riviere, une ou deux obfervations, qui font foi des grands avantages qu'on en a retirés (1) ; mais remarquez bien que le camphre alors étoit associé à des rafraîchissants, ainsi que je les ai recommandés dans les fievres pétéchiales, lorsqu'on donne des remedes chauds ; car le camphre l'est beaucoup. C'est pour cela qu'il sera très-commode de le donner sous la forme suivante : on en prend une dragme, qu'on dissout avec un peu d'esprit-de-vin ; on y mêle exactement une demi-once de sucre, & l'on ajoute ensuite, petit à petit, une livre de vinaigre chaud. De cette maniere, ce remede, qui, d'ailleurs, est propre à donner des nausées, est plus agréable, & l'estomac s'en accommode mieux.

C'est par la même raison que l'esprit de mindereri est si avantageux dans toutes les fievres putrides (2).

Enfin, il m'est arrivé plusieurs fois d'éprouver les bons effets du musc, sur-tout dans les cas de convulsions. J'ai donné, à différentes fois, un bol fait avec parties égales de cette drogue, de confection cardiaque & de cinabre d'antimoine, à la dose d'un demi-scrupule de chaque.

***

(1) *Observ. medic.* Cent. II. Obs. 18.
(2) Pharmac. d'Edimbourg.

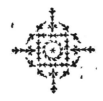

SECTION VII.

Des Fievres particulieres.

LES fievres qui accompagnent l'inflammation de quelques parties n'exigent pas d'autre traitement que celui de la maladie principale. Donnons-en un exemple.

La Pleurésie.

Dans cette maladie , on tire d'abord autant de sang qu'il est nécessaire pour appaiser la toux ; on donne des potions faites avec l'huile de lin , récemment exprimée ; on rafraîchit avec le nître ; le sang de bouquetin & les sels volatils sont employés à dissoudre le sang arrêté dans ses canaux. Enfin , pour attirer au dehors l'humeur peccante , on applique un vésicatoire sur le côté. Ce sont là les secours qui réussissent le mieux. C'est du savant Mayerne que j'ai appris l'usage de ce dernier remede externe, dont j'ai souvent éprouvé l'efficacité (1). A la fin de la maladie , lorsque l'inflammation a baissé , on purge le malade.

Il ne faut pas oublier qu'il arrive souvent dans cette maladie , & plus fréquemment encore dans la péripneumonie, que l'inflammation de l'enveloppe extérieure du poumon & de la plevre à laquelle elle adhere , se termine par

---

(1) *De morbis intern. Syntagma primum. Caput V. De pleuritide.*

un abcès purulent, qu'on nomme *empyeme*. Dans
ce cas, si l'humeur se montre au dehors, il faudra appliquer un caustique pour lui donner issue,
& laisser cet ulcere ouvert toute la vie ; car j'ai
vu, à la suite de la cicatrice formée & de la
suppression du flux purulent, le malade périr
en très-peu de tems.

SECTION VIII.

Des Fievres intermittentes.

ON sait assez que le quinquina ne guérit parfaitement ces sortes de fievres, à moins qu'on
n'ait fait précéder un vomitif & quelques purgatifs ; mais il paroîtra, sans doute, nouveau d'as-
focier à ce remede quelque léger catharctique,
puisque nos Médecins pensent que ce spécifique
a moins de vertu, & même n'en a aucune, si
pendant son usage le ventre n'est pas resserré ;
mais une longue expérience m'a prouvé qu'il est
absolument nécessaire de joindre à ce remede
une petite dose de rhubarbe, qui procure au
moins deux selles par jour. Je ne me suis jamais
apperçu que cette maniere de faire ait diminué
les vertus du quinquina ; je puis même assurer
que je l'ai toujours vu l'augmenter. Il est vrai
que les purgatifs irritants, en troublant le sang
& les humeurs, s'opposent aux succès des autres
remedes ; mais il ne l'est pas moins qu'une purgation modérée facilite la digestion, soit des remedes, soit des aliments, & contribue à faire
passer dans les veines la portion la plus légere,
la plus utile au corps.

Ce qui m'engagea à adopter cette méthode,

il y a une vingtaine d'années, c'est que je m'apperçus que les fievres intermittentes qui couroient alors épidémiquement, finissoient souvent par une sorte de cachexie, & même dégénéroient en hydropisie, & que je crus qu'il n'étoit pas de meilleur moyen de prévenir ces maux. Mes espérances ne furent pas vaines; & dès que je me fus assuré du succès de cette méthode, je l'employai toutes les fois que j'eus affaire à un corps accablé sous le poids des humeurs épaisses. J'avois attention cependant de ne pas trop purger; aussi, après avoir fait prendre une ou deux dragmes de rhubarbe, je cesse d'en donner, & j'insiste sur l'usage du quinquina tout seul; & outre les avantages qui résultent de cette conduite, & dont j'ai déja parlé, le malade est toujours bien moins sujet à récidive.

Il me reste un avertissement à donner au sujet de ce remede célebre, c'est qu'il ne convient qu'aux seules fievres intermittentes. Car dans les continues son usage est désavantageux, & il est nuisible dans les fievres étiques accompagnées de l'exulcération de quelque partie interne, quoiqu'elles soient certaines fois périodiques, & que leurs retours ressemblent à ceux de l'intermittente quotidienne, ou de la tierce (1); d'où il s'enfuit peut-être que c'est sur la bile seulement que ce remede exerce son action; car je crois que c'est cette humeur qui peche

---

(1) *Note du Traducteur.* *En associant le lait au quinquina, on obtient un des remedes les plus efficaces contre les ulcérations internes. La vertu anti-putride du quinquina est trop reconnue aujourd'hui, pour qu'il soit nécessaire d'en dire ici davantage à ce sujet.

principalement dans les fievres intermittentes.

Il arrive quelquefois que ce bienfait de la Providence n'est pas suivi de tout le succès qu'on en espéroit dans la fievre vraiment intermittente ; ce qui vient de la mauvaise disposition du corps. Il faut donc examiner attentivement quel est le siege du mal, qui est ordinairement dans les visceres & les glandes du bas-ventre. Il est donc nécessaire d'employer des purgatifs & même des vomitifs, parmi lesquels il faut entre-mêler les remedes propres à lever les obstructions, & à faciliter la coction des aliments, à la tête desquels je place les amers aromatiques & les martiaux. C'est pour cette raison là sûrement que les fievres quartes sont de toutes les intermittentes les plus difficiles à guérir. Elles sont ordinairement accompagnées de beaucoup d'épaississement dans le sang & les humeurs ; de sorte qu'il y a un double mal à combattre, & la mauvaise disposition du corps & la fievre. Aussi, en joignant au quinquina la racine de serpentaire de Virginie & l'acier, on réussit communément. Il n'est cependant pas inutile d'observer ici, que souvent le quinquina ne répondant pas à mes vœux, j'ai dissipé des fievres intermittentes avec une poudre composée de fleurs de camomille, de myrrhe & de sel d'absynthe, auxquelles on ajoute un peu d'alun.

La plus dangereuse des fievres intermittentes est celle à laquelle les Grecs ont donné le nom d'*hémitrite*, & que nous connoissons sous celui de sémi-tierce. Elle revient le troisieme jour, & de quarante-huit heures, l'accès en occupe trente-six : elle diminue plus ou moins, & ne fait jamais une rémission bien complette ; elle est seulement moins vive. Aussi Galien a-t-il eu raison de dire qu'elle est composée d'une quotidienne continue & d'une tierce intermittente (1).

Cette maladie exige donc une attention particuliere. Elle paroît avoir sa source dans l'inflammation des parties internes & dans l'obstruction causée par la viscosité de la lymphe & de la bile. Il est avantageux d'évacuer par le bas, mais avec les remedes les plus doux, tels que le sel diurétique, la manne, le sel cathartique de Glauber, & d'autres semblables. Il ne faut pas mettre trop tôt à l'usage du quinquina ; car il seroit à craindre qu'en obstruant encore plus les couloirs des visceres, il ne vînt à augmenter l'inflammation, & à faire dégénérer le mal en fievre étique. Il sera bien plus sûr de donner souvent au malade des potions faites avec le suc de limons mêlé au sel d'absynthe, auxquels on ajoute un peu de cannelle simple.

---

(1) *De different. Febr. Lib. II. Cap. 7.*

SECTION IX.

*Des Fievres ordinaires, & qui courent épidémi-
quement.*

LES fievres ordinaires font dues aux altérations de l'air qui nous environne. Elles dépendent des différentes températures du ciel, du
chaud, du froid, du fec, de l'humide, lorfque
l'une de ces qualités domine trop les autres,
ou qu'elles fe fuccedent trop précipitamment.

Dans la Grece, & même dans toute l'Afie, où
les faifons de l'année font prefques égales, &
où certains vents ont leurs retours marqués
dans les mois qui leur font deftinés, il étoit
fort aifé aux Philofophes d'en obferver les variations & les avantages, ou les inconvénients
qui en réfultoient. Cette obfervation donna
naiffance à l'art de prédire les maladies ; art
dans lequel excella Hippocrate, le pere de la
Médecine.

Mais dans nos climats, l'état du ciel eft fi in-
conftant, & les caufes qui fufcitent des vents
contraires, font en fi grand nombre, qu'il eft impoffible d'avoir à cet égard des obfervations
bien exactes. C'eft pour cela que notre Sydenham, qui marchant fur les traces d'Hippocrate,
a tenté de décrire les fievres anniverfaires, &
d'en rapporter les différentes efpeces aux dif-
» férentes faifons, avoua enfin qu'il n'avoit fait
» aucun progrès dans la connoiffance des cau-
» fes des maladies épidémiques, en obfervant
» les qualités manifeftes de l'air ; qu'il avoit vu
» dans des faifons dont la température de l'air

» étoit fort analogue , des maladies très-diffé-
» rentes, & réciproquement ; qu'il y a même des
» années dont la conſtitution ne dépend ni du
» chaud , ni du froid , ni du ſec, ni de l'humide ,
» mais plutôt de quelque altération occulte &
» inexpliquable , qui ſe fait dans le ſein même
» de la terre « (1).

Voici ce qui en eſt , du moins ſelon mon idée.
Il n'eſt pas douteux que les qualités viſibles de
l'air ne contribuent beaucoup à la naiſſance
des maladies populaires ; mais il s'y joint
d'autres cauſes propres à changer ces qualités ,
en augmentant , ou en diminuant leur action.
Ces ſecondes cauſes viennent de la terre , ſur-
tout , *lorſque*, comme dit Lucrece , *elle a contracté une putridité humide , frappée à contre-tems
des rayons du Soleil & de pluies alternatives* (1).
Cette putridité prend ordinairement ſa ſource
dans la corruption des végétaux , quelquefois
auſſi dans celle des cadavres des animaux , &
quelquefois même elle vient des minéraux. C'eſt
ainſi que les eaux ſtagnantes & marécageuſes ,
qui nourriſſent les plantes & les animaux qui
leur ſont propres , alterent ſouvent l'air d'alen-
tour de la même maniere , par leurs exhalaiſons
empoiſonnées. Il ne faut pas encore oublier de
mettre au nombre des cauſes celles-ci , qui arrivent cependant aſſez rarement dans nos régions , les inondations de la Mer & des fleuves , les tremblements de terre , les éruptions
des volcans , & tous les autres phénomenes
qui peuvent ſurvenir dans la nature , & répan-

---

(1) *De morb. epidemic. Cap. II.*
(1) *Lib.* VI, *v.* 1099.

dre dans l'air que nous respirons des corpuscules nuisibles à notre vie. Car nos corps en sont affectés, & ces altérations les rendent beaucoup plus sujets aux maladies.

SECTION X.

Des Fievres lentes ou étiques.

LES fievres lentes, qu'on nomme vulgairement *étiques*, ont tant de causes & si diverses entre elles, qu'il semble que ce soit moins la même maladie, que plusieurs maladies très-différentes. Mais les plus pernicieuses sont celles qui dépendent de l'ulcération de quelque organe intérieur, & du poumon sur-tout, parce que la matiere purulente qui se mêle alors au sang, jette le trouble & l'irrégularité dans le mouvement de ce fluide.

Il est essentiel de remarquer que ces ulcérations du poumon arrivent plus fréquemment à ceux qui, dans leur enfance ou dans leur jeunesse, ont été attaqués des écrouelles, & je me rappelle d'avoir oui dire autrefois au célebre Radclivius, que dans nos climats froids, les phthisiques sont la plupart du tems écrouelleuses. Nous voyons souvent dans les cadavres de ceux qui sont morts étiques, le poumon garni de tubercules & de glandes endurcies qui avoient fourni du pus, tandis qu'ils étoient en suppuration.

Les Médecins ont donné des descriptions assez exactes des divers degrés de cette maladie, & de la maniere dont ils se succedent; mais ils n'ont pas donné assez d'attention, ce me semble, au périodifme de quelques-unes de fes caufes effentielles. Il feroit néanmoins très-important d'obvier à leurs retours autant qu'il eft poffible. Nous voyons, en effet, que les phthifiques font attaqués en certains tems, les uns de crachement de fang, les autres d'une pituite tenue qui charge le poumon, que d'autres même rejettent de la bile. Le quinquina remédiera à tout cela. Il convient d'y ajouter ce qui convient au poumon, & de l'adminiftrer avant le tems où le mal doit reparoître, & c'eft une attention qu'il faut avoir dans toutes les autres efpeces d'hémorrhagies. Mais cet excellent antidote deviendroit nuifible, fi le poumon étoit ulcéré, comme je le dirai dans un moment.

Dans l'ulcere du poumon, les Médecins recommandent, fur-tout, l'ufage du lait, parce qu'il réunit la double qualité de remede & d'aliment. Il y a néanmoins encore quelques précautions à prendre à cet égard, parce qu'il y a des gens qui ne peuvent s'accommoder du lait. Il y a quelque chofe de plus, c'eft que dans les grands maux de tête, dans les fievres aiguës accompagnées d'une foif confidérable, dans les gonflements de poitrine, lorfqu'il y a des déjections bilieufes ou fanguinolentes, on doit dans tous ces cas confidérer le lait comme un vrai poifon (1). On donne parmi nous la préférence à celui d'âneffe, parce que, quoiqu'il nourriffe moins que les autres, il eft plus rafraîchiffant & plus déterfif. Quand il eft difficile de s'en procurer, on y fubftitue le petit lait de vache, ou celui de chevre, fur-tout lorfque ces animaux

_____

(1) HIPPOCR. Aph. Sect. 5. A. 64.

ſe nourriſſent d'herbes aromatiques. Pour le lait de vache, il convient rarement, lors même qu'on le coupe, comme on a coutume, avec une décoction d'orge. Il ne ſera pas déſavantageux de rendre ce petit lait plus efficace encore pour cette maladie, en y faiſant infuſer quelques herbes ſtomachiques & carminatives. Mais, par malheur, il arrive ſouvent, que lorſque le lait conviendroit le mieux au corps, le relâchement des inteſtins s'oppoſe à ſon uſage. Quand il en eſt ainſi, on peut le préparer de cette maniere : prenez roſes rouges deſſéchées, balauſtes, écorce de grenades, canelle, de chaque une dragme : faites bouillir dans une livre de lait de vache : quand il commencera à bouillir, on arrêtera l'ébullition, en verſant deſſus un peu d'eau froide ; on recommencera la même choſe juſqu'à ce que d'une livre de lait & d'autant d'eau, il ne reſte qu'une ſeule livre. On coulera enſuite la liqueur, dont le malade prendra chaque jour cette quantité diviſée en différentes priſes, à chacune deſquelles on ajoutera du ſucre à volonté. De cette maniere, on nourrit le malade, & l'on modere les évacuations, & ce régime ne met aucun obſtacle à l'uſage d'autres aliments, ni d'autres remedes.

Il eſt de la plus grande importance d'obvier de bonne heure à cette cruelle maladie, & quand elle a ſa ſource dans l'inflammation, la ſaignée eſt néceſſaire, & il eſt ſouvent beſoin de la réitérer. Si le ſang eſt épais, noir & glutineux, il eſt vicieux, & il eſt utile d'en tirer ; au contraire, s'il eſt rouge & tranſparent, il paſſe pour être d'une bonne qualité, & l'on s'abſtient d'en tirer davantage. Mais il eſt facile en pareille matiere de pouvoir être induit en erreur.

Car souvent le sang étant en grande effervescence, il paroît, au sortir de la veine, d'un rouge foncé, épais & glutineux, & dans cet état il en faut tirer jusqu'à ce qu'il paroisse moins rouge & moins glutineux; ce qui se fait sans danger. On trouvera, peut-être, un conseil de cette nature téméraire, lorsque le malade est dans le marasme, & que ses forces sont épuisées. Mais il vaut mieux tenter un remede douteux, que de n'en donner aucun, & c'est à l'avantage du malade qu'on diminue ses forces, lorsqu'on remédie par-là au vice qui tend à l'affoiblir de plus en plus. De sorte que si le poumon étant ulcéré, le malade éprouve une fievre vive; la saignée telle qu'il la pourra supporter, lui sera avantageuse, sur-tout en la divisant de maniere à laisser les intervalles nécessaires pour nourrir le corps. J'ai vu cette méthode suivie d'un assez bon succès, dans des cas qui n'étoient pas tout-à-fait désespérés : dans les autres, on n'accusera jamais un Médecin d'avoir tué un malade qu'il étoit impossible de conserver, les visceres étant déja corrompus.

Je finirai ceci en avertissant que dans certains cas, les balsamiques, comme l'encens, le styrax, le succin, le benjoin, sont utiles, & très-propres à adoucir, & à tempérer l'âcreté des humeurs. Il faut les jetter sur des charbons ardents pour les faire évaporer, & en faire recevoir au malade la fumée, par un tuyau propre à la conduire dans la trachée-artere, & le poumon (1). Je sais que cette méthode est

---

(1) *Christophori Benedicti Theatr. tabidor. sub. fin. Londini.* 1656.

très-

très-négligée, & que la plupart en regardent l'ufage comme fort inutile. Mais quiconque réfléchira fur la longueur du trajet que ces fubftances ont à parcourir avant de parvenir au poumon (car il faut qu'elles fuivent toutes les routes de la circulation, & il ne peut en arriver au lieu deftiné, qu'une bien petite portion), quiconque, dis-je, donnera quelque attention à cet objet, s'appercevra facilement que fi ces remedes ont quelque vertu, ce n'eft que de cette maniere qu'ils peuvent l'exercer.

. C'eft par la même raifon que le baume de tolut fumé en guife de tabac, arrive au poumon avec affez de facilité, & produit beaucoup de bien dans le crachement de fang.

: Après avoir parlé de ces petites fuppurations, il n'en faut pas omettre une beaucoup plus confidérable; c'eft l'abcès de ce même vifcere, connu fous le nom de vomique. Quoique ce foit un mal très-grave, & qui conduit fréquemment à l'éthifie, il eft cependant moins dangereux que les autres petites exulcérations. Car j'ai vu des malades qui, après avoir rejetté une ou deux livres de pus mêlé de fang & d'une odeur fi fétide, qu'on ne pouvoit tenir dans leur chambre, ont été parfaitement rétablis au moyen du lait & des balfamiques, auxquels on entremêloit quelques anodyns, felon le befoin & les circonftances.

Voilà ce que nous avions à dire fur la pthyfie.

Mais il y a deux autres efpeces de marafmes qui font périr les gens dans la confomption. Dans l'une le corps ne prend pas de nourriture ; & faifant chaque jour de nouvelles pertes, fans en réparer aucune, il tombe dans une maigreur affreufe, qu'on nomme *atrophie*. Sou-

Tome II. P

vent cet état eſt dû au vice du fluide nerveux, & eſt accompagné de la *cachexie*, qui eſt la ſeconde eſpece de maraſme, ou du moins qui l'amene inſenſiblement. Dans l'une & dans l'autre, la mauvaiſe diſpoſition du corps eſt cauſe que les aliments ſe corrompent, & que les parties ne prennent pas de nourriture, de ſorte qu'un genre de vie bien réglé, & quelques martiaux propres à fortifier l'eſtomac, ſont très-convenables, avec l'attention de maintenir la liberté du ventre.

Enfin, dans quelque eſpece que ce ſoit, l'exercice & les frictions faites en raiſon des forces du malade ſont toujours d'une très-grande utilité, ainſi que le changement d'air, & même un voyage ſur mer d'un certain trajet. Les poitrinaires ſe trouvent très-bien de paſſer de nos climats à Lisbonne ou à Naples. L'équitation eſt fort avantageuſe quand les forces permettent d'en uſer, ou au moins faut-il y ſuppléer par l'exercice en voiture, en litiere, ou enfin de quelque maniere que ce ſoit.

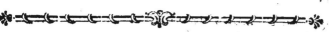

CHAPITRE II.

Des maladies de la Tête.

SECTION I.

De l'Apoplexie.

LEs maladies de la tête ont beaucoup d'analogie entr'elles, & viennent prefque toutes de
replétion. La principale eft l'apoplexie. Elle dérive fouvent d'un fang trop épais qui circule
avec peine dans les arteres de la tête, & qui s'y
trouve prefque en ftagnation. Soumis à l'action
continuelle du cœur qui le pouffe dans ces vaiffeaux d'une texture délicate, il les rompt, s'é-
panche fur le cerveau; & comprimant ainfi à
leur origine les tuyaux des nerfs deftinés à produire le mouvement du corps, il met lui-même
des obftacles à fon admiffion dans leur calibre.
Souvent, fans une rupture confidérable des vaiffeaux, l'apoplexie eft produite par une liqueur
rouge & aqueufe qui dérive du fang, & quelquefois auffi par l'humeur des glandes voifines,
qui étant en trop grande abondance, pefe fur
les membranes du cerveau, foule fes ventricules, & intercepte ainfi le cours des efprits
animaux. J'appellerai la premiere *fanguine*; la
feconde, *pituiteufe*. Hippocrate a confidéré l'une
comme grave & incurable, & celle-ci comme
légere & facile à guérir (1). On peut voir beau-

Aphorifm. Sect. II, *Aph.* 42.

coup d'exemples de l'un & l'autre genre dans le livre du favant Wepfer, Médecin de Schafhoufe (1) ; & dans les ouvrages du célebre Auteur de la *Médecine raifonnée* (Laurent Bellini), on trouvera l'explication de tous les phénomenes qui accompagnent cette maladie, & celles qui ont de l'analogie avec elle (2).

Je ne parlerai pas ici des caufes externes, comme un coup, une chûte, la fracture d'un des os du crâne, parce que les remedes que ces cas exigent font les mêmes, excepté qu'ils requierent auffi les fecours de la Chirurgie.

L'apoplexie fanguine demande des faignées du bras & de la jugulaire, abondantes & réitérées. La pituiteufe trouve plus de fecours dans l'ufage des purgatifs. On retire auffi un trèsgrand avantage de l'ouverture des veines occipitales. C'eft le favant Morgagni, auffi profond Anatomifte qu'habile Médecin, qui a propofé cette méthode (3), & j'en ai éprouvé plus d'une fois l'efficacité dans les circonftances les plus fâcheufes. En effet, comme ces veines communiquent à l'intérieur du crâne avec l'un & l'autre des finus latéraux, dès qu'elles font ouvertes, la partie du fang qu'elles y portoient en eft détournée, la maffe totale eft diminuée, & ce qui refte fe meut avec plus de facilité. C'eft pour cela qu'on applique des ventoufes fous l'occipital & fur les côtés du cou, qu'on fcarifie enfuite affez profondément, pour que le fang puiffe fortir avec plus d'abondance.

---

(1) *Obferv. anat. ex cadav. eorum quos fuftulit apoplex.* Amftelodami , 1731.

(2) *De morb. capit.*

(3) *Adverf. anatom. vj. Animad.* 83 & 84.

C'eſt de la même maniere que l'artériotomie des tempes, que pluſieurs Auteurs conſeillent, produit ſes bons effets, en diminuant la quantité du ſang qui doit ſe porter ſur le cerveau. Galien aſſure qu'il a vu ouvrir l'artere même du bras avec aſſez d'avantage, & ſans qu'il en ſoit arrivé d'inconvénient (1). Mais le ſang qu'on peut tirer de cette maniere eſt en ſi petite quantité, qu'il ne peut en réſulter un grand bien. Il vaudra donc mieux, comme Aretée le recommande pour la *céphalée*, ouvrir les deux arteres qui ſont derriere les oreilles (2); car on en tirera beaucoup plus de ſang que des temporales, & ce ſera un meilleur moyen d'empêcher l'effort de celui qui ſe porte ſur la tête.

On applique encore des véſicatoires à la tête & ſur tous les membres. On fait un grand uſage des cathartiques, ſoit en potions, ſoit en lavements. Ceux-ci ſont toujours d'une grande utilité. Ils doivent être âcres & ſtimulants; car les fibres des inteſtins dans ces cas là ſont preſque inſenſibles.

La léthargie & le carus ſont de légeres eſpeces d'apoplexie.

---

(1) *Method. medend.* Lib. 4, cap. 7.
(2) *De Morbor. diuturn. curat.* Lib. 1. cap. 2.

SECTION II.

De la Paralyfie.

QUand on ne meurt pas d'apoplexie, elle fe termine toujours par la paralyfie. La plupart du tems elle n'occupe que la moitié du corps. Morgagni dit avoir obfervé dans les cadavres des apopleétiques, que la caufe de la maladie étoit toujours dans la partie oppofée du cerveau; & je me fouviens d'avoir fait autrefois la même remarque dans mon hôpital.

Ce n'eft plus le tems de faigner ni de placer des purgatifs d'une certaine énergie. Il vaut mieux folliciter les évacuations avec quelques catharétiques chauds & modérés, tels que la *teinture facrée*; & quand la maladie éft déja un peu avancée, il faut faire ufage des véficatoires, qu'on applique aux lieux les plus convenables, mais fur-tout fous l'occiput, fur les épaules; ou bien avec le fer chaud, ou le cauftique, on ouvre de petits cauteres. Hippocrate prefcrit au moins neuf brûlures, à chacune defquelles il affigne fa place (1).

C'eft fur les remedes aromatiques propres à fortifier les fibres qu'il faut infifter. On leur affocie les martiaux. Il n'eft pas inutile de procurer une légere inflammation à la peau du membre engourdi. L'onguent verd remplit affez bien cette vue; on y ajoute un feptieme, ou un huitieme d'efprit de vitriol concentré; & dès que la peau commence à rougir, on retire cet on-

(1) *De morbis.* Lib. 11, Seét. 12.

guent pour lui subftituer celui de fureau, avec
lequel on fait des illinitions. Le bain froid eft
affez utile à ceux qui ne font pas trop avancés
en âge; mais les immerfions chaudes nuifent à
tous les paralytiques, & j'ai vu plufieurs perfonnes qui, féduites par les vaines promeffes de
leurs Médecins, ont été aux eaux de Bath, &
font retombées, au fortir de l'eau chaude, dans
une apoplexie qui les a enlevées.

Je profiterai de cette occafion pour dire ce
que je fais de ces eaux. Leur principale vertu
me paroît confifter dans une certaine chaleur
minérale qui favorife l'eftomac & les inteftins.
C'eft pour cela qu'elles conviennent fur-tout
à ceux qui, par l'abus du vin ou des liqueurs,
ont perdu l'appétit & la faculté de digérer, d'où
réfultent des maux infinis. Elles font très-perni-
cieufes à tous ceux qui reffentent des chaleurs
extraordinaires dans quelques parties internes,
comme au cerveau, au poumon, au foie, aux
reins; &, par la même raifon, quoiqu'elles femblent d'abord aider les eftomacs foibles, cependant elles leur deviennent préjudiciables, pour
peu qu'on en continue long-tems l'ufage, parce
que cette chaleur qui a d'abord été utile pour
le relâchement des fibres, finit par être perni-
cieufe à la longue; ce que j'ai vu arriver fouvent chez ceux fur-tout qui étoient attaqués
de quelque mal dont l'origine fe trouvoit dans
l'altération du fluide nerveux.

Cette maladie n'eft jamais aiguë; elle traîne
fouvent en longueur; & chez les vieillards elle
eft prefque incurable. Celui qui en eft atteint ne
fait que traîner une vie malheureufe; car elle
fait perdre la force d'efprit & la mémoire, &
le paralytique reffemble moins à un homme,

P 4

qu'il ne préfente le trifte fpectacle d'un animal à demi-mort qui vacille autour de fon tombeau.

De la Danſe de St. Vit.

Cette maladie, qui n'eſt pas moins ridicule par fon nom que par la maniere dont elle ſe préſente, n'eſt autre choſe qu'une affection paralytique, & j'ai déja dit dans un autre endroit, qu'il n'étoit pas de meilleur moyen pour la diſſiper, que de laver fouvent les malades dans l'eau froide, & de leur conſeiller l'uſage des martiaux (1).

SECTION III.

De l'Epilepſie & du Vertige.

JE renvoie le Lecteur pour l'une & l'autre de ces maladies, à ce que j'ai dit dans un autre endroit, & fur leurs retours périodiques & fur les remedes qui leur conviennent (2).

J'ajouterai ſeulement ici un ou deux avertiſſements. Le premier, c'eſt que le vertige eſt une maladie qui dérive plus ſouvent de l'eſtomac que de la tête, ou au moins que l'un & l'autre ſont attaqués à la fois, & que les inteſtins ſont alors furchargés de glaires ou de bile. Dans ce cas, tous les autres remedes ſont inutiles, ſi l'on ne commence à donner le vin d'hipécacuanha, ou quelqu'autre vomitif propre à débarraſſer

(1) De l'Empire du Soleil & de la Lune, ch. 2.
(2) Au même endroit.

l'eſtomac de ces matieres étrangeres. Rien enſuite ne favoriſera mieux les digeſtions que l'é-
lixir de vitriol de Mynſicht, pris dans de l'eau
de fontaine une ou deux heures avant & après
le dîner.

Le ſecond conſeil que j'ajoute, c'eſt que le
quinquina eſt un remede dont on retire ici beaucoup d'avantages, en l'aſſociant à ceux qui ſont
d'ailleurs adaptés à cette maladie. Je le preſcris
volontiers de la maniere ſuivante. Prenez écorce
du Pérou, une once; racine de valériane ſau-
vage en poudre, deux dragmes; ſyrop d'écorces d'oranges, une quantité ſuffiſante pour former un électuaire. Après avoir fait précéder les
évacuations néceſſaires, on en donne au malade un bol du poids d'une dragme, matin &
ſoir (1), pendant trois mois de ſuite; ce qu'il
faut répéter enſuite dans les trois ou quatre
jours qui précedent la nouvelle & la pleine Lune.

Du Tétanos.

Cette maladie eſt aſſez rare. C'eſt une con-
vulſion violente & contre nature de tous les
muſcles de la machine. Elle doit céder aux ſecours qui conviennent à l'épilepſie.

---

(1) * Note du Traducteur. Il ſe trouve *pondo* $\tilde{3}$ j dans
l'exemplaire qui m'a ſervi pour ma traduction. Je pré-
ſume que c'eſt une faute d'impreſſion, & qu'on aura équivoque de 3 j à $\tilde{3}$ j. Il n'eſt pas probable que l'Auteur
ait eu envie de preſcrire plus de douze livres de quinquina
en trois mois. Voilà l'inconvénient de ces caracteres,
qu'on devroit bien une bonne fois proſcrire pour toujours.

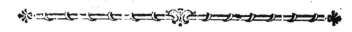

CHAPITRE III.

De la Folie.

IL n'eſt pas de maladie plus à redouter que la folie. Quoi de plus malheureux en effet, que d'être privé de la raiſon & de l'intelligence ? Quel état pitoyable que celui d'un homme qui ſe jette ſur les autres, à la maniere des bêtes féroces, qu'on eſt obligé d'enchaîner, de menacer, de battre pour l'empêcher de nuire & à lui-même & aux autres ? Dans d'autres circonſtances, les choſes ſe préſentent différemment : l'inſenſé eſt dans la triſteſſe, dans l'abattement ; il a l'imagination frappée de vaines terreurs ; il croit voir des ſpectres, & c'eſt ainſi qu'il paſſe ſa vie dans des anxiétés continuelles, ſans compter l'horreur que la plupart ſe forment des peines de l'autre vie ? Ce qu'il y a enſuite de plus fâcheux, c'eſt que cette maladie ſe guérit très - difficilement. Mais afin de rendre plus intelligible ce que l'expérience m'a appris ſur cette maladie, je dirai d'abord quelques mots ſur ſa nature.

La cauſe la plus fréquente de ce mal c'eſt une trop grande contention d'eſprit, lorſqu'il s'occupe trop long-tems de la même idée, quoiqu'agréable. Car quand elle eſt ſeule, elle peut troubler l'eſprit, comme il arrive quelquefois chez les Gens de Lettres. Mais quand les différentes paſſions viennent à s'y joindre, comme la crainte, l'eſpérance, la colere, & d'autres ſemblables, la maladie devient alors bien plus grave ; & ſelon la nature de la cauſe, ou plutôt selon que l'esprit du malade fera plus ou moins disposé à telles ou à telles affections, la folie qui s'emparera de lui fera accompagnée de tristesse ou de fureur. Rien cependant n'est plus capable de troubler l'esprit que l'amour & la religion, je veux dire la religion fausse ou mal entendue. L'amour traîne à sa suite l'espérance, la crainte, les soupçons, & souvent aussi la colere & la haine. La religion remplit l'ame de vaines terreurs, & de l'image des supplices qu'on s'imagine avoir à subir. C'est pour cela que ceux que l'amour a rendus fous font plus sujets à la fureur, & ceux qui le font devenus par religion, à la tristesse (1).

Mais ces différentes affections font sujettes à varier, & à se mêler les unes aux autres.

La folie est toujours plus considérable, quand l'esprit est agité de mouvements contraires, par exemple quand la colere & la crainte s'en emparent en même-tems, ou qu'il est troublé tout-à-la fois par la joie & par la tristesse ; car ces différentes affections tirent l'ame en sens contraire, & l'agitent misérablement.

_____

(1) *Note du Traducteur.** J'ai vu de près la *folie religieuse* & *monastique*. C'est un spectacle propre à exciter la pitié & l'horreur. On sait bien que la justice entre dans les perfections qui constituent la divinité ; mais pourquoi ne la représenter jamais que sous ce point de vue effrayant, aux ames timides & scrupuleuses ? Il est fait pour jetter le désespoir dans le cœur ; au-lieu de peindre l'Etre suprême comme un bon pere, qui sait pardonner à des créatures, à qui il donna la foiblesse en partage, pour qu'elles eussent plus de mérite à pratiquer la vertu. Ces tableaux effrayants d'un Dieu jaloux, d'un Dieu vengeur, d'un Dieu qui scrute les cœurs & les reins, n'arrêtent pas le scélérat décidé au crime, & font capables de troubler la paix dont devroient jouir les ames honnêtes & innocentes.

Nous favons tous que nous fommes conftruits de façon que toutes les fois qu'il fe préfente à notre efprit l'image d'objets qui nous font ou avantageux ou nuifibles, elle nous affecte tout-à-coup, & produit dans le corps des mouvements relatifs, analogues à l'impreffion qu'ils nous ont faite. C'eft ainfi que la joie, la trifteffe, l'efpérance, la crainte, l'envie, la colere agitent malgré nous notre fang & nos humeurs, & produifent ainfi divers phénomenes dans nos corps. Peu importe que ces images foient vraies ou fauffes, pourvu que l'efprit s'en foit occupé uniquement & long-tems. N'éprouvons-nous pas même fouvent que les maux imaginaires nous font une impreffion plus vive, plus fenfible que les maux réels ? Une fauffe appréhenfion de tomber prochainement dans l'infortune eft plus intolérable que la pauvreté même, & fouvent elle a porté ceux qui la redoutoient à fe donner la mort. Tant notre vie eft fujette à toutes fortes de miferes !

L'agent de ces divers mouvements tant de l'efprit que du corps, eft ce fluide fubtil qui exifte dans nos nerfs, & qu'on nomme communément *efprits animaux*. Nous avons déja donné quelques conjectures fur fa nature (1), & nous avons fait voir qu'il étoit fujet à différentes altérations, comme la maladie dont il eft maintenant queftion en fournit la preuve.

Les Auteurs décrivent deux genres de folie, dont l'un & l'autre eft une aliénation d'efprit conftante, qui n'eft pas accompagnée d'une grande fievre. L'un eft marqué par la fureur & l'audace, l'autre par la trifteffe & la crainte. Le

(1) *Effais fur les Poifons.*

premier s'appelle *manie*, le fecond *mélancolie*. Or, c'est le dégré feul qui fait la différence de ces maladies. Car fouvent la mélancolie dégénere plus ou moins vîte en manie; & quand la fureur ceffe, il femble que la triftesse fasse de nouveaux progrès. Auffi tous les furieux font-ils timides & pufillanimes. Ce font des remarques qui ne font point inutiles dans la pratique. Quant aux efprits animaux, on démontre aifément que dans la folie ils ont des propriétés abfolument différentes de celles qui leur font naturelles. Mais ce qui paroît vraiment admirable dans cette maladie, c'eft que non-feulement la nature a préfervé les fous des autres maladies, mais encore fi la folie prend à un homme qui en foit attaqué, elle s'empare entiérement de lui au point de chaffer la premiere. Ceci n'a pas lieu feulement pour les incommodités légeres, mais encore pour les plus graves, & les plus dangereufes, de forte qu'on pourroit dire,

Que ce mal même eft quelquefois un bien.

Je me rappelle deux exemples frappants, qui confirment ce fentiment. J'étois le Médecin d'une fille d'environ vingt ans, affez gaie & d'une petite complexion, qui, par une fuite de fon mauvais tempérament, étoit tombée en hydropifie, & dont les membres s'atrophioient. On tenta différents remedes fans fuccès, & il ne reftoit plus d'efpérances, quand je ne fais par quelle caufe, elle devint folle, tout-à-coup, attaquée d'anxiétés & de terreurs paniques; car elle s'imaginoit devoir fubir un jugement & la peine de mort, pour crime de leze-majefté. Cependant elle reprenoit fes forces, & fon ventre s'affaiffoit infenfiblement, de forte qu'au bout de quelque tems elle fut en état de foutenir le traitement adapté à l'une & à l'autre maladie. Je la fis vomir, je la purgeai ; elle prit des diurétiques, des ſtomachiques qui lui profiterent au point qu'au bout de quelques mois, ſon eſprit & ſon corps furent parfaitement guéris.

La ſeconde maladie dont je veux parler, & qui diffère un peu de la premiere, attaqua auſſi une fille qui, dans ſa vingt-huitieme année, étoit fort tourmentée d'une hémophtyſie pulmonaire, & d'une toux continuelle. Je la fis ſaigner aſſez copieuſement, & réitérer ce remede à jours alternatifs juſqu'à cinq à ſix fois. Je ſoulageois ſon mal ſans y mettre fin ; & au bout de deux mois, la fievre étique ſurvint accompagnée de chaleur, de ſoif & de ſueurs nocturnes. La maigreur étoit extrême ; elle crachoit fréquemment une matiere épaiſſe, viſqueuſe & mêlée çà & là de quelques parties de pus jaune qui venoit des bronches & du poumon. Elle étoit dans la perſpective la plus prochaine de la phtyſie & de la mort. Cette fille commença donc à s'inquiéter un peu ſur ſon ſort. Elle étoit aſſiſtée par des Prêtres, qui, au lieu de l'animer pour entreprendre le voyage de l'Eternité, lui montroient au contraire le chemin du ciel comme un chemin dur & difficile, qu'il ne falloit entreprendre qu'à force de prieres & de jeûnes : comme ſi la félicité dont on doit jouir dans l'autre vie, devoit être compenſée dans celle-ci, par toutes ſortes de malheurs & d'inquiétudes ! Qu'arrive-t-il ? Cette infortunée, accablée de fauſſes terreurs, eſt bientôt priſe d'une folie religieuſe ; nuit & jour elle avoit devant les yeux des ſpectacles de démons, des flammes ſulphureuſes, & l'image affreuſe des peines éternelles de l'enfer. Dès lors les fymptomes effrayants de la premiere maladie commencerent à fe diffiper, la chaleur fébrile à baiffer, le crachement de fang à s'arrêter, les fueurs à diminuer, enfin la fanté à fe rétablir, au point qu'il fembloit que le corps fe trouvât mieux en proportion de ce que l'efprit étoit moins capable de le gouverner. Enfin, elle devint tout-à-fait mélancolique au bout de quelques jours. Avec des évacuations ménagées felon fes forces, & quelques autres remedes appropriés à fon état, elle commençoit à donner beaucoup d'efpérances, lorfqu'au bout de trois mois la fievre étique & l'ulcere du poumon qui reparurent, enleverent cette pauvre fille digne d'un meilleur fort.

Cette maladie dépend donc entiérement de la force de l'imagination. L'efprit fe repréfente des objets triftes ou joyeux, & cette repréfentation eft accompagnée néceffairement de mouvements du corps analogues. Il eft certain que les brutes font quelquefois attaquées de folie, quoi qu'en puiffent dire des Philofophes qui ne font pas fages, & elles le font toutes les fois qu'elles ne fe fervent pas de l'efpece de raifon qui convient à leur nature.

Nous éprouvons fouvent combien eft grande la force de l'imagination. Quoi de plus trifte en effet, que de voir un homme qui s'imagine être changé en chien ou en loup, qui ayant encore toutes fes forces, croit être mort & au milieu des morts, avoir une tête de verre? C'eft néanmoins ce que nous voyons tous les jours, & mille chofes pareilles. Mais ce qu'il y a de plus étonnant encore & prefque d'incroyable, c'eft ce qui arrive aux femmes groffes. Car on fait que lorfqu'elles font attaquées du *malacia*, leur enfant porte, pendant toute fa vie, les marques d'un fruit ou de toute autre chofe qu'elles auront fouhaité, fans avoir pu fe le procurer; cela eft furprenant : mais un exemple qui tient du prodige, c'eft celui que rapporte Mallebranche, cet homme fi clairvoyant dans fes recherches fur les facultés de l'efprit humain : il y avoit à l'hôpital des incurables à Paris, un jeune homme imbécille dès fon enfance, dont les bras & les jambes paroiffoient brifés aux mêmes endroits où l'on rompt ceux qui fubiffent le fupplice de la roue. Ce malheureux traîna ainfi pendant vingt ans, & attiroit auprès de lui le concours des Philofophes & des Médecins qui étoient curieux de voir & de toucher de leurs propres mains, les enfoncements dans lefquels les os manquoient de continuité. On ne fut pas long-tems à trouver la caufe de ce malheur. Sa mere, tandis qu'elle le portoit dans fon fein, avoit affifté à l'exécution d'un criminel qu'on rouoit. On peut croire qu'elle fut effrayée de ce fpectacle ; mais il eft très-difficile d'expliquer comment fon imagination put faire une impreffion fi vive fur fon enfant. Mallebranche propofe, à fon ordinaire, des conjectures très-ingénieufes fur cet objet. Il dit que la faculté d'imaginer eft un fens interne qui s'exerce au moyen des efprits animaux; que le fœtus doit être confidéré comme une portion du corps de la mere, de telle forte que lorfque quelque partie de celle-ci fouffre, la douleur paffe dans la partie de l'enfant qui y correfpond, & ce paffage fe fait au moyen d'une communication inconnue. Cette femme donc frappée vivement du fpec-

tacle

tacle horrible qu'elle avoit sous les yeux, éprouva une douleur, un tiraillement des fibres dans les mêmes endroits où l'on rouoit le patient ; ses os, qui avoient plus de consistance, résistèrent fortement, tandis que ceux du fœtus, à peine formés, se rompirent sans effort, & sans espérance de réunion. Mais que la chose soit arrivée de cette maniere ou de toute autre, elle n'en prouve pas moins combien la force de l'imagination peut sur le corps.

C'est encore une chose qui paroît bien surprenante, qu'une joie excessive poussée trop loin produise la folie accompagnée d'anxiétés & de tristesse. Cela vient probablement de ce que les objets agréables qui se présentent à l'esprit, ne lui permettent pas de détourner son attention ailleurs ; cependant, sans cesse distrait par ce qui l'environne, l'esprit se trouble & s'agite. L'inquiétude vient à s'y joindre par la crainte que cet état de bonheur ne soit pas durable, & qu'il ne succede quelques revers. Je me rappelle d'avoir oui dire souvent au Docteur Hales, qui étoit chargé de l'hôpital des fous à Londres, qu'en 1720, année si funeste pour la fortune de la plupart de nos citoyens, lorsqu'on établit le commerce de la Compagnie des Indes, il avoit eu à traiter un bien plus grand nombre de ceux qui avoient amassé des richesses immenses, que de ceux qui avoient été réduits à la pauvreté. Tant l'avarice insatiable, & le desir d'amasser de l'or sont propres à corrompre l'esprit (1) !

_____

(1) *Note du Traducteur.* * Ce fut dans le même tems que les variations de fortune qu'établit la Banque de la rue Quincampoix, fournirent en France de pareils exemples.

Il est bien singulier que les fous, & sur-tout les mélancoliques, soient toujours empressés de faire ce qui leur est nuisible, chose si contraire à notre nature : prêts à mourir de faim, ils refusent les aliments qu'en leur offre, comme si c'étoit du poison ; la vessie a beau être surchargée, ils ne cherchent point à la débarrasser ; au contraire, ils retiendront leur urine pendant un jour entier, & plus encore. Il paroît que dans ces sortes de cas, l'ame est en quelque sorte absente des sens, parce qu'il n'est pas possible que ces malheureux ne sentent pas la douleur ; mais l'esprit s'obstine à ne donner aucune attention à ce qui se passe dans le corps ; & il est vraisemblable qu'alors il y a quelque illusion qui le force de supporter la douleur actuelle, comme, par exemple, la crainte d'une plus violente, l'idée que c'est une punition envoyée de Dieu pour leurs pechés, l'effet de la puissance du diable, ou de quelque art magique, & mille autres de cette espece. Car il n'est rien de si incroyable, de si inepte, de si déraisonnable qui ne puisse être le fruit d'une imagination blessée.

Mais pour en venir, enfin, au traitement de cette terrible maladie, il faut que le Médecin considere, avant toutes choses, quelles sont les évacuations que le malade peut supporter ; car il faut soustraire la matiere de toutes les manieres possibles, pourvu que les forces le permettent ; & quand elles manquent, il est essentiel de commencer par les rétablir avec un régime approprié, jusqu'à ce que le malade soit en état de soutenir un traitement ; car il arrive quelquefois que les humeurs étant épuisées, il succede à la fureur un abattement d'esprit & une mélancolie incurables, & que le malade accablé paſſe dans la triſteſſe & les anxiétés le reſte d'une vie qui n'eſt, hélas! que trop longue; car la plupart des fous vivent très-long-tems. Or, les moyens principaux d'évacuer la matiere de la maladie ſont la ſaignée, le vomiſſement, les purgatifs & les diurétiques. Je dirai quelque choſe de chacun en particulier.

On tire du ſang du bras ou de la jugulaire, quelquefois auſſi des veines occipitales, en appliquant les ventouſes ſcarifiées; ce qui ſe pratique dans les maux de tête conſidérables, ou lorſque l'abattement ne permet pas d'ouvrir les autres veines.

Pour exciter le vomiſſement, on employe auprès des plus foibles le vin d'hipécacuanha, & pour les plus robuſtes la teinture d'ellébore ou le vin d'antimoine.

On purge aſſez commodément avec l'ellébore noire, ou avec une infuſion de ſéné, à laquelle on ajoute la teinture de jalap, ou enfin, avec l'aloès, ſi la ſuppreſſion des mois chez les femmes, ou les hémorrhoïdes chez les hommes exige qu'on rétabliſſe ces évacuations naturelles. Or, toutes ces excrétions, ſoit par le vomiſſement, ſoit par les ſelles, doivent être répétées ſouvent, & ſe ſuccéder les unes aux autres; & il eſt bon de remarquer que ce ſont des remedes de quelque énergie qu'il faut employer ici, parce que les nerfs ont acquis une certaine inſenſibilité.

La déplétion qui ſe fait par les reins eſt plus importante qu'on ne l'imagine communément, ſur-tout quand la ſueur eſt accompagnée de chaleur fébrile. Car elle eſt d'une médiocre utilité aux mélancoliques, qui ſont ordinairement ſujets à rendre beaucoup d'urines. Les remedes qui conviennent le mieux à cette indication, font les fels lixiviels des plantes calcinées , & le fel qu'on nomme *diurétique* : il faut les admi- niftrer alternativement, & à dofe un peu forte.

On compte communément au nombre des fecours propres à adoucir cette maladie, les véficatoires appliqués à la tête ; & cependant l'expérience m'a appris que la trop grande ir- ritation qu'ils produifent eft plus nuifible qu'a- vantageufe. La méthode des anciens me paroît préférable : ils rafoient la tête , & faifoient def- fus de fréquentes fomentations avec du vinai- gre , dans lequel on avoit fait infufer des fleurs de rofes ou des feuilles de lierre terreftre. Ils ouvroient fous l'occipital, ce que les Chirurgiens appellent, en ftyle Barbare , *un féton.* Voici com- ment il fe pratique : on enfile une petite corde de foie à une aiguille avec laquelle on perce la peau tranfverfalement , de maniere que l'ai- guille forte à deux bons pouces de diftance de fon entrée. On enduit cette foie de quelque onguent digeftif , & on le remue chaque jour , pour faire fortir le pus de l'ulcere. Néanmoins quand la maladie traîne en longueur, les véfi- catoires ne laiffent pas d'avoir leur utilité.

Tandis que par ces différents moyens on expulfe les humeurs nuifibles, il eft bon auffi d'infifter un peu fur les altérants. La diete doit être légere ; le malade fe nourrira fur-tout de gruau d'orge ou d'avoine , & d'autres alimens d'une confiftance médiocre ; car le corps doit être nourri, afin de foutenir fes forces, & qu'il lui en refte affez pour fupporter les évacuations néceffaires.

La plupart des Auteurs, tant anciens que mo- dernes, recommandent une grande quantité de remedes dont les uns font deftinés aux mania-

ques, les autres aux mélancoliques. Les uns &
les autres font propres à corriger la bile, qui
d'abord eſt âcre, enſuite viſqueuſe, puis devient
noire comme la poix. Le ſang même, dans cette
maladie, eſt épais, tenace & noirâtre. Auſſi l'ouverture des cadavres nous fait-elle voir le cerveau deſſéché & preſque friable, & les vaiſſeaux ſanguins pleins d'une humeur viſqueuſe
& noire. Il faut remarquer que la plupart des
remedes qui corrigent le vice des humeurs,
ont la propriété d'ouvrir les petits couloirs des
glandes, & de chaſſer du corps les liqueurs
les plus ſubtiles. Telles ſont les gommes d'une
odeur forte, comme l'aſſa-fœtida, la myrrhe,
le caſtoréum de Ruſſie & le camphre, qui
ont auſſi une vertu anodine, & qui, ſelon bien
des Auteurs, ſont plus propres que l'opium même à procurer le ſommeil. Les mélancoliques
s'accommodent très-bien auſſi des martiaux.
C'eſt une pratique très-ſalutaire encore de plonger ſouvent les frénétiques dans un bain froid;
car rien n'eſt plus propre à ſoulager la tête que
l'eau froide, comme dit Celſe (1).

Diſons encore quelque choſe ſur la maniere
dont les fous doivent être contenus. C'eſt l'article le plus eſſentiel du traitement qui leur convient. Les maniaques & les mélancoliques ne
doivent pas être traités de la même maniere.
Il faut réprimer l'audace des premiers, ranimer
l'eſpérance & le courage de ceux-ci. Il eſt inutile d'oppoſer une violence extrême à ceux qui
ſont les plus furieux : il eſt bon de les enchaîner, & non de les battre; car ils deviennent
tous timides, comme je l'ai déja dit ; & quand

(1) Lib. I , cap. 6.

Q 3

une fois ils ont senti la supériorité, qu'on a sur eux, ils se laissent prendre sans peine, & n'osent attenter, ni sur eux-mêmes ni sur les autres.

Ceux dont le traitement présente le plus de difficultés, sont ceux dont la folie est accompagnée d'une très-grande joie, ou d'une très-grande tristesse : il est nécessaire que le Médecin s'accommode à cette diversité d'affections. On arrête le rire immodéré des uns en les grondant & les menaçant ; les idées tristes des autres, il faut tâcher de les dissiper avec la musique & les jeux dont ils ont fait autrefois leurs amusements. J'ai déja expliqué dans un autre endroit la maniere dont l'esprit & le corps sont affectés par l'harmonie (1).

La plus grande attention qu'il faut avoir, c'est de présenter, sans cesse, à l'esprit des idées contraires à celles dont il s'est trop occupé, afin de l'accoutumer insensiblement à s'en défaire. Car comme il faut ordonner le repos & le loisir à un corps fatigué par les travaux ou par les maladies, de même il ne faut négliger aucun des moyens de délivrer l'esprit des vaines impressions qu'il a pu recevoir ; ce qu'on obtiendra en dirigeant son attention du côté d'objets propres à exciter des sentiments contraires. C'est ainsi qu'après de vaines terreurs, il est quelquefois bon d'effrayer le malade par la vue de quelque danger réel. Mais ces vraies frayeurs qu'on excite doivent être d'une nature différente des fausses qui ont précédé, afin de communiquer à l'esprit un mouvement en sens contraire ; car il ne peut être en repos, mais il faut qu'il soit

(1) *Essai 3 de la Tarentule*, & Aret. *de curat. morbor.* Lib. I.

fans foins & fans inquiétudes, & que la fucceffion des idées ferve de délaffement à l'application, de même à peu près que nos membres
fatigués par un genre de travail, font délaffés
par un autre.

Il ne faut jamais négliger l'exercice du corps.
La promenade, l'équitation, le jeu de paume,
celui de boules font avantageux. Il le fera pas
moins utile de nager, & de voyager fur terre &
fur mer : ces différents exercices fortifient le
corps ; & la diverfité des objets qui fe préfentent fucceffivement à l'efprit, eft propre à le ramener à lui-même.

J'ajouterai encore une remarque à ce que je
viens de dire : les médicaments anodins propres
à concilier le fommeil font rarement avantageux dans cette maladie. Néanmoins, dans certaines circonftances, comme dans des terreurs
d'efprit confidérables, lorfqu'à la fuite de longs
chagrins & de follicitudes, le malade eft fatigué
du défaut de fommeil, on fera bien d'en effayer :
il ne faudra cependant pas infifter beaucoup fur
leur ufage, car lors même qu'ils procurent le
fommeil, le malade fe réveille quelquefois, l'efprit accablé d'images plus terribles qu'auparavant.

Il eft bon d'avertir encore qu'il n'eft aucune
maladie dont la récidive foit plus à craindre,
de forte qu'il fera prudent de continuer encore
long-tems pendant la convalefcence, les fecours
que nous avons propofés relativement à la diete,
aux remedes, & à la maniere de vivre.

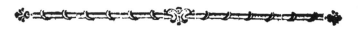

CHAPITRE IV.

De l'Angine.

LES Auteurs ont exposé avec affez d'exactitude les différentes efpeces d'angines ; mais il y en a trois qui font les plus aiguës & les plus dangereufes dont ils n'ont pas traité d'une maniere affez claire, felon la nature du mal. J'appellerai la premiere aqueufe ; la feconde gangréne des amygdales ; la troifieme étranglement de la gorge.

Dans la premiere, les glandes de la bouche, du palais & celles des parties voifines font diftendues & tuméfiées ; dans la feconde, les amygdales font le fiege de l'inflammation, qui ne fe termine pas par une fuppuration parfaite ; elles fe tuméfient & fe durciffent, & il furvient une gangrene qui enleve bientôt les malades, fi l'on n'y apporte un prompt fecours : dans le troifieme, le malade étant pris de convulfions, meurt fubitement. J'ai été dans le cas d'obferver une fois cette derniere ; & quoiqu'on eût fait deux faignées copieufes dans l'efpace de fix heures, cette évacuation ne fervit à rien. A l'ouverture du cadavre, on n'apperçut pas dans les bronches la moindre trace de tumeur ou d'inflammation, ni dans les glandes ni dans les mufcles ; mais tout le fyftême artériel & veineux étoit gorgé d'un fang épais. Quelque rare que foit cette maladie, Hippocrate l'a décrite. De toutes les angines, dit-il, les plus graves, & celles qui tuent le plus promptement, font celles dans lesquelles on ne découvre rien de manifeste, ni dans les bronches ni dans le cou, mais qui font accompagnées de beaucoup de douleur & d'orthopnée (1). Or, le danger de tous ces maux est très-pressant, & il faut mettre en usage plus d'un moyen pour y obvier.

Je me rappelle que l'angine aqueuse courut, il y a quelques années, comme une fievre épidémique dans la Principauté de Galles, sur-tout dans les endroits voisins de la mer, & que plusieurs de ceux qui en furent attaqués, périrent dans l'espace de deux ou trois jours. Je conseillai à un Médecin qui étoit sur les lieux, de faire d'abord saigner les malades assez copieusement; & après avoir lâché le ventre, ou par un lavement, ou par une légere potion, d'appliquer sous le menton & autour du cou des emplâtres vésicatoires. Je fus d'avis de pratiquer quelques petites scarifications au palais, autour de la luette & sous la langue, pour donner une issue à la maladie, en cas que ces premiers conseils fussent insuffisants; & pour remédier à la fievre, je conseillai une poudre composée de parties égales de poudre de contrayerva composée, & de nître purifié. Cette méthode de traitement fut suivie d'un bon succès chez la plupart.

Dans la gangrene des amygdales, après avoir saigné & purgé, le seul remede est de faire sur ces glandes, avec le scalpel, quelques incisions un peu profondes, qu'on traite ensuite avec un peu de miel rosat & de miel égyptiac. Il est bon, pendant ce tems, de déterger la bouche avec une décoction d'orge & de figues. Tout ceci doit être fait dès le commencement; car au bout de

(1) *In prognost.*

deux ou trois jours le mal gagne la gorge , & il n'y a plus de reſſource. J'ai guéri pluſieurs malades par cette méthode , & j'en ai vu périr beaucoup d'autres , auprès de qui on l'avoit négligée ou tentée trop tard , & périr en préſence de Médecins , qui ne conſultant que la diminution de la chaleur fébrile , ne ſoûpçonnoient pas le moindre danger , & croyoient les malades hors d'affaire , tandis qu'ils auroient dû s'appercevoir qu'un pouls vacillant, une inquiétude extrême & les ſueurs froides, n'annonçóient que trop une mort prochaine.

Ce ſont les enfants qui ſont le plus ſujets à cette maladie, qu'Aretée décrit, à ſon ordinaire, avec beaucoup d'exactitude (1). Le ſavant Séverinus, dans ſon excellent Commentaire, l'appelle *ſuffocation peſtilente des enfants* , & recommande le traitement que j'ai propoſé (2) , & c'eſt celui qu'a mis auſſi en uſage Celſe , l'Hippocrate des Latins (3).

L'étranglement de la gorge eſt la troiſieme eſpece d'angine dangereuſe dont j'ai parlé. Si on peut la prévoir, il faut la prévenir par des évacuations de tous genres , des ſaignées , des purgations , des véſicatoires , des cauteres & des diurétiques. Un peu de modération dans le boire & dans le manger ſera auſſi très-utile.

---

(1) *De cauſis & ſignis morbor. acut.* Lib. 1 , cap. 9
(2) *Diatriba de peſtilente ac præfocante pueris abceſſu operi de reconditâ abceſſuum naturâ , adjuncta.* Francofurti , 1643.
(3) *Lib.* VI , cap. 10.

CHAPITRE V.

Des maladies de la Poitrine.

De l'Asthme.

LA difficulté de respirer reconnoît plusieurs causes, & très-différentes entre elles. Tout ce qui est capable de mettre quelque obstacle à l'entrée libre & prompte de l'air dans le poumon produit cette incommodité. La respiration exige la dilatation de la poitrine, qui s'opere au moyen du diaphragme, des muscles intercostaux, & de ceux de l'abdomen. Il est donc nécessaire que l'air soit reçu dans la trachée-artere; & lorsque ses conduits sont bouchés par quelque tumeur ou par des humeurs visqueuses, la respiration devient plus difficile. Il faut encore ici faire attention aux qualités de l'air; car s'il est plus pesant ou plus léger qu'à l'ordinaire, il n'aura pas assez de force pour distendre les vésicules du poumon. Cet organe contribue quelquefois lui-même à produire cette incommodité: car j'ai vu plusieurs personnes qui ne s'accommodoient pas mal de l'air épais de la ville, & qui ayant passé à la campagne, où l'air est plus serein, & où communément ceux qui sont sujets à ce mal se trouvent mieux, s'y trouvoient néanmoins plus mal, & y contractoient une dispnée considérable. Enfin, la difficulté que le sang éprouve à passer par le poumon doit être comptée au nombre des obstacles de la respiration, & cela peut arriver à raison de différentes causes, tant par le défaut du cœur que par celui du fang même. Quand le cœur eſt foible, il pouſſe le ſang avec moins de vivacité ; & quand celui-ci eſt trop épais, il ſe meut plus difficilement ; & reſtant dans une ſorte de ſtagnation dans ſes vaiſſeaux, il trouble & empêche juſqu'à un certain point le jeu de l'air dans le poumon. Cette maladie a pluſieurs cauſes ; mais ce ſont là les principales ; & quand elles ſont réunies, elles rendent le mal preſque incurable.

Les variétés de cette maladie exigent des ſecours variés ; mais dans quelque eſpece que ce ſoit, le plus puiſſant de tous eſt la ſaignée. Il ne ſuffit pas ; le vomiſſement eſt très-utile quand le poumon ou l'eſtomac ſont ſurchargés d'une pituite tenace & épaiſſe ; il eſt même utile d'y revenir de tems en tems. Il faut tenir le ventre libre, ſans néanmoins mettre en uſage pour cela de violents cathartiques. Il ſuffira, la plupart du tems, pour remplir cette indication, de donner chaque ſoir des pilules faites de pilules ruffiennes & de gomme ammoniac, à quantités égales. Il faut abſolument interdire tout aliment & toute boiſſon flatteuſe, preſcrire l'exercice pouſſé juſqu'à la laſſitude même ; que le malade ſe frictionne, & ſe faſſe frictionner les extrêmités inférieures juſqu'à provoquer la ſueur.

Dans le tems des accès, il faut, autant qu'il eſt poſſible, ſoulager la difficulté de reſpirer. On remplit cette indication quand les humeurs ſont viſqueuſes & tenaces, en donnant l'oxymel ſkillitique mêlé à l'eau ſimple de cannelle, & l'ail ou crud ou confit. Si la liqueur nerveuſe n'eſt point en défaut, les gommes fétides ſeront d'un uſage avantageux, ſur-tout le lait ammoniacal. Mais il ne faut pas oublier que les anodins, ſi déſavantageux dans les premiers cas, ſont très-utiles dans celui-ci, mêlés aux fels & aux efprits volatils. Mais parmi toutes ces compofitions, il n'en eft pas dont l'ufage convienne mieux que celle qui fe vend fous le nom d'*élixir parégorique*.

Comme ce mal attaque bien des gens conféquemment à quelque vice des folides ou des fluides, & fouvent pour des caufes très-légeres, il eft bon d'enfeigner la maniere dont on peut s'en préferver. Il faut avoir égard, & au tempérament du malade, & à la nature du mal. S'il eft naturellement échauffé, les rafraîchiffants & les acides, les plus doux néanmoins, feront utiles. Le vinaigre & les oxymels font ceux qu'il faudra préférer. S'il eft d'un tempérament froid, les remedes chauds qui conviendront le mieux font la racine d'aunée, celle de zédoaire, le fagapenum, la myrrhe & d'autres femblables. Dans l'un & l'autre cas, le vomiffement eft avantageux, comme il l'eft auffi de purger avec des catharctiques qui menent modérément, comme le fel de Glauber. La boiffon la plus convenable eft l'eau mêlée d'un peu de vin.

Or, comme dans cette maladie le fang eft plus ou moins en effervefcence, rien ne s'y oppofera mieux que le quinquina, pris par précaution, avant le tems du retour des accès. J'ai vu fon ufage fuivi de beaucoup de fuccès quand on l'a mêlé avec le cinabre d'antimoine.

Enfin, il faut fe reffouvenir qu'un cautere ouvert au deffus des épaules eft avantageux à tous ceux qui ont la refpiration difficile, & le bien qu'il procure n'eft pas dû feulement à l'excrétion des humeurs qu'il produit, mais au relâchement des nerfs qui en eft la fuite, & c'eft de cette maniere que les cauteres font utiles non-seulement dans cette maladie, mais dans plusieurs autres encore.

Il faut agir dans tous ces cas avec beaucoup de précaution. Des saignées trop fréquentes peuvent conduire à l'hydropisie; les trop grands lavages ne conviennent pas aux vieillards. Les exercices violents rendent la respiration courte. Enfin, l'abus des acides produit sur le genre nerveux, une constriction qui fait respirer plus difficilement, & c'est ainsi que l'application même des meilleurs remedes exige certaines bornes.

Au reste, sur ces maux, & sur tous ceux de la poitrine, on ne peut mieux faire que de consulter les *Traités* de Bellini sur les maladies de la tête, de la poitrine &c.

CHAPITRE VI.

Des Maladies du Cœur.

LE cœur, premier agent de tous les mouvements animaux, principe & source de notre vie, étant un muscle, ou plutôt l'assemblage de plusieurs muscles, est sujet aux mêmes inconvénients que les autres muscles du corps.

Le mal dont il est le plus souvent affecté, est la palpitation qui cause une interruption momentanée dans son mouvement. Elle reconnoît bien des causes différentes. Quelquefois le relâchement des fibres fait que le sang n'est pas poussé avec assez d'impétuosité ; d'autres fois un polype, dont le siege sera dans les ventricules ou dans les oreillettes, en éludera la force. Un sang trop épais & trop abondant éprouve plus de difficultés à être transporté dans ses canaux ; l'eau épanchée dans le péricarde, ce qui arrive néanmoins rarement, empêche le mouvement du cœur. Il est troublé par les concrétions pierreuses. Les tendons qui se trouvent aux orifices des conduits acquierent quelquefois dans les vieillards une dureté qui approche de celle des os ; & perdant alors leur élasticité, ils opposent une trop grande résistance au mouvement de trusion. L'appauvrissement du sang peut encore produire cette maladie ; delà vient qu'il se fait dans le cerveau une moindre sécrétion des esprits animaux ; ce qui met obstacle à la contraction du cœur, & rend le pouls intermittent.

Mais il faut remarquer que la plupart du tems cette affection est convulsive, parce que le cœur qui n'a pas assez d'un seul effort pour pousser le sang, est obligé de le réitérer ; ce qui prouve assez, comme je l'ai déja dit, que ces mouvements qui passent pour n'être pas volontaires, sont néanmoins régis, & changés au gré de l'ame.

Voici qui peut servir au pronostic : c'est que ce mal, lorsqu'il revient fréquemment & avec violence, finit enfin par la syncope, ou la défaillance, que les Auteurs regardent comme un autre affection du cœur.

Il faut diversifier le traitement selon les cas. En général, on ne doit pas craindre de tirer du sang, à moins qu'il n'y ait trop de foiblesse, parce que le cœur n'ayant pas assez de force pour pousser le sang, il en acquerra davantage lorsque le poids du liquide sera diminué. Souvent la plénitude produit la palpitation de cœur & même la sincope, de sorte que la suppression de quelque flux ordinaire par le nez ou par les hémorrhoïdes, par exemple, amene fréquemment cette subite prostration de forces ; & il n'est pas de moyen plus propre à prévenir ce mal que la saignée. A peine les malades peuvent-ils supporter d'autres évacuations. Le relâchement de fibres exige les secours que nous avons indiqués dans le chapitre de la paralysie ; on corrige l'épaississement du sang propre à produire un polype, par les remedes atténuants, comme sont sur-tout les esprits volatils & les gommes fétides. Quant aux vésicatoires, lorsque le malade est assoupi, & qu'il y a des défaillances, ils l'excitent & le réveillent avec avantage par leur vertu stimulante.

CHAPITRE

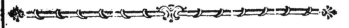

CHAPITRE VII.

Des maladies de l'Estomac & des Intestins.

EN disant quelque chose sur les maladies de l'estomac & des intestins, je n'ai pas moins de défenses à faire que de proscriptions à proposer. Et d'abord, quoi qu'il soit très-souvent nécessaire de faire rejetter par le vomissement, cette pituite visqueuse qui fatigue l'estomac, il est certain cependant que le vomissement trop fréquent, en troublant & intervertissant le mouvement naturel des intestins par lequel les aliments sont portés en bas, met un obstacle à leur digestion.

Les infusions ameres aiguisent l'appétit & aident souvent la digestion ; mais il est à craindre qu'un trop long usage n'échauffe les fibres musculaires des organes digestifs. Aussi est-il quelquefois à propos de leur procurer une certaine astriction au moyen des acides, & sur-tout de l'élixir de vitriol de Mynsicht, & encore faut-il avoir attention de s'en abstenir, tant que la pituite qui tapisse l'estomac conserve sa viscosité : car le mal de l'estomac le plus fréquent est son relâchement, & c'est alors qu'il est nécessaire de relever un peu le ton de ses fibres.

SECTION I.

Du Flux de Ventre.

ON arrête assez facilement le flux du ventre : je parle de celui qui est sans fievre ; car
lorsqu'il en est accompagné, il faut examiner s'il
ne doit pas juger la maladie. Lorsqu'il ne s'a-
git que de remédier à la fréquence des déjections, il suffit pour cela, après avoir donné
une ou deux fois le vin d'Hipécacuanha, &
purgé quelquefois avec la rhubarbe, de fortifier les intestins en faisant prendre quelques
aromatiques, auxquels on ajoute la craie de
Briançon.

De la Dysenterie.

La maladie est bien plus grave lorsque la
dysenterie existe, & que les intestins souffrent
des douleurs vives ; car la plupart du tems,
leur tunique interne est ulcérée, & ils rejettent
du sang, tantôt mêlé avec quelques matieres
stercorales liquides, tantôt avec des muco-
sités & des especes de lambeaux charnus ;
le malade est fatigué d'épreintes & de tenesme ;
cependant il ne rend que très-peu de chose
& les épreintes augmentent avec les déjections,
comme ce mal vient souvent d'inflammation,
il n'est pas étonnant qu'il soit accompagné d'une
petite fievre.

Pour ce qui est du traitement, il est presque toujours à propos de tirer du sang. Le vomissement est aussi très-utile. On le provoque avec
le vin d'Hipécacuanha, qu'on donne, non pas un

feule fois, mais trois ou quatre, en laiſſant deux ou trois jours d'intervalle.

Pendant ces évacuations, & après qu'elles ont eu lieu, il faut mettre en uſage les remedes propres à arrêter le flux de ventre, & à guérir les membranes ulcérées. Je n'en connois pas de meilleur pour cela que celui qu'on compoſe avec la confection cardiaque & la craie de Briançon, auxquelles on ajoute l'extrait Thé-baïque, de maniere qu'on prenne trois fois par jour un grain de celui-ci, & un ſcrupule de chacun des autres ingrédients.

Les lavements ne ſont pas inutiles, ſur-tout ceux qu'on fait avec du bouillon de trippes, au-quel on ajoute la thériaque d'Andromacque, ou au moins l'électuaire de ſcordium, ou le dé-coctum album, avec l'amidon, ou bien encore le julep de craie, auquel on ajoute au beſoin deux ou trois grains d'extrait thébaïque.

Enfin, une remarque qui a ſon utilité prati-que, c'eſt que la mauvaiſe diſpoſition du corps rend quelquefois tous ces ſecours inutiles. Dans ces cas-là, ſans négliger les autres remedes, il eſt bon de mettre en uſage ceux qui ſont propres à corriger les humeurs, comme, par exemple, la rhubarbe à laquelle on ajoutera une petite doſe de mercure ſix fois ſublimé, & qu'on réitérera pluſieurs fois.

Outre ces maux, il ſe forme quelquefois dans l'eſtomac une vomique ou ſuppuration in-terne. Cela arrive rarement, & cependant je l'ai obſervé plus d'une fois; le malade rend alors par le vomiſſement une aſſez grande quan-tité de ſang & de matiere purulente. Ce cas eſt effrayant, ſans être la plupart du tems bien dan-gereux. On guérit en faiſant prendre des remedes propres à enduire & à cicatriser les membranes ulcérées. Tel est sur-tout le baume de lucatel.

SECTION II.

De la Passion iliaque.

C'EST une maladie très-aiguë à laquelle les Grecs ont donné le nom d'*Ilæon*. Celse l'appelle, *la maladie de l'intestin grêle*. C'est une violente inflammation qui dégénere bientôt en gangrene, & à laquelle le malade succombe, s'il n'est promptement secouru.

Il faut donc se hâter de saigner & copieusement, non pas une seule fois, mais deux & même trois. Il est bon ensuite de lâcher le ventre; ce qu'on obtient difficilement, parce que les remedes âcres produisent une trop vive irritation, & sont rejettés par le vomissement. Il faut donc commencer par des lavements, auxquels on entremêle des catharctiques; ceux-ci doivent être doux, & ceux-là un peu stimulants, afin qu'ils se prêtent un secours mutuel. Les anodins sont nécessaires aussi, mais associés aux purgatifs. On pourra donner un scrupule d'extrait catharctique, auquel on ajoutera un grain d'extrait thébaïque, & au bout de quelques heures deux cuillerées d'infusion de senné, auxquelles on mêlera un quart de teinture de senné, & qu'on répétera toutes les deux heures jusqu'à ce qu'on ait obtenu des déjections suffisantes.

Si l'on n'obtient rien par ces moyens, on fera avaler du mercure, qui aura dans ce cas un double avantage. Par son poids il tendra à rétablir le mouvement des intestins qui est interverti, & en amollissant, par sa lubricité, les matieres qui les remplissent, il contribuera à en procurer la sortie. C'est pour cela qu'il le faut donner à dose un peu forte, comme d'une livre au moins, & le réitérer plus d'une fois. C'est un moyen auquel on ne doit pas recourir trop tard, parce qu'il seroit à craindre, ce qui arrive assez souvent, que la gangrene ayant succédé à l'inflammation, les tuniquesdes intestins corrompues ne laissassent répandre ce minéral dans la capacité du bas-ventre.

Les fomentations ont aussi leur utilité, surtout celles qui se font avec une flanelle chaude imbibée d'esprit de vin, ou, comme Sydenham l'a prescrit, on peut appliquer sur le ventre un petit chien vivant. Le meilleur secours encore est de plonger tout le corps dans un bain tiede; & si la douleur continue, on applique autour de lombilic des ventouses auxquelles on fait de légeres scarifications.

C'est de la même maniere qu'il faut traiter cette maladie violente que les Médecins François appellent *la colique de Poitou*, & que les nôtres connoissent sous le nom de *the dry belly ache*, dans nos Isles de l'Amérique, où elle est très-fréquente. Car elle consiste dans une dou-

---

(1) *Note du Traducteur.* * M. de Haën conseille encore l'application de la neige, qui a réussi dans bien des cas, le quinquina, & enfin l'emploi de la machine dont on trouve une ample description dans le 5e. ch. de la 8e. part. du *Ratio medendi.*

R 3

leur vive accompagnée de fievre, d'inflamma-tion, & d'une constipation opiniâtre (1).

SECTION III.
Des Vers ou Lombrils.

IL y a souvent des vers dans le ventre. J'en distingue de trois especes. Les ronds & les ascarides auxquels les enfants sont sujets; & les larges qui sont les pires de tous & qui attaquent principalement les adultes. Les Auteurs ont beaucoup écrit sur les uns & sur les autres. Il n'y en a aucun qui ait donné une description plus exacte des plats que le savant Daniel le Clerc, qui a même ajouté des figures à sa description. Nous avons pris chez lui ce que nous en dirons ici, parce qu'il a relevé les erreurs dans lesquelles différents Médecins étoient tombés au sujet de ces petits animaux, dont la nature est très-singuliere. Et d'abord il paroît évidemment que cet animal n'est pas un seul ver, mais l'assemblage de plusieurs vermisseaux du genre de ceux qu'on nomme concurbitains enchaî-

(1) *Note du Traducteur.* * La vraie méthode de traiter cette maladie est celle qu'on emploie à la Charité, à Paris, où elle est très-fréquente. Cette méthode consiste dans de forts évacuants, tant émétiques que purgatifs, & sous la forme de lavements, entre-mêlés de calmants. La cure s'acheve avec une tisanne sudorifique, dans laquelle on ajoute le lilium de Paracelse. Rarement cette maladie qu'il vaudroit mieux appeller *colique des minéraux*), & qui n'est pas la même chose que celle de Poitou) rarement, dis-je, traitée de cette maniere est-elle suivie de la paralysie, qui est une de ses terminaisons.

nés les uns aux autres. Ceux-ci ont à peu près un travers de doigt de large, font quelquefois dans les inteſtins ſeuls & ſéparés des autres, & ſe rendent de même. Enfin, le ver total a une tête même aſſez aiguë & reſſemblante à un bec. C'eſt au moyen de cette eſpece de trompe qu'il s'attache aux inteſtins, & qu'il ſuce le chyle qui lui ſert de nourriture.

Je peux ajouter quelque choſe à ces obſervations de le Clerc ; car j'ai vu & traité plus d'une fois cette maladie. Ce qu'il y a d'étonnant & de fâcheux, c'eſt que lors même qu'à l'aide des remedes on eſt venu à bout de chaſſer pluſieurs de ces vermiſſeaux, cependant il s'en reproduit chaque jour de nouveaux, qui ſe joignent à ceux qui ſont reſtés dans le corps, juſqu'à ce que cette tête elle-même ſoit chaſſée, & c'eſt alors ſeulement qu'on rend par le fondement l'animal entier, qui a ſouvent pluſieurs pieds de longueur. Il n'eſt pas ſurprenant que ce bec aigu cauſe des douleurs, & qu'un homme qui eſt obligé de nourrir un hôte auſſi vorace & auſſi monſtrueux que celui-là tombe dans la maigreur & le maraſme.

Il faut donc s'appliquer à extirper par toutes ſortes de moyens, cette pernicieuſe engeance de vers. Quand ce ſont des ronds ou des aſcarides, on en vient aſſez facilement à bout. Le mercure leur eſt nuiſible, ſous quelque forme que ce ſoit : il eſt donc à propos de purger avec la rhubarbe, à laquelle on ajoutera une petite portion de mercure ſublimé ſix fois. Quelques jours après on peut donner matin ou ſoir l'œthiops minéral. On donne pour boiſſon l'eau de fontaine, dans laquelle on a fait bouillir ce métal. On peut auſſi faire boire l'eau de mer, &

il n'eſt pas inutile d'injecter de l'huile en lavements.

Le ver plat exige un traitement particulier.
Voici un remede dont j'ai déja reconnu l'efficacité depuis pluſieurs années. On prend parties égales de rapure d'étain, & de corail rouge, qu'on réduit en une poudre très-fine. On en
donne deux fois par jour un gros, dont on fait
un bol avec la conſerve de ſommités d'abſyn-
the marine.

Enfin, de quelques remedes dont on ait uſé
pour attaquer ces ennemis domeſtiques, il faut
y inſiſter pour les empêcher de reparoître.

C'eſt ici le lieu de dire deux mots ſur un ver
bien différent de ceux dont nous avons fait juſqu'ici la deſcription. Il eſt d'une nature très-
ſinguliere. Ce n'eſt pas dans les inteſtins, mais
dans les membres qu'il a ſon ſiege. Les Arabes
l'ont appellé *la veine de Médine*, les Grecs
dracunculon, les Latins *dracunculus*, dragon-
neau. Avicenne eſt le premier qui l'ait décrit
& qui ait indiqué le traitement qui lui convient (1). George Jérôme Velschius en a traduit le texte en latin; & au lieu de commentaire, il a donné ſur ce ſujet un volume plein d'é-
rudition (2). J'expoſerai en peu de mots ce
qu'on trouve de plus eſſentiel dans Avicenne.
Il dit qu'on reconnoît cette maladie lorſque
» dans quelque partie du corps il s'éleve une
» puſtule dont la tuméfaction produit une pe-
» tite veſſie qui, lorſqu'elle eſt percée, laiſſe
» voir quelque choſe d'un rouge tirant ſur le
» noir, & qui ne ceſſe pas pour cela de conti-

(1) *Lib. 4, Canon. Sect. 3 Tract. 11*, cap. 21. & 22.
(2) *Auguſt. Vindelicor.* 1674.

» nuer à s'élever. Cependant il se fait sous la
» peau un mouvement vermiculaire semblable à
» un mouvement animal, comme s'il y avoit
» réellement un ver. « Or, Galien appelle ce
mal *un ulcere* qui tiraille le nerf le plus voi-
sin (1).

Mais c'est réellement un ver qui cause cette
maladie, assez fréquente en Ethiophie, dans l'A-
frique & dans les Indes. C'est un petit insecte
aquatique qui a la tête aiguë & le corps mince,
& qui s'attache dans le bain aux membres &
aux jambes des hommes. Après s'être nourri
des membranes humides des muscles, il grossit
& s'allonge. Il excite en rongeant la peau, de
l'inflammation & une tumeur qui venant à sup-
purer, laisse voir la tête de l'animal, qui a quelquefois deux ou trois pieds de longueur &
plus.

Avicenne propose une méthode de traiter ce
mal tant à l'intérieur qu'à l'extérieur ». Il con-
» seille de prendre pendant trois jours de suite
» une dragme d'aloës : que si le ver résiste à l'ac-
» tion de ce remede & qu'il paroisse déja, il
» est à propos alors de chercher à l'attirer par
» quelques moyens & de préparer quelque chose
» sur quoi on le puisse rouler insensiblement
» jusqu'à ce qu'on l'ait en entier. On se sert
» commodément pour cela d'un petit morceau
» de plomb qui ait assez de poids pour l'atti-
» rer, & on acheve de l'arracher doucement,
» crainte de le rompre « &c. &c. J'ai eu occasion autrefois d'observer cette maladie sur un
matelot qui revenoit d'Afrique.

(3) *Definit. medic.*

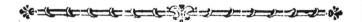

CHAPITRE VIII.

De l'Hydropisie.

LES Médecins anciens & modernes reconnoissent trois especes d'hydropisies : la leucophlegmatie, ou anasarque, la tympanite & l'ascite ; ce qu'elles ont de commun, c'est une trop grande abondance d'eaux, dont la collection forme une tumeur. Quand elles sont répandues par tout le corps, on la nomme *leucophlegmatie.* Lorsqu'elles gonflent le ventre, au point qu'il est tendu & résonne comme un tambour, on la nomme *tympanite* ; ou bien lorsque quelques portions d'humeurs produites, peut-être, par des vapeurs condensées se ramassent en quelque endroit, & que le bas-ventre soit rempli de maniere qu'au moindre mouvement du corps, ou en appliquant la main dessus, on sent la fluctuation des eaux ; c'est ce qu'on appelle l'*ascite.*

Le siege de la leucophlegmatie est dans cette membrane que les Anatomistes modernes ont nommée *graisseuse* ou *tissu réticulaire*, tissu cellulaire, & qui s'étend entre toutes les membranes & tous les muscles du corps.

La tympanite est de plusieurs especes. Quelquefois la vapeur répandue dans le bas-ventre le tuméfie ; il résonne lorsqu'on frappe dessus. Or, cette vapeur est l'air qui se dégage de quelque viscere corrompu ; aussi, lorsqu'il s'échappe, produit-il toujours une très-mauvaise odeur. Ces cas sont très-rares ; j'en ai vu néanmoins un exemple remarquable dans l'hôpital de St. Thomas. C'étoit un vieillard, qui avoit le ventre si gros & si dur, qu'il résonnoit comme un tambour lorsqu'on frappoit dessus ; & quoiqu'on lui donnât les catharctiques les plus violents, il ne rendoit par le bas ni vents ni matieres fécales. On ouvrit son cadavre ; & à l'incision du bas-ventre, il s'échappa, avec bruit, un vent si fétide, que le Chirurgien qui opéroit, se plaignit d'être étouffé par cette exhalaison pestilentielle. La cause de cette puanteur se manifesta bientôt, & l'on en trouva la source dans l'intestin colon enflammé & gangrené, & dans l'estomac qui étoit aussi corrompu. Quelquefois, sans qu'il y ait de putréfaction, il se forme dans le ventre un air élastique, qui ne trouvant point d'issue, produit la tuméfaction, & pousse en devant les membranes qui l'environnent. Ce n'est pas dans la cavité abdominale, mais dans les intestins mêmes que cet air est renfermé, & ils en sont tellement distendus qu'ils perdent leur force élastique, & souffrent une extension considérable.

La troisieme espece d'hydropisie est l'ascite, qui se forme de trois manieres ; car quelquefois l'eau s'épanche entre le tendon des muscles transverses du bas-ventre & le péritoine, & produit l'enflure dans l'endroit où elle les sépare (1). D'autres fois, c'est entre les deux tuniques du péritoine que les eaux se choisissent un ample réservoir ; mais le plus souvent, c'est dans la grande capacité du bas-ventre que les eaux s'amassent & croupissent. Je les ai trouvées quelquefois très-limpides dans certains cadavres, & on y voyoit nager de petits filaments transparents,

_____
(1) Mém. de l'Acad. Roy. des Sc., ann. 1713, & Transact. philos. Numb. 414.

qui fembloient être produits par de petites véficules enchaînées enfemble ; & ce n'étoit autre
chofe que les débris des tuniques des petits vaiffeaux lymphatiques, divifés en certains endroits
pour la formation des hydatides.

Il n'y a point d'hydropifie plus grave que celle
qui a fon fiege dans les ovaires des femmes.
Ces organes commencent par fe durcir, enfuite
ils s'enflamment & fe corrompent ; diftendus
enfuite par l'épanchement des eaux de tous les
vaiffeaux lymphatiques voifins, ils prennent cet
accroiffement monftrueux.

C'eft ainfi que les eaux fe renferment dans le
bas-ventre ; & j'ai vu fréquemment des exemples de ces différentes manieres dont elles s'y
ramaffent ; mais j'ai fait, à ce fujet, dans mon
hôpital, une obfervation affez rare. Une veuve
de quarante-deux ans, qui n'avoit jamais eu d'enfants, après s'être plaint pendant environ un an,
de douleurs dans les reins, & de difficultés d'u-
riner, vit tout-à-coup groffir fon ventre, & les
fymptomes de l'hydropifie afcite fe manifefte-
rent en affez peu de tems, de forte qu'on lui fit
trois fois la ponction ; mais comme de nouvelles
eaux fe formoient après chaque paracenthefe,
elle mourut quinze jours ou trois femaines après
la derniere opération. L'ouverture du cadavre
donna iffue à une très-grande quantité d'eau contenue dans la cavité formée par la féparation du
péritoine & des aponévrofes des mufcles tranfverfes, & il en fortit en même tems, beaucoup
d'hydatides qui n'étoient point encore rompues.
Ayant enfuite ouvert le fac du péritoine, on
tira fept à huit livres d'eaux épaiffes & vifqueufes, dans lefquelles fe trouvoient mêlées beaucoup de glandes corrompues. Nous étions déja

fort étonnés de ne point appercevoir les inteftins que nous cherchions en vain, lorfque nous
trouvâmes une membrane femblable à une peau
déchirée, qui contenoit l'eftomac, les inteftins
& l'omentum unis enfemble, & refferrés dans
un très-petit efpace, où ils étoient comme ca-
chés. Cette membrane étoit la tunique interne
du péritoine, qui, comme nous l'avons dit, en
a deux. L'extérieure reffemblant à du cuir, nous
en avoit impofé au premier afpect, de maniere
que nous crûmes d'abord que c'étoit tout le péritoine. Nous eûmes donc dans ce cadavre un
exemple de chacune des trois hydropifies afci-
tes dont nous avons fait mention.

Outre ces amas d'eaux, les autres parties du
corps font quelquefois le fiege de quelques épan-
chements d'humeurs. Le cerveau & les tefticules font fujets à des inondations lymphatiques.
Mais l'eau n'eft jamais fi dangereufe que lorfqu'elle eft infiltrée dans la poitrine, & c'eft ce
qui arrive à ceux qui ont été long-tems fujets
à la difficulté de refpirer. Quand il exifte quelque polype dans les gros vaiffeaux fanguins,
la partie du fang la plus liquide tranfude à travers la membrane pulmonaire, & produit la
plupart du tems cette infiltration. J'ai vu quelquefois cet amas d'eau aller à une livre ou deux
mefures, tantôt d'un côté de la poitrine, tantôt des deux côtés, & la collection s'en être
faite quelquefois dans le médiaftin. Cette humeur augmentant de jour en jour intercepte
enfin le mouvement de la refpiration, & le malade meurt au moment où l'on s'y attend le
moins : on a auffi trouvé chez ceux qui ont été
long-tems fujets aux palpitations & à l'afthme,
le péricarde énormément tuméfié & plein
d'eaux.

Mais venons à la curation de toutes ces maladies. Dans la leucophlegmatie, il faut faire quelques fcarifications à la partie interne de la jambe, deux travers de doigt au deffus des malléoles, que l'incifion pénetre jufqu'à la membrane celluleufe, & non au-delà, pour donner pendant quelques jours iffue aux humeurs. On fera pendant ce tems-là quelques fomentations fur les jambes avec la décoction des herbes chaudes & émollientes, à laquelle on ajoutera l'efprit de vin camphré. J'ai éprouvé l'utilité de ce fecours non-feulement dans la leucophlegmatie, mais dans l'afcite même, & je lui ai vu opérer des guérifons en donnant iffue à une quantité d'eaux incroyable. Mais il faut prendre garde en faifant ces fcarifications, comme à l'égard de toutes les autres évacuations aqueufes qu'on peut folliciter dans le corps humain, de ne point trop épuifer les forces; car une certaine quantité d'humeurs ainfi évacuées tout-à-coup n'affoiblit pas moins qu'une perte de fang pareille. Il faut donc foutenir le malade, de maniere que les moyens qu'on emploie pour le guérir, ne contribuent pas à accélérer fa mort; ce que j'ai vu arriver une fois par ma faute, pour n'avoir pas fu affez évaluer les forces du malade, & une autre fois par la témérité d'un Chirurgien en pareil cas. Mais il eft quelquefois étonnant de voir la quantité prodigieufe d'eaux que les malades évacuent ainfi à leur grand foulagement. En voici un exemple fingulier.

Une dame de mes parentes d'une cinquantaine d'années environ, affez forte & robufte, tomba à la fois dans la leucophlegmatie & l'afcite, & fon ventre étoit devenu fi énorme &

fi volumineux, quelle étoit obligée de fe coucher, ne pouvant plus en foutenir le fardeau. La voyant dans un état prefque défefpéré, je dis que la feule reffource qui reftoit, étoit de pratiquer une incifion au bas des jambes. Elle y répugnoit beaucoup, difant qu'elle avoit déja parcouru la plns grande partie de fa carriere, & qu'elle ne vouloit pas revenir fur fes pas. Enfin, elle fe laiffa gagner aux prieres de fes amis, & l'eau couia pendant dix jours de ces deux petites plaies avec tant d'abondance qu'on en rempliffoit chaque jour un vafe de trois pintes. Les fomentations chaudes fur la partie ne furent point oubliées, tant pour foutenir les forces que pour ne point affoiblir l'eftomac. On lui fit boire chaque jour un ou deux verres d'infufion de plantes ameres, telles que l'abfynthe Romaine, la petite centaurée, la racine de gentiane, les femences de petite cardomome auxquelles on ajoutoit le vin chalibé. Chaque foir, elle prenoit une petite potion dont j'ai coutume d'ufer pour foiliciter les urines des hydropiques, & dont voici la formule : ℞ *Oxymel fcillitique* une dragme & demie, *eau fimple de cannelle* une once, *efprit de lavande, fyrop d'écorce d'orange* de chaque une dragme. Elle entra infenfiblement en convalefcence, & fon corps revint à fon premier état. Quand fes forces le permirent, elle fut purgée par le bas avec les remedes convenables. Cette maladie exige des cathartiques d'une certaine énergie & fouvent répétés; tels font l'élatérium, le mercure fix fois fublimé & la racine de jalap. On laiffoit dans l'adminiftration de ces remedes de juftes intervalles. Elle continua pendant long-tems l'ufage des autres dont j'ai fait mention: par exemple, elle prit pendant un an, fans interruption, le julep diurétique dont j'ai donné la formule. Elle jouit après cela, d'une très-bonne fanté l'efpace de cinq ans, au bout defquels elle fut enlevée par une maladie aiguë. Je ne doute en aucune forte, que tout ce déluge d'eau n'ait dérivé en partie du tiffu cellulaire, partie du fac formé entre les aponevrofes des mufcles tranfverfes & le péritoine, & partie auffi de l'amas qui étoit entre les deux tuniques du péritoine.

Nous en fommes maintenant à la tympanite. Celle qui prend fa fource dans la putréfaction de quelque vifcere eft incurable ; mais celle qui eft caufée par un air qui fe dégage dans les inteftins, doit être traitée par un ufage affidu des purgatifs peu irritants, auxquels il faut entremêler des remedes propres à diffiper les flatuofités, & avoir foin pendant ce tems de ne donner au malade que des aliments de facile digeftion. L'exercice du corps ne doit pas être négligé. On tirera quelque avantage des fréquents lavements d'eau chaude, comme auffi d'appliquer le fer rouge en plufieurs endroits du ventre, felon le précepte de Celfe, & de laiffer les ulceres qu'il formera long-tems ouverts (1). (2) Mais fi ce moyen paroît trop

---

(1) *Lib.* 3, *cap.* 21.

(2) *Note de l'Editeur.* * On diroit que tout ce chapitre eft l'analyfe de celui de Celfe, qui y eft cité, & dans lequel il y a d'excellentes chofes auxquelles on n'a rien à ajouter, fi non que les Médecins devroient, pour le pronoftic, donner un peu plus d'attention à ce qu'il dit au même endroit : *plus ad animum ægrotantis quam ad morbum attendendum effe.* Il faut beaucoup de conftance ; la privation totale de boiffon, par exemple, eft un des remedes

cruel ₂

cruel, on appliquera fur le bas-ventre des véficatoires qu'on renouvellera de tems en tems.

L'hydropifie afcite eft toujours une maladie fâcheuse, foit que la collection des eaux fe foit faite hors du péritoine, entre fes deux lames, ou enfin dans la cavité de l'abdomen. Le principal objet doit être d'examiner quelles font les évacuations que le malade peut fupporter; car lorfqu'il eft très-foible, les purgations font nuifibles; & plus les inteftins femblent évacuer d'humeurs, plus il en reflue dans le ventre. Lorfque le Médecin s'en apperçoit, il doit ne pas infifter, & chercher à chaffer les eaux par les voies urinaires. Mais dans ces cas-là on ne peut guere compter fur la vertu attribuée aux remedes, même fur celle des meilleurs diurétiques; car ceux qui réuffiffent chez l'un, n'ont aucun fuccès chez l'autre; il faut donc en tenter plufieurs. Communément ceux qui font compofés avec la *racine de fcille* font d'une utilité plus générale. Les plus ufités font la potion que j'ai confeillée, faite avec l'oxymel, ou une petite dofe de la racine récente, comme cinq à fix grains, dont on fait un bol avec un demifcrupule de poudre d'arum compofée, cinq grains de gingembre, & le fyrop d'écorce d'orange : on en donne un chaque matin. On fe fert encore du vinaigre fcillitique, qui eft moins défagréable à l'eftomac, & qui remplit mieux l'indication qui fe préfente en le donnant de cette maniere : fuc de limons fix gros, fel d'abfynthe,

---

medes les plus efficaces; mais où trouver des gens qui foient affez maîtres d'eux-mêmes pour le pouvoir mettre en ufage.

un demi-gros ; mêlez : ajoutez eau de cannelle-simple une once & demie, fyrop d'écorce d'o-range un gros, eau fpiritueufe de menthe poi-vrée une demi-once, vinaigre fcillitique, un gros ou un gros & demi. On fera prendre ce julep deux fois par jour. Les Médecins prefcri-vent encore, avec affez de fuccès, l'infufion de cendres de genêt, à raifon de leur vertu diuré-tique ; & l'ufage en eft affez commode lorfque le malade peut en faire fa boiffon ordinaire, en y mêlant un peu de vin.

Je rapporterai une obfervation mémorable, dont une femme de condition, que je connoif-fois beaucoup, m'a fourni le fujet. Aux appro-ches de 50 ans, elle fentit dans l'un des côtés du bas-ventre une tumeur dure qui, fans doute, étoit l'ovaire confidérablement groffi. La rup-ture des vaiffeaux lymphatiques de cette par-tie amena infenfiblement l'hydropifie afcite. Les purgatifs & les diurétiques dont on fit ufage n'eurent aucun fuccès. On pratiqua trois fois la ponction, & le ventre ne tardoit pas à re-prendre le même degré d'enflure. Le hafard of-frit cette Dame à une bonne femme du village, qui voyant la diftenfion énorme de fon ventre, & les douleurs qu'elle fouffroit, n'eut pas de peine à lui perfuader de prendre, matin & foir, une pleine cuillerée de femences de moutarde entiere, & de boire par-deffus une demi-livre de décoction de fommités vertes de genêt. Au bout de trois jours de ce régime, elle fe trouva très-foulagée, & la foif qui l'avoit fi fort tour-mentée jufques-là, s'appaifa tout-à-coup. Ce re-mede purgeoit pendant deux ou trois jours de fui-te. La malade rendoit chaque jour cinq à fix livres d'urine : elle le continua pendant un an,

& la maladie ne revint pas. C'eſt donc avec raiſon qu'Hippocrate recommande aux Médecins de ne pas dédaigner de s'inſtruire des ſecrets que les gens du peuple mettent en uſage (1).

On trouvera, ſans doute, extraordinaire, & peut-être même dangereux, de propoſer des ſomniferes dans cette maladie; cependant ils ont ici tellement leur utilité, que je crois qu'on peut les mettre au nombre des remedes qui déterminent les urines. Lorſque le malade, en effet, eſt attaqué de douleurs, ſouvent ils les excitent, par la raiſon, ſans doute, qu'ils relâchent les fibres des conduits des reins, que la douleur met toujours en conſtriction. Je rapporterai un fait qui en eſt une preuve inconteſtable.

Un homme robuſte, ſobre & tempérant, âgé d'environ 40 ans, fut attaqué tout à la fois de l'aſcite & de la tympanite, cauſées l'une & l'autre par le froiſſement qu'une chûte avoit produit dans l'hypocondre droit ſix ſemaines auparavant. A la ſuite de cet accident, le ventre ſe tuméfia; il éprouva de grandes douleurs, une ſoif violente, les urines coulerent en très-petite quantité, & étoient rouges & épaiſſes. Nous employâmes, un habile Médecin & moi, tous les remedes propres à faire couler les urines, le ſavon de Veniſe, les ſels lixiviels, le baume, le nître & d'autres ſemblables, mais le tout en vain. Les purgatifs les plus violents furent mis en uſage, & le malade n'en fut que plus mal. Nous ordonnâmes la paracentheſe; mais ſes amis s'y oppoſerent. Ses douleurs étant exceſ-

_____

(1) *Lib. de Præcept.*

fives, & n'y ayant plus lieu d'efpérer de lui, je fongeai aux anodins pour lui procurer au moins un peu de tranquillité. On lui donnoit donc, avant que de fe coucher, le julep fuivant : *Eau de menthe poivrée une once, eau de cannelle fimple une demi-once, eau de cannelle fpiritueufe deux dragmes, teinture thébaïque quarante gouttes, leffive de tartre une demi-dragme, fyrop d'altéa une dragme, mêlés.* Il en éprouva un foulagement inefpéré : il reprit le fommeil qu'il avoit abfolument perdu ; & ce qu'il urina à différentes fois dans le cours de cette nuit, alla au moins à deux livres : cela lui donna beaucoup de courage ; & comme le malade éprouva que, pendant l'effet de cet anodin, il urinoit, & avoit le ventre libre, & qu'après l'opération de ce remede la furcharge reparoiffoit, on lui prefcrivit de prendre le même julep toutes les huit heures, jufqu'à ce qu'il lui fuffit de le prendre deux fois par jour. Cependant, comme un ufage trop fréquent de ce remede avoit diminué fon appétit, on lui fit donner deux ou trois fois chaque jour, quelques cuillerées d'une infufion amere chalybée, fans négliger, pour cela, l'ufage du divin fomnifere, dès que les douleurs fe faifoient fentir : tout cela réuffit à merveille. Il prit encore deux fois par jour, pendant un certain tems, quelques pilules faites avec une partie de pilules de ftyrax fur deux parties de quinquina liées avec la térébenthine de Chio.

Je renvoie le Lecteur à une obfervation rapportée par le célebre Willis, & qui eft parfaitement femblable à la nôtre (1) (2) ; mais il eft

---

(1) WILLIS, *Pharmaceut. ration.* Pars. I, Sect. VII, cap. 1.

(2) *Note de l'Editeur.* * Willis, dans l'endroit cité par

bon auſſi de voir ce qu'a dit à ce ſujet le ſavant Spon; (1) (2) car l'hydropiſie qu'il guérit au moyen de vingt ſaignées, datoit probablement, comme celle que nous venons de citer, d'une trop grande chaleur, & de l'inflammation des parties internes.

---

l'Auteur, dit que les opiatiques agiſſent quelquefois en fondant le ſang, & en ſollicitant vivement, à la maniere des alexiteres, les ſueurs ou les urines. Il avoit été conſulté par un Gentilhomme très-cacochyme, & tourmenté de douleurs nocturnes, qu'on pouvoit attribuer à des reſtes du virus vénérien. Ce malade fut indocile au traitement qu'on lui propoſa, & ne voulut prendre qu'une doſe de *laudanum*, qu'on lui donnoit deux fois par ſemaine, & qui diminuoit un peu ſes ſouffrances. Il devint hydropique à pleine peau; & après avoir refuſé opiniâtrément les ſecours uſités, il demanda à continuer, à ſon gré, l'uſage du *laudanum*; ce que Willis accorda, croyant lui faire ſes derniers adieux. Ce Gentilhomme parvint inſenſiblement à en prendre une doſe incroyable, qui le mit, au bout d'un mois, en pleine convaleſcence. La ſoif ceſſa, les eaux diſparurent, l'eſtomac reprit ſes fonctions, & il fut parfaitement guéri.

(1) *Aphoriſm. nov.* Sect. v, aph. 81.

(2) *Note de l'Editeur.* * Quoique l'hydropiſie ſoit due communément à l'appauvriſſement du ſang, à l'épuiſement, & quelquefois à la rupture des vaiſſeaux lymphatiques, il arrive cependant qu'on remédie à certaines eſpeces au moyen d'une boiſſon abondante, du petit lait, des ſaignées, &, dans ce cas, la pratique ordinaire eſt toujours préjudiciable. Nous avons guéri, dit M. Spon, avec vingt ſaignées une hydropique, dont le ventre avoit acquis un volume de plus en plus conſidérable par l'uſage des hydragogues & des diurétiques. Dans cette eſpece, l'excès de chaleur fond & liquéfie le ſang, & le réduit preſque tout en ſéroſités; ce qui fait que les remedes compoſés de diagrede & les ſels diurétiques, ne ſervent qu'à augmenter le mal, tandis qu'il cede à des moyens plus doux, & à l'uſage des rafraîchiſſants.

Après avoir indiqué ce qu'on peut prendre pour se guérir de cette maladie, il n'est pas hors de propos de dire de quoi il faut s'abstenir. Je veux parler de la privation des liquides. Les Médecins recommandent ce moyen comme un très-bon remede; mais il est difficile de le mettre en pratique, parce que la plupart du tems la soif presse vivement; & si on ne l'appaise, la vie paroît si à charge, qu'on est peu curieux de l'acheter à ce prix. J'ai connu cependant deux personnes qui ont eu le courage de s'imposer cette abstinence pendant très-long-tems, & qui ont été guéries par ce moyen de l'hydropisie ascite. Ils tromperent opiniâtrément leur soif, en portant de tems en tems à la bouche une pomme de reinette ou un limon, & se permettant rarement d'en avaler quelques petits morceaux.

Si les scarifications au dessus des malléoles, que nous avons proposées pour la leucophlegmatie, & tous les autres secours mis en usage n'avancent rien, il faut choisir une voie plus courte, & procurer aux eaux une issue par le ventre même. Car cette pratique est souvent avantageuse, rarement mortelle; elle appaise toujours les douleurs, en diminuant la tension du bas-ventre; enfin, sa plus grande utilité c'est qu'elle fait place aux remedes.

Je sais que les Médecins redoutent souvent cette opération, & en voici la raison principale. C'est en vain, disent-ils, qu'on évacue ces eaux, puisque le vice des parties internes est cause qu'il s'en reproduit, sans cesse, de nouvelles. D'ailleurs, si on les tire à diverses reprises, elles refluent promptement au même lieu; & si on les tire toutes à la fois, on risque de voir mourir le malade. Il est bien certain que lorsque les

vïſceres ſont corrompus, il ne reſte pas d'eſpérance; qu'alors une évacuation faite à différents
intervalles ne ſert pas à grand'choſe, & que
l'évacuation totale eſt, la plupart du tems, pernicieuſe. Je commençai donc, en 1705, à chercher la raiſon de cet inconvénient pour y pouvoir remédier. Je crois que la voici: Lorſque le
bas-ventre a été long-tems diſtendu par le ſéjour des eaux qui y ſont renfermées, le diaphragme s'éleve, les muſcles du bas-ventre ſouffrent
une extenſion énorme, le ſang circule avec plus
de facilité dans les parties ſupérieures que dans
les inférieures; enfin, l'eau, par la compreſſion
qu'elle occaſionne, change juſqu'à un certain
point la diſpoſition des parties voiſines; de
ſorte qu'en tirant toutes les eaux en une ſeule
fois, le mouvement du diaphragme l'abaiſſe ſur
le champ; le ſang ſe porte avec impétuoſité dans
les vaiſſeaux inférieurs; les fibres, délivrées de la
compreſſion qu'elles ſouffroient, perdent l'extenſion qu'elles avoient acquiſe, & la chaleur entretenue par les eaux renfermées; de-là les défaillances, qui venant à ſe ſuccéder, amenent
une ſueur froide qui conduit à la mort. Je ne
vois pas de meilleur moyen pour parer à cet inconvénient, que de preſſer fortement, avec les
mains, l'abdomen de haut en bas, pendant la
ſortie des eaux, & de le ſoutenir avec des bandes
ſerrées même juſqu'à un certain point.

J'en fis les premieres épreuves à l'hôpital: il
s'y trouva une femme très-propre à cette expérience. Dès que l'eau commença à ſortir après
la ponction, j'appliquai moi-même les deux
mains au deſſus du nombril, preſſant le ventre
de haut en bas, & j'ordonnai au Chirurgien
d'en faire autant au deſſous de cette partie. J'ob-

fervai que la malade éprouvoit de petites défaillances , lorfque je retirois ma main. Après
que toutes les eaux fûrent forties , je fis ferrer
l'abdomen avec des bandes de laine , ayant d'a-
bord appliqué deſſus une grande compreſſe de
flanelle imbibée d'efprit-de-vin. Cette méthode
fut fuivie , à notre grand contentement, du fuccès le plus complet, comme je l'avois imaginé.
Cette femme urina abondamment ; l'appétit revint ; les forces fe rétablirent , & elle n'éprouva aucune rechûte : tant il importe de remon-
ter aux caufes des chofes !

Dès-lors , non-feulement les Médecins Anglois , mais encore les étrangers adopterent cette
méthode , & l'employerent avec un peu trop
de hardieffe peut-être , comme il arrive ordinairement dans les nouvelles expériences. Car ceux
qui ont le foie affecté , l'eftomac corrompu , ou
qui font d'une mauvaife conftitution, n'ont guere
d'efpérance du côté même de cette opération.
Il y a donc quelques précautions à obferver à
cet égard, & elles ont été expofées avec la plus
grande clarté par deux habiles Chirurgiens, G.
Chefelden (1) & S. Sharb (2).

Il faut avouer cependant que quelque cir-
confpection que le Médecin apporte dans le
traitement de cette maladie , elle n'en eft pas
moins fujette à revenir ; ce n'eft pas une raifon
pour méprifer cette méthode , au moyen de laquelle j'ai vu plufieurs hydropiques auxquels
on a confervé la vie, d'autres à qui on l'a rendue
tolérable, & d'autres, enfin, à qui on l'a rendue

---

(1) *Anatomy of the human Body.* Boock 3 , ch. 10.
(2) *A Treatife on the operations of furgery.* ch. 13.

même agréable pendant plufieurs années. De tous les exemples que j'en pourrois rapporter, je n'en citerai qu'un feul qui eft frappant.

Une veuve de diftinction tomba dans une hydropifie afcite dans la 51e. année de fon âge. On lui fit la ponction; & comme les eaux revenoient toujours, on lui en tira chaque mois, dans l'efpace d'un an, quarante-quatre livres. Dans l'année fuivante, on lui en tira chaque mois une quantité, dont l'évaluation fit voir qu'il s'en ramaffoit au moins douze livres par femaine. La troifieme année cette quantité commença à diminuer, de forte qu'on n'en tiroit plus que vingt-quatre livres chaque mois. Dans la quatrieme & la cinquieme année, & les fept premiers mois de la fixieme, on ne tira pas en trois fois plus de feize livres à chaque. Après la derniere opération, elle commença à languir & à maigrir. Elle avoit cette difficulté de refpirer qu'on obferve dans l'hydropifie de poitrine, & étoit fujette à de fréquentes défaillances, tandis qu'auparavant, lorfque le tems de vuider fes eaux étoit arrivé, elle affembloit fes amis, témoignoit beaucoup de gaieté, fe promenoit, danfoit même. Elle s'ennuya enfin de la vie & de ce traitement, & mourut d'une mort affez paifible. Il eft furprenant, fans doute, que le corps humain ait pu, dans cet efpace de tems, fournir une quantité d'eau pareille; favoir, 1920 livres, dont le premier réfervoir a été, comme je l'imagine, dans ce que les Médecins modernes appellent les ovaires. Elle ordonna, par fon teftament, que les principaux articles dont nous avons fait mention, fuffent infcrits fur fon tombeau en langue vulgaire, afin d'en conferver la mémoire à la poſtérité. En voici les propres paroles :

Cy gît Dame Marie Page,
Veuve de Meſſire Grégoire Page Baronet :
Elle mourut le 4 Mars 1728,
Dans la 56e. année de ſon âge.

Dans l'eſpace de ſoixante-ſept mois elle ſouffrit ſoixante-ſix ponctions, qui ont donné iſſue à deux cents quarante gallons d'eau, ſans qu'elle ait jamais témoigné d'impatience ſur ſon état, ni craint cette opération (1).

On voit ce monument à Bun-hil-feilds, hors de la ville (2).

---

(1) *Here lies Dame Mary Page,*
Reliit of Sir Gregory Page Baronet.
She departed this life march IV, M. DCC. XXVIII,
In the LVI year of her age.
In LXVII months she was taped LXVI times,
Had taken away CCXL gallons of water,
Without ever repining at her caſe,
Or ever fearing the operation.

(2) *Note de l'Editeur.* * Il exiſte à Nanci, une femme qui fournit un exemple bien plus frappant de la quantité de ſéroſités qui peuvent s'amaſſer ſucceſſivement dans le corps humain, & du nombre de ponctions que la même perſonne peut ſoutenir. Elle ſe nomme *Thiebaut.* Elle eſt âgée actuellement de 38 ans. Dans l'eſpace d'environ 3 ans elle a éprouvé 98 ponctions, dont chacune, à la réſerve des deux dernieres, a fourni entre 16 & 18 pintes de Paris, d'une eau citrine, claire & écumeuſe. Dans la pénultieme, on tira une pareille quantité d'eau purulente, & dans la derniere, qui a été faite il y a dix-huit mois, environ une pinte de pus. Cette femme a toujours le ventre élevé & très-dur. Elle jouit d'ailleurs à préſent d'une ſanté paſſable.

Je tiens ce fait de MM. Kenens & la Flize, ſes Méde-

Je rapporterai encore un fait très-mémorable, mais dont l'issue a été plus heureuse. Une jeune fille de dix-sept ans sentit son ventre augmenter de volume, & éprouva une diminution considérable dans les urines. Elle ne fut soulagée par aucun remede, & au bout d'un an elle avoit le ventre comme celui d'une femme grosse. On la maria, dans l'espérance qu'un mari lui serviroit de Médecin; mais il s'en fallut de beaucoup; au contraire, dans l'espace de trois ans, l'hydropisie augmenta au point qu'on craignit la rupture du ventre. Ses douleurs étant devenues intolérables, elle me pria de lui faire faire la ponction par le Chirurgien de l'hôpital, qu'elle avoit oui dire l'avoir faite à plusieurs personnes avec beaucoup de succès. Craignant de passer pour avoir tué cette femme, que je ne pouvois guérir, parce qu'elle étoit déja dans le marasme, je déclarai qu'on ne pouvoit tenter cette opération, sans l'exposer au risque de perdre la vie. Cette malheureuse renouvella ses instances, me pria de ne la point abandonner à des tourments qui la conduiroient à une mort lente. Je me laissai aller à ses prieres, & on lui tira, en une seule fois, soixante livres d'eau limpide, &

---

cin & Chirurgien, qui ont eu la bonté de me la faire voir, & qui m'ont offert les détails de cette observation entiere. Mais ils la publieront, sans doute, un jour d'une maniere beaucoup plus complette que je n'aurois pu le faire. L'épitaphe de *Marie Page* étant citée par-tout, d'après M. Méad, comme la preuve d'un phénomene unique dans son espece, j'ai cru essentiel d'y joindre ce nouvel exemple, qui en feroit le pendant, s'il n'étoit remarquable par une singularité bien plus extraordinaire encore.

qui n'avoit point de mauvaife odeur. Dès ce jour-là, fes forces commencerent à revenir ; la maladie fut fans retour ; au bout de dix mois elle mit au monde un garçon bien conftitué , & en a fait plufieurs autres depuis.

J'ajouterai, enfin, que l'utilité de cette méthode eft prouvée par cela feul, qu'il y a bien plus de fûreté à tirer ainfi les eaux', avec précaution, qu'à attendre qu'elles fe frayent d'elles-mêmes la route, en crêvant la peau du ventre. Car cela arrive affez fouvent , & met les malades en danger de la vie. J'ai vu néanmoins, une fois , une femme qui en échappa. Son ventre étoit énormément diftendu par les eaux quand elle m'appella. Je déclarai fa maladie incurable , parce que les forces lui manquoient. Mais je fus trompé dans mon pronoftic ; car quelques jours après , ayant oui dire qu'elle étoit encore en vie , je retournai chez elle , & je fus très-frappé de voir deux vafes pleins d'eau , dont l'un pouvoit en contenir douze livres , l'autre fix. Les premieres étoient forties par la rupture du ventre auprès de l'ombilic le premier jour , & les autres le lendemain , par une rupture qui fe fit dans le voifinage ; & c'eft ainfi que la nature avoit divifé fon opération en deux jours. Voyant cette malade dans la langueur , & ne différant guere d'une morte que parce qu'elle refpiroit encore , je ne lui prefcrivis que quelques fecours propres à foutenir fes forces ; je confeillai à ceux qui étoient auprès d'elle de lui faire fur le ventre des fomentations avec l'efprit-de-vin, & je prédis qu'elle ne pafferoit pas la journée : mais il ne faut regarder une femme comme morte que quand elle l'eft réellement. Je fus trompé une feconde fois , & au bout de quelques mois, je la retrouvai parfaitement guérie de ce mal, dans lequel je ne sache pas qu'elle soit retombée. Les plaies qui s'étoient formées par la rupture, se cicatriserent, sans autres moyens que ceux que je viens de dire.

Je finirai ce long article par un récit qui fera voir que quelquefois la nature se débarrasse du poids des eaux d'une toute autre maniere que dans les cas que nous venons de citer. Je voyois avec un habile Médecin un Marchand attaqué d'ascite. Après avoir tenté en vain d'autres remedes, nous eûmes recours à la paracenthese, comme à l'unique ressource qui nous restât. On tira donc environ vingt livres d'eau limpide. Quelques semaines après, le ventre grossit de nouveau, nous vînmes le matin avec le Chirurgien pour le vuider une seconde fois. Le malade nous dit, en riant, qu'il n'avoit plus besoin de nos secours, & nous fit voir, à nud, son ventre, que nous trouvâmes mol & applati; nous en parûmes fort étonnés, & nous nous informâmes par quelles voies les eaux s'étoient évacuées dans le courant de la nuit: il nous répondit qu'il ne s'étoit fait aucune excrétion extraordinaire, ni par les selles, ni par les urines, ni par les sueurs. Toutes ces humidités avoient donc été absorbées par les glandes & les petits conduits du péritoine & des membranes voisines. Il se confia ensuite imprudemment aux soins d'un Charlatan qui, pour prévenir le retour de la maladie, lui donna de violents purgatifs qui le firent périr de consomption. On ne trouva aucune trace d'épanchement aqueux dans son cadavre.

Les Anatomistes savoient déja que l'eau du

ventre eſt abſorbée par les parties voiſines. Car
ſi l'on fait une inciſion au ventre d'un chien vivant, & qu'on y injecte, avec une ſéringue,
une livre d'eau tiede, au bout de quelques
heures, on l'ouvrira ſans y en retrouver une
goutte. Tant il eſt vrai qu'il ſe fait une tranſpiration tant à l'intérieur qu'à l'extérieur du
corps, comme Hippocrate l'a enſeigné autrefois (1); mais il faut lire ce qu'a écrit ſur ce
ſujet un très-ſavant Médecin, Abraham Kauw,
qui a démontré qu'il ſe fait dans toutes (2) les
membranes du corps, tant dans l'état ſain, que
dans l'état morbifique, une réception & une
tranſpiration continuelle d'humeurs (3)

(1) *Epidem.* VI.

(2) *Perſ ir. dict. Hippocr. per univerſ. corp. anat. illuſt.*
Lugd. Batav. 1738.

(3) *Note de l'Editeur.* * C'eſt ici une de ces maladies
pour la guériſon deſquelles la nature fait plus que les remedes, ou dans laquelle au moins l'efficacité de ceux-ci
eſt due d'une maniere plus évidente aux reſſources de
celle-là. Chacun vante ſon remede & ſa panacée. Je crois
que tous les diurétiques & les hydragogues réuſſiſſent
quand le relâchement exceſſif des organes excrétoires
n'oppoſe pas une réſiſtance invincible à leur action, &
que les pores abſorbants internes ont la force de pomper
les humeurs aqueuſes extravaſées & infiltrées. Il n'eſt pas
difficile de s'aſſembler en conſultation, pour propoſer gravement chacun celui des hydragogues auquel on donne
la préférence ; il ſeroit queſtion de décider ſi l'on peut
eſpérer qu'un ſeul réuſſira. Car une obſervation dans laquelle le ſyrop de noirprun a fait des merveilles, une autre où les vertus de la ſcille ſont exaltées, celle où l'on
vante des *pilules toniques*, ne doivent préſenter aux yeux
d'un Médecin inſtruit qu'une ſeule & même vérité ; c'eſt
que les reſſources étoient dans le ſujet même, & que le
remede employé a tout au plus ſecondé les efforts de la

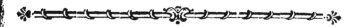

CHAPITRE IX.

Des maladies du Foie.

LE foie est sujet à différentes maladies, parce que la bile peut être viciée de bien des fa-
çons, & que c'est cette humeur qui les cause
presque toutes. La plus fréquente est la jaunisse.
Comme je suis peu satisfait de ce que la plupart
des Auteurs ont écrit sur ce mal, je ferai part
de quelques recherches plus exactes à ce sujet.

SECTION I.

De la Jaunisse.

LA bile est une sorte de savon naturel ; c'est-
à-dire un mélange d'huile, d'eau & de sel tant
fixe que volatil, qui se sécerne dans le foie,
pour servir à différents usages de l'économie
animale. Comme le sang lui-même peut-être
vicié de bien des manieres, il n'est pas étonnant que cette liqueur qui en vient, ne puisse
quelquefois pas remplir les fonctions auxquelles
elle est destinée. Elle péche souvent par épaississement, & d'autrefois aussi elle est trop raré-
fiée. Alors les glandes destinées à en opérer la

---

nature, comme tout autre de la même classe l'eût fait.
L'histoire du Marchand que cite M. Méad est un beau sujet de méditation pour les Médecins.

fecrétion s'obftruent, & envoyant peu de bile
dans les couloirs deftinés à la tranfporter, elle
y féjourne prefque toute; le foie fe durcit, &
il fe forme fous fes enveloppes des amas blan-
châtres qui reffemblent à un favon groffier. Non-
feulement une bile trop épaiffe, & qui ne peut
paffer dans fes couloirs produit cette maladie:
elle eft due encore quelquefois à la raréfaction
de cette humeur; car le fel volatil que nous
avons dit, faire partie de la bile, furabonde alors, de forte que les inteftins font irrités
par une humeur tenue & très-âcre. Dans le premier cas, le ventre eft refferré, le malade rend
avec peine des excréments groffiers, femblables
à de l'argile, ou à de la boue. Dans le fecond,
la diarrhée exifte, & les déjections font fréquentes & liquides. Ceux qui font le plus fujets à la
premiere de ces maladies, font les gens qui menent une vie défœuvrée, & qui ne font aucun
exercice; car, faute de fel, la partie oléagineufe
de la bile devient concrete. La feconde attaque plus fréquemment ceux qui trop peu ré-
fervés dans leurs plaifirs, fe mettent le feu
dans le corps, par les excès du vin fur-tout.

Mais il y a une autre efpece d'ictere, & qui
reconnoît une caufe abfolument différente de
celle que nous avons décrite. Elle tire fa fource
des convulfions de nerfs, lorfque l'humeur fubtile & élaftique qu'ils charrient, contracte une
trop grande âcreté, & opere fur les canaux
bilaires une conftriction qui empêche que cette
humeur ne paffe dans le foie, d'où refluant
dans le fang, elle fe répand par tout le corps.
Il en arrive autant par l'effet de violentes coliques, & par la morfure des viperes, comme
je l'ai déja démontré.

Il eft

Il est bon de dire ici qu'il se fait quelquefois
une constriction différente de celle-ci, & qui
vient de l'endurcissement des glandes du mésentere. Le foie alors & la vésicule du fiel sont distendus par la bile, sans qu'il en passe la plus petite portion dans les intestins. J'en ai vu autrefois à l'hôpital un exemple remarquable. Un
ouvrier, âgé d'environ quarante-deux ans, & qui
avoit éprouvé cinq mois auparavant une fievre
aiguë, sentit de l'inflammation dans l'hypocondre gauche. Dès qu'elle fut arrêtée, il tomba
dans une jaunisse opiniâtre, ne rendant qu'a-
vec beaucoup de peine des excréments blan-
châtres, & il périt en peu de tems. On trouva
dans le bas-ventre quatre livres de sang pur, au
moins à ce qu'il parut. Comme on ne savoit
trop d'où il avoit pu venir, on apperçut de
petites membranes semblables aux parois d'un
sac déchiré, & l'épiploon dans cet endroit tout
pourri & corrompu. Le pancréas étoit non-seulement squirrheux, mais même cancereux ; car
les gouttes qui sauterent, au moment de l'incision, au visage du Chirurgien, étoient si âcres &
si caustiques, que la peau n'en fut pas moins
affectée que si c'eût été de l'huile de vitriol. La
rate étoit aussi squirrheuse, la vésicule du fiel
énorme, & pleine d'une bile qui n'étoit pas
jaune, mais épaisse & d'un vert sombre. Le
foie n'offroit aucunes duretés ; & en quelque
endroit qu'on y fit des incisions, il en sortoit
une humeur pareille. Toutes les parties du corps,
les membranes, la graisse, les glandes, la subs-
tance même des côtes, avoient la teinte jaune ;
nous ne vîmes que les fibres musculaires qui
en fussent exemptes. En comprimant la vésicule, on ne faisoit point couler de bile dans l'in-

teftin ; car le canal cholédoque, à l'endroit où le conduit hépatique & le ciftique , n'en forment plus qu'un , étoit tellement ferré & étranglé qu'il n'admettoit pas le ftilet. J'ai rapporté ce fait pour prouver que cette maladie reconnoît bien des caufes différentes, & fouvent mortelles.

Un mal dont les nuances font fi diverfifiées, exige un traitement analogue. Lorfque le ventre eft refferré, & que les excréments font blancs ou cendrés, il faut employer les favonneux, ou feuls, ou mêlés avec la rhubarbe, à laquelle on affocie quelque remede anodin. Or les calmants & les fomniferes ne conviennent jamais tant que dans ces cas où la conftriction des canaux biliaires provient des convulfions nerveufes. Dans tous les cas d'ictere, accompagnés d'inflammation, il eft à propos de faigner, & fouvent même de faire vomir le malade.

Cette inflammation dont je parle, fe termine fouvent par la fuppuration, & dégénere en vomique. S'il en fort un pus blanc & louable, il y a lieu d'avoir de bonnes efpérances, parce que c'eft une preuve que le mal n'attaque que la membrane extérieure ; mais fi tout le foie en eft confumé, la fievre lente & les anxiétés conduifent bientôt le malade au tombeau. J'ai appris de quelques voyageurs, que cette cruelle maladie eft très-fréquente dans l'Inde orientale, & qu'on l'y guérit en appliquant un cauftique qui donne iffue à l'humeur peccante. Il faut laiffer, comme dans les cauteres, l'ulcere long-tems ouvert. Le favant Bontius rapporte l'avoir vu pratiquer, & propofe un traitement peu différent de celui que nous avons indiqué (1). Au

_____

(1) *Hift. nat. & med. Ind. orient.* Lib. 2, cap. 8.

teſte, Celſe obſerve que pluſieurs Médecins l'a-voient déja mis en uſage (1).

Parmi les ſecours propres à corriger la bile elle-même, je n'en connois pas de plus utiles que cette potion compoſée de ſix dragmes de ſuc de limons, une demi-dragme de ſel d'abſyn-the, une once d'eau de canelle ſimple, & un ſcrupule de ſucre blanc. Elle ne ſera pas même ſans avantage, lorſque le ventre péchera par trop de relâchement, pourvu qu'on ait ſoin de modérer avec quelques ſomniferes l'irritation qu'elle pourroit produire. On retire encore, par la même raiſon, beaucoup d'utilité de l'élixir de vitriol de Mynſicht, mêlé aux eaux de Bath, ou à celles de Spa.

SECTION II.
Du Diabete.

CEtte évacuation exceſſive d'une urine qui a le goût, l'odeur & la couleur du miel, & qu'on nomme *Diabete*, n'eſt pas une maladie des reins, comme la plupart des Médecins le croient. Elle appartient au foie, & je l'ai déja démontré de la maniere la moins équivoque (2). Je ne veux pas ſervir ici des choſes rechauffées, & répéter ce que j'ai déja dit dans un aſſez grand détail, je crois. J'ajouterai ſeulement un remede à ce qui a été dit ſur le traitement, c'eſt le *petit lait alu-miné*, qu'on obtient en faiſant fondre trois drag-mes d'alun ſur quatre livres de petit lait chaud;

(1) *l ib.* IV *cap. 8.*
(2) *Eſſ. méch. ſur les poiſons.* Eſſ. 1.

car fi l'on boit, trois fois par jour, un quart de livre de ce mêlange , il contribuera beaucoup à arrêter ce flux.

Si quelqu'un demande d'où peut provenir, dans ceux qui font attaqués de cette maladie une fi grande quantité d'humeurs, je répondrai que l'expérience nous fait voir tous les jours que certains corps s'imbibent, & attirent à eux les humidités de l'athmofphere, & que leur poids & leur volume en font beaucoup augmentés. C'eft ainfi que le *fel de tartre* expofé à l'air humide, s'y accroît au point qu'une livre bien calcinée en produit bientôt dix. Ne pourroit-on pas dire que certaines vapeurs de notre athmofphere entrent dans le corps de ceux qui y ont le plus de difpofition; & que fe mêlant au liquide qui fe fécerne dans les reins, elles en augmentent la quantité ? Auffi l'air froid & humide convient peu à ceux qui font affectés de ce mal, & ils doivent en choifir un qui foit fec & chaud, autant qu'ils le pourront.

Mais pourquoi cette maladie a-t-elle été fi rare chez les anciens, que Galien dit ne l'avoir vue que deux fois ? En voici la raifon, fi je ne me trompe. Je crois que cette différence eft due à la maniere de vivre des anciens, fi oppofée à la nôtre. Car cette maladie attaque plus fréquemment ceux qui menent une vie inutile & oifeufe, ceux qui après s'être échauffés avec d'excellent vin & des liqueurs, cherchent à contre-tems à étancher leur foif avec des rafraîchiffants. Les anciens buvoient, à la vérité, plus de vin que nous ; mais ils étoient plus prudents ; & après avoir fait la débauche, ils revenoient infenfiblement à leur train de vie ordinaire. Ils ne prenoient pas des rafraîchiffements immédiatement après , mais des boissons chaudes , ou au moins dégourdies (1).

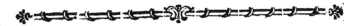

CHAPITRE X.

Des maladies des Reins & de la Vessie.

AVANT de parler du traitement qui convient aux maladies des reins & à celles de la vessie, il n'est pas inutile de dire quelque chose sur la nature même de ces maladies , que les Auteurs me paroissent avoir exposée d'une maniere trop obscure , tandis que c'est dans cette connoissance qu'on peut puiser les meilleurs principes du traitement.

Je me rappelle d'avoir autrefois observé, comme je l'ai déja dit ailleurs (2) , dans le cadavre d'un enfant de cinq ans , qui avoit été tourmenté de violentes douleurs de néphrétique , les différens degrés par lesquels le calcul avoit passé pour acquérir la dureté de la pierre. Les reins

---

(1) *Note de l'Editeur.* * Les anciens , après des excès, revenoient insensiblement à leur régime ordinaire. *Omnis mutatio subitanea malum*: c'étoit pour eux un aphorisme sacré. Chez nous , l'on passe d'un excès à son contraire brusquement , sans transition. Les liqueurs les plus spiritueuses & les glaces se succedent sur nos tables. Quels bons effets peuvent produire sur nos corps des alliages si incompatibles? L'estomac ne sait à laquelle des deux puissances contraires il obéira : cet organe devient la triste victime d'un plaisir d'étiquette ; & le comble de l'infortune, c'est que les maladies des nerfs dues à de pareilles causes , sont rarement susceptibles de guérison.

(2) *Traité de l'influence du Soleil & de la Lune.*

T 3

& les ureteres étoient remplis d'une matiere calculeuse, dont on voyoit clairement en différents endroits, les diverses formes de concrétion qu'elle avoit prises. Cette humeur, d'abord aqueuse & limpide, étoit devenue peu à peu laiteuse, formoit ensuite des cryftaux déliés & rameux, dont la réunion acquéroit la forme & la dureté de la pierre.

Ce n'eft pas fans raison que le fameux Van-Helmont, qui étoit très-verfé dans les expériences de chymie, a dit que la matiere du calcul étoit une forte de tartre qui naît & fe coagule dans les reins (1), & l'analyfe qu'on en fait confirme cette idée, lorfqu'on le compare avec le tartre qu'on retire des vins du Rhin. Le favant Etienne Hales en a fait l'expérience (2). Car il a trouvé que ce tartre étoit compofé d'un tiers d'un air élaftique, dont il entre au moins la moitié dans la formation du calcul, & il n'eft aucun autre corps dans lequel il ait trouvé l'air en pareille proportion.

N'eft-il donc pas naturel de préfumer que la caufe immédiate de cette maladie font les fels tartareux du fang qui fe font portés fur les conduits des reins; car ces fels contiennent naturellement une très-grande quantité de cette matiere fubtile, dans laquelle le grand Newton a démontré, entr'autres qualités, celle d'être une des principales caufes de la cohéfion des corps(3). Le calcul n'eft donc autre chofe qu'une matiere compofée de terre, & fur-tout d'air qui, après

(1) *Supplementor. paradoxum numero criticum.*
(2) *Statical Effays.* Vol. I, p. 184 & 193.
(3) V. *The Life of M. Boyle, prefixed to his Works*, p. 70.

avoir pris une forme concrete dans les reins, y féjourne, ou tombe dans la veffie. J'ai expofé ceci dans un plus grand détail, afin qu'on faififfe avec plus de facilité le traitement qu'il convient d'employer.

S'il eft queftion de prévenir cette maladie, quand on en eft menacé, les fels lixiviels s'oppoferont à la cryftallifation de cette matiere tartareufe, & les corps oléagineux s'oppoferont encore plus à ce que ces cryftaux une fois formés, ne dégénerent en calculs, & c'eft un précepte qu'on ne doit jamais perdre de vue ni dans le régime, ni dans le traitement.

Mais lorfque cette matiere eft devenue concrete, & qu'il eft queftion de la chaffer par les ureteres, c'eft ici qu'il faut les plus grandes précautions. On peche fouvent dans l'adminiftration des remedes qui provoquent les urines, parce que c'eft fouvent mal-à-propos que les Médecins s'imaginent que les petits graviers font entraînés en même tems. Souvent on gagne davantage avec les relâchants & les lubréfiants, fur-tout fi lorfque les douleurs font exceffives, on commence par tirer du fang, & qu'on entremêle les remedes anodins ; car jamais le calcul n'eft chaffé, tandis que le malade fouffre beaucoup ; & il arrive fouvent dans le tems de la rémiffion, qu'il tombe avec un flux d'urine fpontané, auquel on ne s'attendoit pas. C'eft parce que la douleur refferre les fibrilles des parties, qui ne s'acquittent de leur fonction que lorfque ce fentiment fâcheux eft diffipé. C'eft pour cela qu'on donne avec affez d'avantage un lavement, dans lequel font diffouts trois ou quatre grains d'opium, dans cinq à fix onces de décoction ordinaire. Il eft vrai néanmoins qu'après

T 4

avoir ainſi appaiſé les paroxyſmes, il eſt néceſſaire de combattre cette maladie par les diurétiques les plus vifs. Mais il faut ici la plus grande
circonſpection pour ne pas inſiſter trop long-
tems ſur leur uſage , après qu'ils ont produit
leur effet.

Le ventre doit toujours être libre ; & lorſqu'il eſt reſſerré, il eſt à propos de donner des
lavements avec la décoction ordinaire , à
laquelle on ajoute la térébenthine ; quelquefois
auſſi on donne une infuſion de ſenné avec la
manne ; car il ne faut pas non plus employer
des purgatifs de trop d'énergie.

Parmi les remedes lubréfiants dont j'ai parlé,
les principaux ſont l'huile d'amandes douces,
le ſyrop d'altéa , les émulſions d'amandes , &
d'autres ſemblables , auxquels il faut ajouter
l'uſage du bain tiede. Mettons auſſi le ſavon &
la térébenthine au rang des meilleurs diurétiques.

Tous ces ſecours conviennent dans le tems
même du paroxyſme. Quand il eſt paſſé, les
meilleurs ſont l'exercice du corps, l'équitation
fréquente, mais qui ne ſoit pas pouſſée juſqu'à
la laſſitude, des aliments d'une médiocre con-
ſiſtance & d'une facile digeſtion. Les boiſſons
qui conviennent le plus ſont un vin léger trem-
pé avec l'eau, une biere nouvelle, & faite ſans
houblon : elle ſera toujours plus agréable &
plus ſalutaire, ſi dans le tems de la fermentation
on y a fait infuſer des feuilles de lierre terreſ-
tre. Le vin miellé convient auſſi ; car il n'y a
pas de meilleur diurétique que le miel. Si l'on
en mêle une cuillerée ſur un verre ou deux
d'infuſion de racine d'altéa, c'eſt un excellent
remede pour purger les reins, lorſqu'on en con-

tinue l'ufage pendant quelque tems. Il faut choifir les vins les moins acerbes. On doit préférer
les eaux courantes, légeres & pures ; car, felon
la remarque de Pline, *celles qui forment un enduit,
une croûte dans les vafes où on les fait bouillir,
doivent être regardées comme pernicieufes* [1].

Il faut bien prendre garde de ne pas infifter
trop long-tems fur les remedes qui ont beaucoup d'énergie pour folliciter les urines, fur-
tout lorfqu'on a intention d'empêcher qu'il ne
fe forme dans les reins aucune concrétion pier-
reufe ; car quelques promeffes que puiffent faire
à ce fujet les ignorants, il eft certain que par
l'acrimonie & la chaleur qu'ils communiquent,
ils nuifent beaucoup à ces organes. Je ne peux
m'empêcher de dire ici, à la honte des Médecins,
que ce font eux qui ont engagé derniérement
les premiers de l'Etat à acheter, à grands frais,
un remede de bonne femme, qui devoit brifer
en morceaux les calculs dans la veffie, & les
entraîner par les urines. Ce remede étoit compofé avec le favon & la chaux de différents
teftacées, & l'on fent de refte combien il devoit
être cauftique. On montroit néanmoins en public, pour témoigner l'excellence du remede,
un ou deux morceaux de calculs qu'on difoit
avoir tirés de la veffie de ceux qui en avoient
ufé. On faifoit remarquer, avec grand foin, la
fuperficie inégale & les petits trous dont ces
pierres étoient percées çà & là, & bien des
gens eurent la complaifance de croire que ces
petits trous étoient des témoignages évidents
du commencement de l'action du remede. Mais

(1) *Hift. Nat.* Lib. XXXI, cap. 3.

on n'auroit pas dû ignorer que souvent les pierres ont dans la vessie une pareille conformation, & semblent rongées en divers endroits. C'est ce que j'ai vérifié moi-même plus d'une fois. Il y a d'ailleurs une si grande variété dans la formation de quelque espece de pierre que ce soit. Je renvoie sur tous ces objets au Livre que publia dans le tems un savant Médecin & Anatomiste. On y trouvera quantité de préceptes utiles. La charlatannerie & les dangers de ce prétendu secret y sont développés de la maniere la plus claire & la plus complette (1).

Je ne suis pas surpris que nos Ministres qui entendirent faire faire tant d'éloges de ce nouveau remede, n'aient rien négligé pour s'en procurer la recette, à quelque prix que ce fût, en vue de l'utilité publique ; & ce procédé très-louable en eux n'est pas moins blâmable dans ceux qui les y engagerent, parçe qu'ils ne devoient pas ignorer que des substances assez âcres pour dissoudre des pierres, ne peuvent guere être admises dans la vessie, sans causer de grands dommages à cet organe. Enfin, cette composition peut contribuer à faire rendre par les urines quelques graviers ; mais jamais elle ne sera capable de briser les calculs qui auront acquis la dureté de la pierre. Il y a plus, c'est que je ne crois pas qu'il fût sans danger d'en continuer l'usage, pendant un certain tems, pour les raisons que nous avons alléguées, & pour cela que quoiqu'il soit plus commode de donner, à la même intention, une lessive savoneuse en boisson, elle ne sera pas absolument exempte de danger non plus.

_____

(1) *Parson's description of the human urinary Bladder, &c.*

Comme dans une matiere auffi importante que celle-ci, il ne faut rien diffimuler, rien cacher, je ne crois pas inutile de rappeller ici quelques expériences faites par Robert Whytt, d'Edimbourg (1). Ce favant Médecin confidérant les inçonvénients & même les dangers de ce fameux antidote, fut curieux d'éprouver quelles feroient les vertus de l'eau de chaux féparée du favon. Ce ne fut pas de l'eau de chaux vive dont il fe fervit, mais d'une eau préparée avec la chaux d'écailles d'huîtres, ou d'autres teftacées calcinés, à la proportion de fept ou huit livres d'eau fur une livre de ces chaux. La chofe réuffit comme il l'avoit imaginé; & en plongeant, à plufieurs reprifes, divers calculs dans l'une & l'autre de ces eaux, il reconnut que celle-ci avoit beaucoup plus de vertu lithontriptique que l'eau de chaux ordinaire. Il enfeigne enfuite la maniere de l'adminiftrer. La dofe eft de quatre livres par jour pour les adultes, & on la modere, d'après cela, pour les enfants, felon leur âge. Il finit par citer plufieurs exemples du fuccès de ce remede.

On ne fauroit mieux faire que de lire fa differtation. J'ai cité ceci d'autant plus volontiers, qu'un Médecin de Londres, de mes amis, a guéri avec cette méthode un Marchand gravement affecté de cette maladie. Il rendit, à la fuite de ce remede, avec les urines, tantôt des croûtes, tantôt des fragments pierreux femblables à des noyaux. Mais il y a peu d'efpérance, comme je l'ai déja dit, que des calculs qui ont acquis la dureté du roc, foient diffous par quelque fecours que ce foit.

---

(1) *Medical Effays*, *Edinburgh*. Vol. V, Eff. 69.

On doit donc féliciter nos concitoyens de l'adreſſe & de la dextérité de nos Chirurgiens, qui ont trouvé un moyen plus court & plus aſſuré d'extraire les calculs de la veſſie (1). Car ce ne ſont pas ſeulement les adultes, mais les enfants, les jeunes gens & les vieillards qui ſupportent tous également bien cette exéreſe, de ſorte que ſi le calcul eſt trop conſidérable pour pouvoir paſſer par le cou de la veſſie, ſans la déchirer, il n'eſt pas néceſſaire de le fondre pour en faire l'extraction. Cette invention, dit-on, eſt due à un Médecin Grec, nommé Ammonius, qu'on ſurnomma, à cauſe de cela, le *Lithotomiſte* (2).

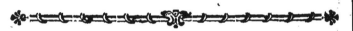

CHAPITRE XI.
Des maladies des Yeux.

LEs Auteurs ont traité des maladies des yeux avec tant d'exactitude, qu'il eſt preſque ſuperflu d'en dire quelque choſe ici. Celſe parmi les anciens (3), & Vopiſque-Fortunat-Plempius parmi les modernes (4), ſont ceux qui les ont le mieux diviſées, & qui en ont donné les meilleures deſcriptions. Celſe avoit entre les mains beaucoup d'Auteurs Grecs de Médecine & de Chirurgie, qui ne ſont pas parvenus juſqu'à

---

(1) *Cheſelden's Anatomy*. Edit. 5, cap, 6.
(2) CELS, *Lib.* VII, *cap.* 26.
(3) CELS, *de Medic.* Lib. VI, cap. 6.
(4) *Ophtalmogr. Lovanii*, 1659.

nous. Il choifit avec beaucoup de jugement dans ces divers ouvrages les remedes les plus confacrés à ces maladies. Plempius a adapté les nouvelles découvertes aux ufages de la Médecine. Il faut ajouter encore un Livre publié de concert par deux habiles Géometres, & dans lequel on trouve une expofition claire & complette de tout ce qui peut avoir trait à la vue (1). Il eft bon auffi de voir ce qu'a écrit fur cette matiere un célebre Médecin d'Edimbourg que j'ai déja cité, M. Porterfield (2).

Qu'il me foit permis cependant de dire quelque chofe fur quelques-uns des vices les plus graves de la vue, dont il me femble qu'on n'a pas encore bien éclairci la nature.

SECTION I.
De la Goutte féreine.

C'Eft une affection très-grave, & dont le traitement eft très-difficile, que les Grecs ont connue fous le nom d'*amaurofis*, & à laquelle les Médecins de la baffe latinité ont donné le nom de *gutta ferena*. Elle naît de différentes caufes, dont la plus commune eft l'obftruction des arteres qui fourniffent à la *tunique rétiforme*, obftruction qui dérive de l'épaiffiffement du fang ; car il arrive de-là que les rayons de lumiere qui peig-

(1) *A compleat fyftem of opticks, by Robert Smith. L. L. D. With an Effay upon diftinct and indiftinct vifion, by James Jurin M. D. Cambridge,* 1738.

(2) V. *Medical Effays, publishedat Edinburgh,* Vol. III, p. 160, & vol. IV, p. 124.

nent les objets au fond de l'œil, ne font aucune impreſſion ſur ces petits vaiſſeaux dilatés, & c'eſt ainſi qu'en proportion de l'intenſité de la cauſe, la vue diminue, ou ſe perd entiérement. Souvent la paralyſie des nerfs qui forment la texture de cette tunique de l'œil, produit cette maladie ; de ſorte que les corpuſcules de lumiere ne font pas une impreſſion aſſez vive ſur eux, pour que l'image des objets puiſſe être tranſmiſe juſqu'à l'ame. J'ai vu, enfin, cette ſorte d'aveuglement ſurvenir après un épanchement d'humeurs glaireuſes, ou par l'effet d'une tumeur qui preſſoit le nerf optique, avant l'endroit où il ſe diviſe pour ſe rendre aux yeux, & cela ſe fait en interceptant le paſſage des eſprits animaux.

C'eſt ainſi qu'une ſeule maladie des yeux peut être produite par un ſi grand nombre de cauſes différentes, tandis que ces organes ſont la ſource de tant d'agrémeuts & de commodités dans la vie. Voyons donc de quelle maniere on peut les en préſerver.

Il faut d'abord diſtinguer ces maux les uns des autres, & ſavoir à quels ſignes on pourra avoir des craintes, ou former des eſpérances.

Ce qui annonce que les vaiſſeaux ſanguins ſont obſtrués par un ſang viſqueux, c'eſt la dilatation de la pupille, qui ſurvient petit à petit. Comme les rayons de lumiere frappent alors ſur les petites arteres qui tiennent lieu de fibrilles nerveuſes, la nature elle-même produit cette dilatation, afin que l'incommodité qui en réſulte ſoit diviſée en frappant ſur un plus grand nombre d'artérioles. Auſſi la paralyſie qui ſurvient tout-à-coup, manifeſte à peine une pareille dilatation, au lieu que lorſqu'il s'eſt fait un épanchement d'humeurs fur le nerf, ou qu'il y naît infenfiblement une tumeur, la dilatation de la pupille eft toujours plus fenfible pour la raifon que j'ai dite.

Il n'y a prefque pas de remede pour ceux chez qui la pupille conferve fa capacité ordinaire. Il en eft de même de ceux qui ont perdu la vue par l'effet de quelque maladie, comme d'une humeur épanchée fur le cerveau, ou d'une tumeur elle-même incurable; car de quelle maniere remédier à une paralyfie fubite de nerfs, à une humeur, ou à une tumeur que leurs fituations rendent inacceffibles à l'effet des remedes? Il n'y a donc que l'aveuglement dont j'ai parlé en premier lieu, dont on puiffe efpérer la guérifon, à moins que la paralyfie de la tunique rétiforme ne laiffe quelque efpoir du côté des fecours qu'on emploie communément pour les paralyfies nerveufes; tels font les aromatiques, les martiaux & les gommes fétides.

Mais il eft tems d'en venir à la curation. Il eft clair qu'il faut mettre en ufage tous les moyens de défobftruer les vaiffeaux, & de corriger cet épaiffiffement du fang. On commencera donc par faigner au bras, puis à la jugulaire, & l'on réitérera ces faignées en raifon de la maladie. Les ventoufes appliquées fous l'occiput & fcarifiées ne font pas non plus fans avantage. C'eft un moyen de tirer du fang des finus latéraux du crâne. Les catharctiques & ceux, fur-tout, qui purgent les humeurs craffes & épaiffes ne doivent pas être ménagés. Mais comme rien n'eft plus propre à incifer & à chaffer hors du corps les humeurs tenaces & vifqueufes que le mercure, on pourra joindre le mercure fix fois fublimé aux autres purgatifs, ou plutôt le faire prendre feul, & donner, quelques heures après, un léger catharctique.

Ces fecours réuffiffent affez dans les commencements ; mais lorfque la maladie eft invétérée, elle en exige de plus puiffants, comme, par exemple, une falivation abondante qu'on excite au moyen de ce même remede pris par la bouche à petites dofes, laiffant entre chacune des intervalles affez courts ; car cette liqueur métallique, à raifon de fon poids & de fon extrême divifibilité, pénetre jufques dans les plus petits réduits du corps, les nettoie de toutes les immondices qui pourroient s'y rencontrer, & les pouffe au dehors de quelque maniere que ce foit.

Ce fut dans ma jeuneffe que je fis, à l'hôpital, fur les pauvres confiés à mes foins, les premieres tentatives de cette méthode, qui furent fuivies de beaucoup de fuccès. Je vins à bout, par ce moyen, de rendre la vue à plufieurs perfonnes fous les yeux de bien des Médecins qui adopterent cette façon de traiter, & qui guérirent par ce moyen une maladie qu'ils avoient regardée comme incurable, pour peu qu'elle fût invétérée. Ce qui m'avoit engagé à faire ces tentatives, c'eft que les connoiffances d'optique m'avoient appris que la caufe qu'on affignoit à ce mal étoit impoffible ; favoir, de petits corps qu'on fuppofoit nager dans l'humeur aqueufe de l'œil, parce qu'ils auroient été à trop peu de diftance pour pouvoir fe peindre au fond de cet organe. Il étoit donc queftion de chercher une autre caufe, & c'eft à ceux qui favent les mathématiques à décider fi j'ai bien rencontré. Mais il me paroît qu'on a dans cet exemple une

preuve

preuve de l'utilité des mathématiques pour la pratique de la Médecine.

SECTION II.

De la Cataracte.

C'EST un mal qui rend la vie bien triste que celui que les Grecs ont appellé *Glaucôme*; les Auteurs de l'ancienne latinité, *suffusion*, & ceux de la moderne, *cataracta*. Elle consiste dans l'obscurité de l'humeur crystalline, qui de transparente devient d'un vert terne, & empêche ainsi les rayons de la lumiere de pénétrer jusqu'au fond de l'œil.

Tous les Médecins avoient cru jusqu'ici que cette maladie étoit causée par l'épaississement & l'excroissance contre nature d'une membrane qui s'étendoit au devant de l'humeur crystalline, & qu'on rendoit la vue en abaissant cette membrane avec la pointe d'une aiguille; mais on a reconnu dans notre siecle, que c'étoit une erreur. Car ayant examiné, après la mort, tant les yeux de ceux qui avoient souffert cette incommodité sans y apporter aucun remede, que de ceux à qui l'opération avoit bien réussi, on n'a trouvé aucune membrane; mais on a reconnu que c'étoit la sécheresse, la dureté & l'opacité de cette humeur transparente qui avoient produit cette maladie (1).

Ne dissimulons cependant pas qu'il s'est quel-

---

(1) Antoine Maître-Jean. *Traité des maladies de l'œil*. A Troyes, 1707.

Tome II. V

quefois rencontré une vraie membrane fous la main du Chirurgien ; mais cela eft arrivé très-rarement (1). C'eft ce que j'ai appris en dernier lieu, d'un de nos favants Médecins & Anatomiftes, Thomas Lawrence, qui m'a fait voir un tégument membraneux qu'il avoit levé deffus la pupille d'un enfant, & dont toutes les artérioles qui le parcouroient, étoient remplies d'une matiere cérumineufe très-liquide. J'ai conclu de-là que, quoiqu'il arrive le plus fouvent dans tous ces cas, que ce foit l'humeur cryftalline elle-même que le Chirurgien abaiffe avec fon aiguille, quelquefois cependant il peut arriver qu'il fe rencontre auffi une petite membrane qui aura contracté, par accident, une femblable aridité (1).

Il ne faut ici que la main d'un Chirurgien expérimenté. Il eft néceffaire d'attendre la maturité de la cataracte, & d'avoir quelque égard aux circonftances qui indiquent fi l'œil eft propre à être guéri.

---

(1) *Hift. & Mém. de l'Acad. Royale des Sciences de Paris*, ann. 1708.

(2) *Note de l'Editeur.* * M. Lieutaud dit que fes obfervations anatomiques, quoiqu'en très-grand nombre fur ce point, ne lui ont jamais préfenté la cataracte *membraneufe.*

SECTION III.

Des taies de l'Œil.

LEs taies qui furviennent aux yeux font encore un mal affez grave, & qui bleffe d'autant plus la vue, que ce vice occupe une plus grande portion de la cornée dans l'endroit où elle eft tranfparente. Quelquefois elles ont leur fiege à la partie extérieure de cette membrane, & d'autres fois à l'intérieur plus ou moins profondément.

Elles font dues, la plupart du tems, à l'inflammation, & à un épanchement d'humeurs entre les membranes de cette tunique, fur-tout dans la petite-vérole, lorfque quelques boutons viennent à fuppurer dans cet endroit.

J'ai deux manieres de traiter cette maladie, felon qu'elle eft extérieure ou intérieure. Dans le premier cas, voici la poudre dont je me fers. Je fais piler dans un mortier du verre commun, qu'on réduit en une poudre très-fine, à laquelle on mêle enfuite une portion égale de fucre candi qu'on porphyrife fur le marbre. On fouffle, chaque jour, fur l'œil une petite quantité de cette poudre, qui, par fa vertu incifive, déterge, & enleve chaque fois quelque chofe de la tache. La feconde méthode eft d'employer la main d'un Chirurgien habile & expérimenté, qui ôte infenfiblement & d'une maniere graduée, avec l'inftrument, quelque chofe de cette tache; car cette tunique réfulte de plufieurs lames appliquées les unes fur les autres, & qui ont affez d'épaiffeur & de confiftance pour qu'on en puiſſe enlever quelques couches. J'ai vu guérir bien des gens avec cette poudre dont je viens de parler, au lieu que je n'ai vu qu'une ou deux fois l'opération chirurgicale réuſſir. Mais il vaut mieux éprouver un remede douteux que de n'en employer aucun.

Des Odeurs.

Je n'ai pas grand'choſe à dire ſur les autres ſens, excepté deux ou trois mots qui ont trait à l'odorat; car c'eſt un des ſens qui contribue le plus aux agréments de la vie, & par le moyen duquel auſſi nous ſommes expoſés aux plus grands dangers.

Il eſt certain d'abord que la qualité nuiſible des odeurs ſe manifeſte ouvertement dans les maladies contagieuſes. Car on ne peut douter qu'une vapeur ſubtile qui s'exhale d'un corps corrompu, & qu'un corps ſain attire par la reſpiration, ne ſoit très-préjudiciable à celui-ci. Souvent il en réſulte des maux de tête, des maux d'eſtomac, & des nauſées qui dérivent de l'altération de la ſalive. Il n'eſt pas moins vrai que ſouvent nos forces ſe rétabliſſent par l'effet des bonnes odeurs, & cela ſe fait, ou en excitant les eſprits animaux qui étoient opprimés, ou en les recréant par ces émanations agréables & amies de la nature, qui s'élevent des corps qu'on préſente à l'odorat; car ces corpuſcules ſont, en quelque maniere, l'aliment des eſprits animaux.

De tous les corps odoriférants, ceux dans leſquels on a trouvé juſqu'ici le plus d'énergie, ſont les eſprits & les ſels volatils tirés chymiquement du regne animal. Ceux qui en approchent le plus font le caſtor, le muſc, le zibeth, qui ſont auſſi des ſubſtances animales. Mais on trouvera ſurprenant, ſans doute, que tous ces corps ne conviennent pas également à toutes ſortes de perſonnes. Il y en a pluſieurs que le muſc & le zibeth remettent merveilleuſement de leurs défaillances, tandis qu'il en eſt d'autres qui ne les peuvent ſupporter, & qui ſe trouvent mal lorſqu'ils les ont flairés, & cela pendant que l'odeur forte du caſtoréum & de l'aſſafœtida leur fait plaiſir. Cette différence vient, ſi je ne me trompe, de celle du fluide qui arroſe leurs nerfs ; & dans ces cas, c'eſt la nature elle-même qui indique ce qui lui eſt avantageux, ou nuiſible. Je ne doute point du tout que les eſprits animaux ne tranſmettent à l'ame le ſentiment de l'efficacité de ces odeurs. Car la ſageſſe du Créateur nous a conſtruits de maniere que tout ce qui a rapport à la conſervation de notre vie, ou à la propagation de notre eſpece, fût en même tems pour nous une ſource d'agréments & de plaiſirs. Il faut néanmoins conſerver en tout une juſte modération, & que les attraits ſéduiſants de la volupté ne tournent pas au détriment de l'eſprit & du corps (1).

---

(1) *Note de l'Editeur.* * L'odorat eſt celui de nos ſens qui a le moins occupé les Phyſiologiſtes & les Médecins; cependant la ſtructure admirable des organes qui en ſont le ſiege, étoit bien digne de fixer leur attention. Quel art le Créateur n'a-t-il pas employé en donnant à ces longs cornets du nez, aux cellules de l'os & moïde, le plus de tortuoſités qu'il a été poſſible, pour ménager à la membrane deſtinée à les recouvrir, une plus grande ſurface, à raiſon des replis qu'elle ſeroit obligée de former pour tapiſſer ces cavités? Quelle diſpoſition merveilleuſe dans l'épanouiſſement des nerfs olfactifs, & des petites

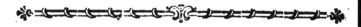

CHAPITRE XII.
De la Goutte.

LA goutte est l'appanage de ceux qui se sont trop livrés aux plaisirs. C'est une maladie dans laquelle la nature cherche à se débarrasser de ce qui lui est nuisible, & à le déposer aux articulations. L'affection goutteuse doit donc être considérée plutôt comme la crise d'une maladie, que comme la maladie elle-même ; de sorte qu'il

---

artérioles qui se distribuent à cette membrane ? Elle est douée d'une sensibilité plus exquise encore que les organes du goût : puisque les corpuscules qui sont l'objet de l'odorat, sont d'une ténuité & d'une délicatesse qui ne permet pas à ceux-ci d'en sentir l'impression. Aussi, pourroit-on rectifier, par ce sens, les erreurs du goût, qui nous porte souvent à user d'aliments qui nous sont contraires. Peut-être ne seroit-il pas impossible qu'avec l'habitude on parvint à distinguer, par l'odorat, ceux qui sont le plus amis de notre nature. Car il existe des *sympathies* & des *antiphaties*. Il y a des faits avérés, & qui, parce qu'ils présentent des difficultés pour leur explication, ne doivent pas être pour cela relégués parmi les chimeres. Ce mot de *qualités occultes*, admis par les anciens, si révoltant pour ceux qui se croyent aujourd'hui en état de rendre raison de tout, commence à trouver grace auprès des gens instruits. Quoi qu'il en soit, je présumerois volontiers que c'est l'odorat qui est le siege des antipathies & des sympathies. C'est à la délicatesse de cet organe, dans les chiens, que tient leur fidélité. Les caresses y font moins que des émanations agréables dont ils sont frappés. Les petits chiens de Dame ne donnent pas les mêmes preuves d'attachement que ceux des Chasseurs, ou des Bergers, traités avec bien moins de douceur & de délicatesse. Comment s'est-il pu faire qu'un de ces animaux, par un héroïsme particulier, ait

ne faut rien négliger pour que ces efforts de la
nature aient leur plein & entier effet. On ne
doit donc pas chercher à mitiger la douleur par

---

reconnu, & fait découvrir long-tems après le meurtrier
de son maître? Qu'est-ce qui les rend chasseurs que cette
propriété de leur odorat? Pourquoi ces caresses, ces
complaisances pour une femelle de leur espece, & cette
humeur querelleuse qui se manifeste, à l'approche du rival qui paroît pour en disputer la jouissance? D'où vient
que le singe reconnoît toujours une femme, de quelque
maniere qu'elle se déguise?... Les observations de ce
genre sont innombrables, & chaque jour, l'occasion se
présente d'en faire de nouvelles. Je crois qu'en examinant de près, on ne sera pas éloigné de penser que mille
sensations agréables & désagréables qu'on éprouve dans
diverses circonstances, sans en savoir la raison, prennent
leur source dans des émanations qui ont plus ou moins
d'analogie avec notre fluide nerveux, & que l'impression
que font divers objets est conséquente à la maniere dont
les nerfs olfactifs en sont affectés. Qui sait même si diverses passions de l'ame, si l'amour, si l'intempérance,
ne tiennent pas à des dispositions physiques difficiles à
déterminer?... Ce sont des recherches dont il ne faut
pas, sans doute, pousser la théorie plus loin, avant d'a-
voir donné l'attention la plus philosophique aux faits
qui peuvent lui servir de base. Je reviens à des réflexions qui ont plus de rapport à la Médecine.

La perfection de l'odorat est en raison de la surface
de la membrane pituitaire; ce qui fait, par exemple, que
les lievres ont cet organe très-fin. Mais elle en a encore
beaucoup chez l'homme, & s'il jouit moins des avantages d'utilité & d'agrément que la nature a attachés à ce
sens, il n'est pas difficile d'en assigner plusieurs causes. On
ne s'attache point à le perfectionner dans les enfants; &
un des moyens directement contraires à l'intention d'y
parvenir, c'est d'autoriser leurs répugnances pour certaines odeurs & leurs fausses délicatesses. En second lieu,
en couvrant trop leur tête & leur poitrine, on les rend
sujets aux rhumes; & si l'érétisme de la membrane pituitaire comprime les fibrilles nerveuses olfactives, ou que
l'humeur destinée à la lubréfier, s'accumule & s'épaississe,

des remedes externes; car si on le tente, en un
moment l'humeur morbifique reflue sur les parties vitales, & met la vie en danger; ce qui

---

le sentiment organique est suspendu, & conséquemment
ses facultés diminuent, car l'exercice modéré de nos sens
est un des moyens les plus sûrs de les perfectionner. N'oublions pas, sur-tout, d'accuser ici cette manie, introduite
parmi nous, de se remplir, sans cesse, le nez d'une poudre
noire & caustique, connue sous le nom de *tabac*. Sans
compter les dartres, les érosions, la perte de la mémoire,
une sorte d'ivresse, d'hébêtement, tous les inconvénients
enfin de cette funeste habitude, il est certain qu'elle contribue à dessécher la membrane pituitaire, en faisant couler, sans cesse, sous une forme trop limpide, une humeur à laquelle la nature s'est plu de donner un certain
degré de consistance & d'onctuosité, propre à préserver
ces parties de l'impression trop vive de l'air & des odeurs
violentes. L'usage du tabac détruit les houppes nerveuses, ôte la sensibilité, au point que celui d'Espagne
même ne fait aucune sorte d'impression sur ceux qui en
ont fait abus. Une preuve convaincante de cette diminution de sensibilité, c'est la comparaison de l'effet que
produit la plus légere prise de cette poudre chez ceux qui
n'y sont pas accoutumés, à celui dont la plus forte dose
est suivie dans ceux qui en prennent beaucoup. Il arrive
de-là qu'on se prive d'une des sensations les plus volup-
tueuses, pour un plaisir de fantaisie, de caprice, & auquel souvent on a eu la plus grande difficulté de se
faire.

Le tabac employé comme remede, est une excellente
errhine; mais on se doute bien qu'il ne l'est que pour certaines personnes, comme le vin n'est un cordial que pour
ceux qui n'en boivent pas à l'ordinaire.

Le bon effet des odeurs spiritueuses dans les défaill-
lances, des anti-spasmodiques dans les paroxysmes des
maladies convulsives, ont engagé les Médecins à les présenter à l'odorat des personnes attaquées de ces maux. Il
est certain que ces remedes quintessenciés sont doués d'une
très-grande énergie; mais l'étendue de la surface ner-
veuse sur laquelle ils frappent immédiatement, & le peu
de chemin qu'il y a à faire pour que leur impression favo-

prouve affez que ce mouvement & cette agitation font dus à quelque liqueur fubtile & extrêmement active , telle qu'eft le fuc nerveux.

---

rable fe tranfmette à l'origine des nerfs , ne contribue
pas peu à expliquer la célérité de leur action.

Je ne fais par quelle fatalité , lorfqu'une découverte
peut être à la fois préjudiciable & avantageufe au genre
humain , c'eft toujours du côté défavorable à l'humanité
qu'elle parvient plutôt à fon degré de perfection. On eft
venu à bout, dit-on , de communiquer au tabac , au papier, &c. des qualités affez déléteres , pour empoifonner,
fur le champ , ceux qui s'en fervent. Pourquoi les Médecins ne fe font-ils jamais appliqués à rendre leurs remedes moins dégoûtants , moins faits pour révolter la nature? Ils favent tous d'après Boyle , Sennert , & peut-
être d'après quelques obfervations qui leur font particulieres , que des gens ont été purgés pour avoir
pilé de l'ellébore ; d'autres, de la fcammonée. Seroit-il
donc impoffible de fe prêter , dans certains cas, à
la répugnance infurmontable de quelques perfonnes
pour les bols & les potions purgatives? Et la chymie, qui
triomphe fouvent de tant de petites découvertes peu in-
téreffantes, ne trouveroit-elle pas , dans fes procédés, de
moyens propres à réduire en odeurs foutenables, fous la
forme de poudre , ou fous celle de fumigation , quelques-
uns des fecours que la Médecine ordinaire vend fi ché-
rement , au prix des violences qu'on eft obligé de fe faire
pour s'y foumettre? Ce projet n'eft fûrement pas fi chimérique qu'il le paroît. Les vaiffeaux artériels & veineux de
ces parties font affez à découvert, pour penfer qu'ils
admettroient facilement , & abforberoient une partie de
ces vapeurs. On fait comment le cynique Démocrite
foutint encore fa vie pendant trois jours avec la feule
odeur du pain chaud ; & je ne vois pas la raifon pour
laquelle des corpufcules médicamenteux ne s'introdui-
roient pas dans le fang , tandis que des particules nu-
tritives l'ont pu faire. Un Médecin qui tenteroit fur des
animaux quelques expériences propres à déterminer jufqu'à quel point on pourroit employer cette médecine
olfactive, rendroît , fans doute , un fervice affez effentiel aux malades, & ne démériteroit point de fes confreres.

Quand cette humeur âcre a été mal à propos répercutée, on ne doit avoir rien de plus preſſé que de la rappeller aux parties qu'elle avoit occupées. C'eſt ce qu'opérent la ſaignée, les catharctiques chauds, qui n'excitent pas des évacuations exceſſives, les cordiaux, & ſur-tout les véſicatoires appliqués en raiſon du lieu affecté. Car il eſt eſſentiel que ce mal ſalutaire ſe faſſe ſentir pendant quelques jours, ſur les parties qui en ont déja été attaquées, parce qu'on chaſſe difficilement de l'intérieur du corps ce nouvel hôte, qui cherche à s'en aſſurer la poſſeſſion, quand il y a été une fois admis; de ſorte qu'à proprement parler, il n'y a guere que la goutte qui remédie à la goutte.

Ce mal a ſon ſiege dans les ligaments même des articulations, dans les tendons des muſcles qui ſervent à les mouvoir, & dans les membranes qui forment les enveloppes des os. L'humeur peccante dépoſée ſur ces parties y cauſe par ſon acrimonie, des picottements & des douleurs très-graves. De-là l'inflammation & la tumeur douloureuſe produite par les humeurs les plus tenues, qui s'échappent des extrêmités artérielles & nerveuſes. La nature ſe ſert de la douleur comme d'un agent; & plus elle eſt vive, plus ſon opération eſt courte & complette. Car elle s'acquitte quelquefois lentement de ce devoir, & proportionne ainſi ſon traitement aux tempéraments auxquels elle a affaire. Quand la tumeur s'affaiſſe, cette partie de l'humeur goutteuſe qui n'a pu paſſer par les pores de la peau (& ç'en eſt la portion la plus tenue qui s'y fraie une route), eſt abſorbée par les veines & les canaux lymphatiques, tandis que la partie la plus craſſe reſte adhérente aux membranes,

& s'accumulant à chaque paroxyſme douloureux, acquiert enfin la dureté de la craie, remplit les articulations, & en détruit le jeu.

Quant au traitement, il y en a un qui convient au tems du paroxyſme, & un autre hors de ce tems. Le repos eſt forcé par l'impuiſſance de ſe mouvoir : le régime, quand la fievre exiſte, doit être le même que celui des maladies aiguës, ou au moins doit-il être modéré ; car il faut ſonger à l'eſtomac, & pourvoir à la foibleſſe. Une choſe finguliere, & que je n'ai vu arriver dans aucune autre maladie, c'eſt que lorſque cette maladie attaque l'eſtomac, il eſt pris d'un certain engourdiſſement & d'un ſentiment de froid ; en ſorte que le vin ne lui fait pas plus d'impreſſion que l'eau, & qu'il ſupporte à merveille les liqueurs les plus fortes & les plus ſpiritueuſes. C'eſt une remarque qu'on ne doit pas perdre de vue, & il faut non-ſeulement accorder pour boiſſon, de bons vins, mais encore de l'eſprit-de-vin, dans lequel on aura fait macérer, pour en augmenter l'efficacité, de la racine de ſerpentaire, du gingembre, des têtes d'ail. Ces boiſſons n'ayant pas l'effet qu'on en attend, on pourra donner dans une confection cardiaque, la poudre même de ſerpentaire, de gingembre & le poivre long.

Les Médecins ne ſont pas d'accord s'il eſt permis ou non, de ſaigner dans l'inſtant du paroxyſme, lorſque la douleur occupe l'articulation. Mais il faut ſe rappeller que cette douleur eſt néceſſaire pour tuméfier la partie, & qu'elle doit être ſupportée en patience. Comme il eſt aſſuré néanmoins qu'une trop grande chaleur met un obſtacle aux ſecrétions ſalutaires qui ſe font de la maſſe du ſang, s'il exiſte une fievre

vive, du délire, de la difficulté de refpirer, non-
feulement la faignée appaifera la douleur ; mais
encore elle facilitera la fortie de l'humeur (1).
Il fera même avantageux de la réitérer, quand
il y aura des indices d'affection foporeufe. Car
j'ai vu que fouvent les Médecins redoutoient
trop la faignée, dans la crainte qu'elle n'empê-
chât l'humeur de fe porter aux articulations.
Enfin, ce remede eft fouvent caufe que la maladie change de place ; ce qui fe fait, dans bien
des cas, à l'avantage du malade. Les anodins
ne peuvent guere ici trouver leur place, à moins
que le vomiffement ou la diarrhée ne les exigent. Les goutteux, pour le dire une fois ici,
ne s'accommodent pas bien des catharctiques, à
moins qu'on ne les place à la fin de l'accès,
pour achever d'expulfer le refte des humeurs
qui laiffent encore du gonflement.

Mais ce qui concerne le régime de vie qu'on
doit fuivre pour fe préferver de ce mal eft une
queftion plus importante, & qui préfente plus
de difficultés. Et d'abord il faut examiner s'il
y auroit de la fûreté à prendre ces précautions,
& fi leur effet feroit à l'avantage du malade.
Car ceux qui ont été accoutumés à avoir toute
leur vie des accès de goutte périodiques, font
encore plus incommodés, lorfqu'ils n'en éprouvent plus du tout. Les articulations font libres ;
mais les organes de la vie font attaqués ; leurs
jambes s'affoibliffent, & ils traînent une vie lan-
guiffante. C'eft ce que j'ai vu arriver plus d'une
fois à ceux, qui ne vivant que de lait & de jar-

---

(1) *Traité de la petite-vérole.* CHAP. III.

dinage, s'étoient conftamment abftenus de toute autre efpece d'aliments.

Si quelqu'un peut tenter de fe débarraffer de cette maladie, c'eft un jeune homme qui ne l'a encore éprouvée que deux ou trois fois. Il faut lui interdire le vin & la biere ; l'eau pure doit être fa feule boiffon. Il doit fe nourrir de lait & de jardinage, & faire un feul repas, où il fe permette de la chair blanche, comme celle de poulet, de poule, de lapins, & quelques poiffons. On confeillera un exercice modéré. J'en ai connu plufieurs qui, en fuivant cette mé-thode, fe font mis, pour le refte de leurs jours, à l'abri de cette maladie, & ont pouffé même leur carriere affez loin, fans avoir éprouvé le moindre retour de goutte. Tant il eft avanta-geux de fuivre un régime conforme à la nature, c'eft-à-dire, d'obferver la tempérance. Ce genre de vie convient principalement à ceux qui ont eu des parents fujets à la goutte, & qui crai-gnent qu'elle ne leur arrive à titre d'hérédité, & que fes femences inhérentes au fang & au fluide nerveux, ne produifent dans leur tems des fruits funeftes.

Je terminerai ce chapitre en remarquant que, quoique j'aie eu raifon de dire que la goutte doit être confidérée plutôt comme la crife d'une maladie, que comme une maladie elle-même ; néanmoins elle eft fouvent, fur-tout dans la vieilleffe, un mal très-grave, lorfque les forces étant épuifées & les membres affoiblis, le corps n'a plus la même mobilité, & qu'un des plus grands agréments de la vie n'exifte plus. Mais il en eft de cette maladie comme de toutes les autres afflictions, c'eft la patience qui a le droit de les diminuer ; & au milieu des douleurs que cette maladie occafionne, on trouvera peut-être un motif de confolation dans la penfée qui en fervoit à Sydenham. Il fe rappelloit que plufieurs grands Rois, plufieurs Potentats, d'illuftres Généraux d'armées, de grands Philofophes avoient vécu dans ces tourments, & n'étoient pas morts d'une autre maniere (1).

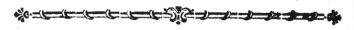

CHAPITRE XIII.

Des Douleurs dans les Articulations.

CES douleurs, accompagnées de tumeur & d'inflammation, & qui ont leur fiege dans les articulations, ont beaucoup d'analogie avec la goutte : on y peut remédier par les faignées, l'application des véficatoires fur les parties affectées, & des purgatifs même, fi la fievre n'y met obftacle. Si le malade n'a que peu ou point de fievre, un bon moyen de lâcher le ventre tout à la fois, & de corriger l'acrimonie des humeurs, c'eft la gomme de gayac, mêlée, à parties égales, avec le cinabre d'antimoine, & donnée de maniere à produire deux felles par jour.

La plus fenfible de ces douleurs eft celle que les Grecs appellent *fciatique* (ifchias) ; elle attaque les hanches. La guérifon en eft d'autant plus difficile que c'eft fouvent après les longues maladies, que le levain fe jette fur cette partie. Lorfque le mal eft invétéré, la cuiffe & la jambe contractent une foibleffe qui fait boîter le malade. Quelquefois auffi la tête du fémur fort de

---

(1) *Tract. de podagrâ.*

fa cavité, & la caiffe fe defféche affez promptement.

Les ventoufes & les véficatoires appliqués fur
la partie affectée donnent ici peu de foulagement. Car l'humeur peccante a fon fiege plus
profondément dans les membranes qui enve-
loppent les os ; & c'eft pour cela que ces remedes ne peuvent avoir dè prife fur elle. L'épi-
theme volatil a plus d'efficacité, ou bien l'emplâtre compofé avec la poix de Bourgogne, environ un huitieme d'euphorbe & une quantité
fuffifante de térébenthine de Venife.

Mais rien n'eft plus avantageux que de pratiquer un feton au lieu affecté, afin de procurer
une iffue aux humeurs fuperflues. Si l'on trouve
qu'il ne foit pas néceffaire, ou qu'il foit trop
cruel de former une plaie pareille, on fera
bien au moins d'ouvrir, avec le cauftique, un
petit cautere à la partie interne de la cuiffe affligée, au deffus du genou, & de le laiffer ouvert
jufqu'à ce que le mal auquel on l'a adapté n'exifte
plus. Celfe (1), à l'exemple d'Hippocrate (2),
prefcrit de faire avec le fer chaud, deux ou
trois petits ulceres au deffus de la hanche affligée. Cette méthode feroit bien plus efficace;
car, quelqu'effrayant que foit l'afpect du feu
actuel, néanmoins il guériroit plus fûrement, &
la douleur feroit d'une bien moindre durée que
celle qui eft produite par le cauftique.

Les frictions font très-avantageufes, il faut
les renouveller plufieurs fois par jour, afin de
mieux divifer, par ce moyen, les humeurs qui

_____

(1) *Lib. iv.* Cap. 22.
(2) *Aph. vj.* 61.

ne font devenues nuifibles que par leur cohéfion. On ne doit pas faire de fomentations avec l'eau chaude fur la partie affligée ; car le relâchement qu'elles procurent aux fibres, n'eft propre qu'à augmenter la douleur (1).

Mais paffons aux fecours internes. Le principal eft, après la faignée, l'ufage des purgatifs. Le plus puiffant des catharétiques eft, ou le mercure doux fix fois fublimé, ou l'électuaire de fcammonée, qu'il faut réitérer felon les forces du malade. Dans les jours où l'on ne purge pas en regle, il eft bon de diminuer la violence du mal, au moyen des remedes propres à tenir le ventre libre, & à faciliter l'éruption des urines. Je préfere à tous les autres la *teinture volatile de Gayac*, ou le *baume de Gayac*.

------

(1) *Note de l'Editenr.* * Je ne fais pourquoi M. Lieutaud, dans une addition à fon Précis de pratique, à l'article *mal de hanche*, prétend qu'aucun Auteur n'en avoit traité avant M. de Haën. N'auroit-il pas lu cet endroit de M. Méad ? On peut dire que ce chapitre de notre Auteur eft une analyfe de la doctrine d'Hippocrate citée par M. de Haën, & que cette analyfe auroit pu fervir de texte au grand & prolixe chapitre de M. de Haën. *Rat. Med. Part. IV. Cap. IV. & ejufd. pag. xij Cap. vj.*

CHAPITRE XIV.

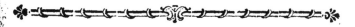

CHAPITRE XIV.

Des maladies de la Peau.

JE ne dirai rien ici des exanthêmes qui accompagnent les fievres, non plus que des pustules & des taches qu'on voit sur la peau des scorbutiques. J'ai traité ailleurs de ces objets (1). La lepre est le plus affreux de tous ces maux qui se portent à la peau. Il y en a de deux sortes. On nomme l'une, lepre des Grecs; l'autre, lepre des Arabes. J'ai disserté assez amplèment ailleurs sur la nature de l'une & de l'autre, & sur le traitement qui leur convient.

De la Gale.

Lé mal qui approche le plus de la lepre, c'est la gale. L'aspect en est presque aussi hideux ; mais l'origine en est bien différente. La peau présente d'abord une aspérité rougeâtre, d'où s'élevent des pustules qui rendent de la sanie. L'ulcération de ces pustules excite la démangeaison dans le voisinage, & ce mal gagne bientôt par contagion. On peut dire que cette maladie est vraiment animée, car elle doit son origine à de petits animaux. Il se niche dans les interstices de la peau des insectes si petits, qu'on ne peut guere les appercevoir qu'à l'aide du microscope. Ils y déposent leurs œufs ;

---

(1) Cap. *De Febrib. & de Scorbut.*

la chaleur du lieu les fait bientôt éclore , &
quand ils ont acquis une certaine grandeur,
ils rongent la peau avec leur aiguillon , & ti-
raillent les fibres. Cette morfure caufe une dé-
mangeaifon infupportable, & produit l'envie de fe
gratter. Les endroits qui l'ont été , s'exulcerent,
& rendent une fanie, qui bientôt devient concrete, & forme des croûtes. Ces infectes qui
rampent fous la peau , propagent la contagion
en dépofant leurs œufs çà & là.

Voilà pourquoi on gagne cette maladie en
touchant les habits , les linges ou les gants de
ceux qui en étoient attaqués ; car les petits
œufs qui s'y font dépofés s'attachent à la peau ,
& y font les mêmes ravages , quand une fois
les infectes qu'ils contenoient font éclos.

Ce qu'il y a de plus important , c'eft que la
connoiffance de cette caufe indique le traitement qui convient à ce mal. Car les purgatifs
& les remedes qu'on donne à deffein de corriger le fang , ne fervent ici à rien. Tout le traitement doit être extérieur , il ne s'agit que de
détruire ces infectes ; ce que l'on obtient affez
facilement. Après avoir d'abord lavé le corps
dans un bain tiede , il faut chaque jour , avant
de fe coucher , enduire les parties avec *l'onguent de foufre*, ou avec celui de *mercure précipité*, dont l'odeur eft moins défagréable , à
moins qu'on n'aime mieux faire préparer un li-
niment beaucoup plus fupportable, & qui n'a
pas moins d'efficacité. On le fait avec des
fleurs d'oranges ou des rofes rouges , auxquelles on ajoute le fublimé corrofif, pêtri avec
l'axonge.

Tout ce que je viens de dire fe trouve configné dans les *Tranfactions Philofophiques* de

notre Société Royale (1). Car en 1687, un Médecin plein d'efprit, Jean-Cofimus Bonomo,
adreffa au fameux Redi, Médecin à Florence,
une lettre écrite en Italien, *fur les vers du corps
humain*, dans laquelle il expofe tout ceci dans
le plus grand détail, ayant même ajouté à fa
differtation la figure de ces petits infectes &
celle de leurs œufs. Dans le voyage que je
fis en Italie, une dixaine d'années apres, je me
procurai un exemplaire de cette lettre, que
je traduifis en notre langue à mon retour, &
que j'eus foin de faire inférer dans nos *Tranfactions* (2).

_____

(1) *Philofoph. Tranfact.* Numb. 283.

(2) *Note de l'Editeur.* * M. Méad n'eft pas le feul qui
ait confidéré la gale comme l'effet d'un levain animé.
C'eft aux obfervations microfcopiques à déterminer quel
degré de confiance mérite cette affertion mais il eft
effentiel, pour ne pas prendre le change en cette affaire,
de fe rappeller que les petites glandes fébacées qui font
dans le tiffu cellulaire, donnent par la preffion une matiere blanche d'une confiftance médiocre, & qui fort fous
la forme de vers, dont les différents plis raffemblés auroient plufieurs pouces de long. Quoiqu'il en foit, les
Praticiens favent tous quel eft, dans la plupart des cas,
l'inconvénient d'appliquer à la gale un traitement purement extérieur. Je fais que la regle générale a quelquefois fes exceptions ; mais il eft rare qu'une gale bien
complette fe guériffe avec le foufre, à l'extérieur feulement, fans que la guérifon opérée par ce moyen, n'expofe le malade à des regrets, & quelquefois aux plus
grands dangers. J'ai vu autrefois une jeune Demoifelle à
qui une femblable imprudence penfa coûter la vie, &
que je ne pus fauver qu'en la faifant envelopper dans
des draps de galeux, qui, en rappellant à la peau l'humeur repercutée, débarraffent le poumon fur lequel s'é-
toit faite la métaftafe. Ce moyen eft le plus efficace &
le plus expédient de tous ceux qu'on pourroit mettre en
ufage en pareil cas.

X 2

CHAPITRE XV.
Des Écrouelles.

C'EST une maladie dont le traitement eſt difficile que celle que les Latins appellent *ſtrumæ*, les Grecs *ſcrophules*. Elle conſiſte dans la tumeur & l'endurciſſement des glandes. Elle a coutume d'exercer la patience des Médecins, parce que ſouvent elle eſt accompagnée de fievre, que ces glandes ne parviennent pas aiſément à maturité, & que lorſqu'on les a diſſipées, ſoit avec l'inſtrument, ſoit à l'aide des applications, elles reparoiſſent auprès des cicatrices, & durent pendant un tems conſidérable. C'eſt autour du cou, ſous les aiſſelles & aux aînes que ces glandes ſe manifeſtent le plus volontiers, ſur-tout chez les enfants. Ce mal chez les femmes s'étend quelquefois juſqu'à la poitrine & aux mamelles. Enfin, cette humeur peut ſe jetter ſur le poumon, & alors elle produit la phthiſie. Et, à dire vrai, dans notre climat & dans les autres pays ſeptentrionaux, ce mal date preſque toujours d'écrouelles. Ce qu'il y a de plus terrible, c'eſt qu'il paſſe des peres aux enfants, & qu'alors il eſt infiniment plus rebelle aux remedes.

On ne doit donc oublier aucun des moyens d'obvier à cette maladie dangereuſe & opiniâtre, par les ſaignées, les purgatifs, & tous les remedes propres à corriger des humeurs viſqueuſes, âcres & ſalées. Le meilleur des cathartiques eſt le *mercure doux ſublimé ſix fois*, qu'on mêle avec la rhubarbe pour les enfants. On peut le donner feul aux adultes, & quelques heures après, une légere potion purgative. Après le mercure, c'eft la *racine de jalap* qui mérite la préférence. Nos eaux purgatives ont auffi leur avantage, en ce qu'elles défobftruent les glandes, & tiennent le ventre libre. Enfin, non-feulement dans cette maladie, mais dans toutes celles qui reconnoiffent pour caufe des humeurs vifqueufes, on fait prendre, avec fuccès, une pilule compofée de *mercure fix fois fublimé, & de foufre précipité d'antimoine*, de chaque un grain; d'*aloës fuccotrin*, trois ou quatre grains, liés avec le firop balfamique.

Les remedes propres à corriger ce vice du fang & des humeurs font prefque tous du genre de ceux qui follicitent les urines. Tels font l'*éponge calcinée*, le *fel diurétique*, le *tartre vitriolé*, & ils ont d'autant plus d'avantages qu'ils font en même tems laxatifs. L'*eau de chaux* fimple n'eft pas fans effet. Je prefcris affez familiérement une poudre faite avec un fcrupule d'éponge calcinée, un demi-fcrupule de nître, autant de caroline & de fucre blanc, qu'on donne deux fois par jour, avec deux ou trois verres de l'eau en queftion. Si le corps eft dans l'amaigriffement, on mêlera à cette eau une pareille quantité de lait. Les cloportes ont auffi leur utilité, parce qu'ils font diurétiques, & je préfere le fuc des vivants écrafés avec un peu de noix mufcade qu'on délaye dans du vin, & auquel on ajoute un peu de miel ou de fucre, pour le rendre plus agréable.

Il ne faut pas négliger le régime. Les viandes légeres, les poiffons de riviere, les coquiliacés conviennent aux malades. Ils doivent s'abſtenir de tout ce qui eſt ſalé & épicé. Leur boiſſon doit être l'eau de riviere bouillie ; ils ne doivent jamais boire de celle de puits, ou de marais, bien moins encore de celle de neige fondue ; car nous voyons que dans les montagnes & dans celles des Alpes ſur-tout, les habitants ſont ſujets à avoir les glandes du cou tuméfiées. Il eſt bon auſſi d'ouvrir quelque cautere, pour diminuer l'abondance des humeurs. Le changement d'air eſt très-avantageux, ſurtout quand on a lieu de craindre que la maladie ne ſe jette ſur le poumon, & le malade, dans ces cas-là, doit choiſir un climat qui ne ſoit ni trop chaud, ni trop froid, ni ſujet à de trop grandes variations de tems.

Mais une choſe aſſez ſinguliere dans cette maladie, c'eſt que, quelque opiniâtre qu'elle ſoit, néanmoins dans les révolutions d'âge & les autres changements qui s'opérent dans le corps, chez les jeunes gens ſur-tout, il arrive quelquefois qu'elle quitte d'elle-même, & que la ſanté ſe rétablit parfaitement. C'eſt, je crois, ce qui a introduit l'uſage de *faire toucher ces* *ſortes de malades aux Rois pour les guérir.* Car des hommes ruſés ayant reconnu cette nature des écrouelles, ne dûrent pas avoir grand'peine à perſuader aux Rois de donner cette expérience à leurs peuples en démonſtration de leur puiſſance, & de l'accompagner de cérémonies & de prieres ſacerdotales. C'étoit une maniere de ſe concilier un plus grand reſpect, & une ſorte de preuve qu'ils tenoient leur empire de droit divin. Il ne faut pas s'étonner que les Rois aient donné dans ces idées, & ſe ſoient imaginé facilement qu'ils avoient reçu cette puiffance d'en haut. D'ailleurs, comme dit Juvenal,

Uu Mortel qui fe voit affis au rang fuprême,
 N'eft plus tel à fes propres yeux ;
Dans fon ame enivrée il croit le flateur même,
 Qui le place à côté des Dieux. (*a*)

Le peuple aime à s'abufer, & cela a dû réuf-fir quelquefois fur des malades, dont l'imagi-nation étoit vivement frappée. On fait combien elle influe fouvent fur la guérifon des maladies ; c'eft ainfi que nos Rois font depuis long-tems en poffeffion de répandre ce bienfait fur leurs fujets, excepté toutefois quand quelque Prin-ce plus fage que les autres a tenu les rênes de l'Empire. Mais les Rois de France préten-dent avoir reçu ce don du ciel long-tems avant les nôtres (2).

(*a*) Note de l'Editeur. * *Nihil eft quod credere de fe non poffit, cum laudatur Diis aque poteftas.*
       JUVEN. Sat IV. Verf. 70.

(2) *Note de l'Editeur.* * Le droit de guérir les écrouelles par l'attouchement eft un de ceux que les Rois d'An-gleterre fe font attribués avec le titre plus chimérique encore de Rois de France. Cet ufage date chez nous du onzieme fiecle, & c'eft le Roi Robert qui l'a employé le premier. L'Abbé Guibert, qui accompagna fouvent Louis-le-Gros dans cette cérémonie, nous en parle comme d'une chofe établie depuis quelque tems, & pratiquée communément par Philippe I. Au refte, ces avantages du taft Royal n'ont pas été méconnus des anciens. Le Roi Pyrrhus guériffoit le mal de rate avec le pouce de fon pied droit, au rapport de Pline (Liv. vij. Chap. II), & ce mal de rate étoit probablement l'hypocondriacif-me. S'il eft des mortels auxquels la Divinité ait voulu accorder de femblables prérogatives, il eft plaufible de

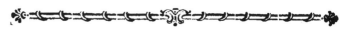

CHAPITRE XVI.

Du Scorbut.

LES Auteurs défignent par le mot de fcorbut, tant de maladies, & dont l'afpect eft fi différent, qu'il femble que ce foient plutôt différentes maladies dont ils ont fait la defcription, qu'une feule dont ils aient voulu traiter. Elle a été fouvent épidémique dans le Nord, & toujours plus terrible dans les pays les plus voifins de l'Océan. C'eft pour cela qu'elle attaque ordinairement les Danois, les habitants de la Norwege & de la mer Baltique, & que les Allemands, les Flamands, & les Anglois n'en font pas exempts (1).

Ce mal commence par des ulceres dégoûtants, dont le fiege eft à la bouche & aux jambes, d'où Pline lui a donné le nom de *Stomacace* & de *Scelotyrbe* (2), parce qu'il l'attribue au vice des eaux, & il dit qu'on y remédioit au moyen d'une plante *qui venoit de la Grande-Bretagne;* c'eft celle que nous nommons la *Pa-*

---

croire que c'eft plutôt à ceux qu'elle a choifis pour être fes images fur la terre. Il paroît que M. Méad n'y a pas grande confiance; mais la maniere dont il en interprete le fuccès, en démontre la poffibilité en France. En effet, l'inclination du François pour fon Roi peut rendre cette cérémonie efficace, & l'on conçoit comment l'attouchement d'un *Prince bien aimé* eft capable d'opérer dans le fujet qui l'éprouve, une révolution auffi heureufe.

(1) *Eugalen. de fcorbut. & fennert.* Lib. III. Part v.
(2) *Nat. Hift.* Lib. xxv. Sect. 6.

tience d'eau noire. Cette maladie avoit été connue d'Hippocrate, qui l'appelle *splenmegas*, la grande rate, & il en attribue de même l'origine à l'usage des eaux crues, froides & bourbeuses (1).

Je me rappelle d'avoir rencontré cette maladie chez un paysan de moyen âge, qui avoit passé sa vie dans l'Isle appellée *Toliapis* par Ptolémée, & connue maintenant sous le nom de *Sheppey*. C'est un lieu sujet aux brouillards, aux nuages, & où l'on ne trouve que de mauvaises eaux. Il y a apparence que les soldats Romains qui passerent en Angleterre sous le commandement de Claude-César, & qui occuperent cette Isle & les lieux voisins, y furent attaqués de cette maladie, & que les naturels du pays leur enseignerent l'usage de cette plante, dont Pline rapporte la vertu, & à laquelle on donne le nom du climat où on l'avoit trouvée. Car nous savons que cet Empereur fit passer ses troupes de Boulogne-sur-Mer, qui est une ville de France, à Cantorbery, & les fit camper ensuite dans cette Isle (2). Strabon rapporte quelque chose de semblable d'une armée Romaine que César-Auguste envoya en Arabie, sous la conduite d'Œlius-Gallus, qui campa au bourg d'Albe. Car il dit qu'ils eurent la bouche & les jambes attaquées d'une maladie que les naturels du pays appellent *stomacace* & *scelotyrbe*, & qui est une sorte de dissolution, qui dépend du vice des eaux & des plan-

_____

(1) *De intern. affection.* Sect. xxxiv, & *de aërib. aq. & loc.* Sect. x.

(2) SUETON, VIT. CLAUD, CÆSAR. Cap xvij.

tes (1). Je ne doute point du tout que l'infalu-
brité de l'athmosphere marine, & la mauvaise
nourriture, jointe au vice des eaux, n'aient contribué à propager cette maladie dans ces climats; car il paroît, d'après la géographie de
Ptolémée, que le bourg d'Albe est situé au fond
du golphe Arabique. Mais ceci soit dit en paffant.

Ce payfan dont j'ai parlé étoit d'un affez
mauvais tempérament, & portoit une fievre
intermittente irréguliere. Il avoit à chaque jambe des ulceres d'un vilain afpect. Après avoir
pris quelques remedes anti-fcorbutiques amers &
diurétiques, il fembla entrer en convalefcence;
un de ces ulceres étoit déja cicatrifé, au moyen
du traitement chirurgical; l'autre paroiffoit
guérir, & fut pris tout à coup de gangrene.
On en voulut emporter le lambeau, pour arrêter les progrès du mal, & cet homme mourut
fubitement. Quand on ouvrit l'abdomen, la
premiere chofe qui frappa nos yeux fut la grof-
feur monftrueufe de la rate, qui n'avoit qu'augmenté de volume; car elle avoit fa couleur &
fa confiftance ordinaire. Elle pefoit cinq livres
& un quart, tandis que le foie ne pefoit que
quatre livres & quatre onces. Enfin, le paren-
chyme offrit à la vue un fang noirâtre épan-
ché dans les fibres lâches dont eft formé le tiffu
de ce vifcere.

Les ulceres dont nous venons de parler communiquent à la bouche & à l'haleine une
mauvaife odeur; les gencives font altérées,
elles deviennent livides, quelquefois noirâtres,

---

(3) *Geograph.* Lib. xvj. pag. 781. *Ed. Parif.* 1620.

& pour peu qu'on les preſſe même avec le doigt, elles rendent un ſang corrompu ; elles ont ſi peu de fermeté, qu'elles ſont éloignées des dents, qui elles-mêmes ne tiennent nullement. Cependant le corps eſt couvert de taches livides qui reſſemblent à des meurtriſſures : il y en a ſur les bras, ſur les hanches, ſur les cuiſſes & ſur les jambes; de maniere qu'on diroit que c'eſt une ſorte de jauniſſe répandue ſur tout le corps. Le malade eſt ſujet auſſi à des douleurs de ventre ; & pour ne rien oublier ici, c'eſt bien de ces douleurs d'inteſtins que cette maladie a pris ſon nom Latin, Anglois & François; car ſcorbock ou ſcorbuck eſt un mot Saxon, qui dans cette langue ſignifie *déchirements de ventre*.

Outre le vice des eaux, les Auteurs comptent encore au nombre des cauſes de cette maladie, celui des aliments, les viandes ſalées, les ſaumures, & les légumes ſur-tout, parce qu'étant d'une digeſtion difficile, ils ne fourniſſent au corps qu'une nourriture épaiſſe & mal ſaine. Mais ils me paroît qu'ils n'ont pas ſaiſi la cauſe la plus générale, je veux dire, un air qui convenant moins aux différentes fonctions de la vie, & nuiſible au poumon, dès qu'il y eſt admis. Cela eſt manifeſte dans les voyages de long cours ſur mer, dans leſquels les matelots en ſont ſi ſouvent attaqués. On en trouve la preuve dans l'hiſtoire que l'Amiral Anſon vient de publier de ſes voyages, dans leſquels il a parcouru toute la terre. Il perdit de cette maladie le tiers de ſes matelots, & chez quelques-uns elle étoit montée au point qu'on vit des calus formés depuis très-long-tems, ſe diſſoudre, comme ſi l'os eût été récemment

caffé (1). Dans ces cas les humeurs font extrêmement corrompues, la putréfaction eft portée à fon comble, & le mêlange du fang eft altéré au point que, de quelque partie du corps
qu'il forte, on ne lui trouve plus la couleur
rouge ; il reffemble plutôt à un pus noir &
bourbeux. Mais comment les caufes dont on a fait
mention peuvent-elles corrompre & pourrir les
humeurs à ce point? C'eft un problême dont les
loix & les propriétés du mouvement, dans la
machine animale, donnent la folution; il eft
d'autant plus inutile de m'appefantir ici fur cet
objet, que je m'en fuis occupé dans le plus
grand détail, dans une petite differtation fur
les avantages & la maniere d'employer la machine de Sutton, pour pomper l'air corrompu des
vaiffeaux.

Quant au traitement, c'eft une maladie qu'il
eft beaucoup plus aifé de prévenir que de guérir, quand elle exifte ; car, lorfqu'elle s'eft une
fois emparée du corps, elle réfifte affez aux remedes. Or, le meilleur de tous eft un air pur,
infpiré avec précaution, & accompagné d'un régime approprié. Si quelqu'un eft attaqué du fcorbut en mer, il ne faut pas perdre de tems pour
lui faire changer d'air, & le mettre à terre ; & fi
c'eft dans le continent qu'on en eft pris, il faut
envoyer le malade à une campagne agréable,
où il puiffe refpirer un air libre & férein. Nour-
riffez les uns & les autres ou avec des viandes
tendres & de jeunes animaux, ou avec du jardinage. Les herbes qu'on préfere font celles qui
contiennent un fel volatil, comme le cochléa-

_____

(1) *Anfon's Voyage round the world.* London 1748.

ria, le creffon alenois, le beccabunga, &c. ou celles dont les fucs font un peu froids, comme l'ofeille, l'endive, la laitue, le pourpier, & celles du même genre. On les affocie quelquefois, & l'on tempere les unes par les autres. On tirera beaucoup d'avantage auffi des fruits acidules, tels que font les limons, les oranges & les pêches, qui font agréables à l'eftomac, & ont une vertu médiocrement rafraîchiffante & aftringente.

On fera très-bien de parcourir la relation du voyage de l'Amiral Anfon; les Médecins y trouvent des chofes fort utiles, & la lecture en doit être agréable pour tout le monde, parce que les divers événements & les divers objets y font décrits avec toute l'exactitude & l'élégance poffibles. Si l'on daigne jetter les yeux fur ce que j'ai écrit au fujet de l'utilité de la machine de Sutton, on ne fera peut-être pas fâché d'y trouver ce que j'ai dit fur cette maladie. On y verra l'hiftoire remarquable d'un matelot Hollandois, qui ayant été attaqué de ce mal dans le Groenland, ne vécut que de cochléaria, & revint dans fa patrie, après avoir recouvré la fanté & les forces.

Ajoutons, enfin, à ce que nous venons de dire que, lorfqu'il fe fait quelque hémorrhagie confidérable, de quelque lieu que le fang coule, on l'arrête commodément avec l'*élixir de vitriol de Mynficht*, mêlé à l'eau froide, & donné en boiffon, ou bien avec la teinture ftyptique adminiftrée de la même maniere.

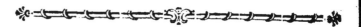

CHAPITRE XVII.

Du mal Hypocondriaque.

LE mal qu'on nomme hypocondriaque n'a point de siege déterminé, il affecte tout le corps ; mais ce sont les visceres du bas-ventre qui s'en ressentent le plus, & sur-tout l'estomac & les intestins, le foie, la rate, le pancréas & le mésentere, & chacun d'eux est affecté à raison de sa nature & des usages auxquels il est destiné dans l'économie animale. L'estomac est fatigué de rots & de gonflements, qui sont des indices certains de crudités. Une bile épaisse & tenace séjourne trop long-tems dans ses couloirs, les obstrue, & tuméfie le foie. L'office de la rate est de fluidifier le sang pour l'usage du foie. Au moyen de ses arteres, elle en porte une partie dans ses propres cellules, & l'autre passe dans la veine splénique. Lorsque la rate est attaquée, & que ce sang peche par trop de viscosité, il séjourne dans la veine splénique, & distend énormément ce viscere, qui n'oppose pas de résistance. Si le mal affecte le pancréas, ses glandes salivaires se durcissent, & ne fournissent que peu d'humeur pancréatique ; aussi la bile qui doit s'y mêler dans l'intestin n'est pas assez délayée, & le chyle trop épaissi se porte difficilement aux veines lactées, & reste presque en stagnation dans son réservoir. Quand l'épiploon où se forme la graisse, souffre de cette maladie, cette huile subtile qui doit être transmise au foie, & s'y mêler au sang qui vient de la rate, ne distille

qu'en très-petite quantité ; ce qui fait que le fang
de la veine-porte n'eft ni divifé ni atténué comme
il le devroit être. Enfin, l'effet de cette maladie
fur le méfentere eft d'en obftruer les glandes ;
de-là, faute d'une fuffifante quantité de lymphe,
le chyle s'épaiffit, & fournit au fang une matiere peu propre à la nutrition. Tous ces fymptomes font connoître la nature de cette maladie,
dans laquelle le fang & les humeurs ont un
degré d'épaiffiffement qui les rend impropres
aux mouvements & aux divers ufages de la vie.

Les caufes de ce mal, quelque varié qu'il foit,
ne font pas difficiles à faifir. Les principales font
renfermées en deux mots : trop de repos du
corps & trop d'agitation d'efprit ; car le premier
rend le mouvement des humeurs trop lent, &
les paffions de l'ame tantôt accélerent la circulation du fang, tantôt la retardent, & dans l'un
& dans l'autre cas, la fanté fouffre un déchet.

Ce que nous avons dit jufqu'ici doit fervir de
bouffole pour le traitement. Il eft queftion d'é-
vacuer les humeurs, & de les corriger. Ce ne
font cependant pas de violents catharctiques
dont il faut faire ufage ici ; on fe fert avec plus
d'avantage des minoratifs, & fur-tout de ceux
qui, en incifant les humeurs, procurent tout à la
fois la liberté du ventre & celle des urines. Telles font les *pilules ecphractiques*, les aloétiques
affociés aux favonneux, la rhubarbe, le fel de
Glauber, & d'autres femblables.

On corrige le vice des humeurs, qui confifte fur-
tout dans l'épaiffiffement, avec les chalibés, les
amers & les aromatiques donnés fous la forme de
teinture. Les eaux qui dans leur cours ont tra-
verfé quelques mines de fer, font les plus efficaces de tous les remedes de ce genre.

Enfin, tout ce qui peut exercer le corps eſt utile ici ; le jeu de boule, la paume, l'agitation qu'on donne aux bras, en maniant des poids de plomb, tout cela eſt avantageux ; mais rien ne l'eſt plus que l'exercice du cheval.

Je finirai par une petite hiſtoire aſſez comique, & propre en même tems à faire voir à combien de variétés cette maladie eſt ſujette. Un Académicien devient hypocondriaque par l'effet de ſon indolence, & il en eſt accablé au point qu'il eſt réduit à tenir le lit. Le mal augmentant de jour en jour, il annonce ſa mort comme très-prochaine, & ordonne de ſonner ſon glas à l'égliſe voiſine, afin de l'entendre lui-même avant de mourir. Dans ſa jeuneſſe il s'étoit quelquefois exercé à carillonner en muſique : qu'arrive-t-il ? il lui ſemble que le ſonneur s'acquitte mal de ſon office ; il ſaute bruſquement de ſon lit, pour montrer avec les doigts la maniere dont il faut ſonner. Il ſe recouche tout en ſueur, comptant expirer un moment après. Mais cet exercice lui rendit la vie & la ſanté ; & c'eſt avec raiſon qu'Hippocrate avoit obſervé que les contraires ſont ſouvent les remedes des contraires (1).

---

(1) *De flatib.* §. iij.

CHAPITRE XVIII.

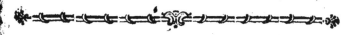

CHAPITRE XVIII.

Des affections de l'Ame.

Les affections de l'ame qu'on nomme *paffions*, lorfqu'elles font violentes & immodérées,
peuvent paffer pour des maladies ; car elles en
produifent différentes dans le corps. Or, on ne
peut guere faifir la maniere dont cela fe fait ,
qu'on ne connoiffe parfaitement la nature de
l'ame & les loix en vertu defquelles l'animal réfulte de fon union avec le corps ; & c'eft une
connoiffance , je crois, que nous n'aurons jamais dans cette vie ; car nous fommes conftruits de façon que nous pouvons exercer promptement les facultés de notre ame & les forces
de notre corps ; mais nous ignorons abfolument
la maniere dont cela s'opere , & quel eft le premier principe de nos actions. Au refte, le bonheur dans cette vie ne dépend pas de cette connoiffance.

Nous pouvons au moins faifir l'effet des mouvements de l'ame fur notre machine , & il n'eft
pas bien difficile de reconnoître les phénomenes qu'ils produifent fur notre fang & fur nos
humeurs. Car les uns animent la circulation ;
d'autres la retardent; d'autres, enfin, l'excitent
ou la fufpendent alternativement. C'eft ainfi que
le chagrin & la crainte l'arrêtent , que la colere,
l'indignation & une jouiffance effrénée l'excitent, & que le mêlange de ces paffions eft caufe
de ces viciffitudes fubites de mouvements retar-
dés ou accélérés , qui fe fuccedent fi prompte-

ment. Il est bon d'observer que ces passions immodérées, lorsqu'elles ont duré quelque tems, dégénerent, selon leur nature, en maladies longues. L'inquiétude, le désespoir, le chagrin produisent la mélancolie ; la colere, poussée trop loin, amene la fureur & la folie. Mais c'est en raison des différentes affections de l'ame & des divers tempéramens du corps, que les passions nous maîtrisent plus ou moins. Le même homme n'y est pas également sujet en tout tems : tant la structure de notre machine offre de phénomenes incompréhensibles !

Ce qu'il y a de plus admirable encore, c'est ce que remarque Aretée, & il est, je crois, le seul des Auteurs qui l'ait dit : non-seulement les passions de l'ame produisent des maladies ; mais à leur tour aussi les maladies produisent des passions, & qui paroissent même quelquefois contraires à leur nature. Il cite, pour exemple, » l'hydropisie, qui, quelque pernicieuse qu'elle » soit, communique néanmoins de la patience » aux malades ; non pas une patience qui vienne » de joie ou d'espérance, comme il arrive à ceux » qui éprouvent des événements heureux, mais » une patience fondée sur la nature même de la » maladie. Ce n'est pas que cela s'explique, con-» tinue Aretée ; mais cela n'en est pas moins un » sujet d'admiration «.

C'est au moyen des esprits animaux que tout ceci se fait ; car ce sont eux qui font contracter avec plus ou moins de force, le cœur, qui est le principal agent du mouvement du sang ; aussi la différence du pouls annonce-t-elle ces changemens dans l'instant même qu'ils commencent.

Mais avant d'en venir au traitement qui convient à ces maladies de l'esprit, il est bon d'avertir que ce n'est pas en vain, mais par l'effet d'une sage prévoyance du Créateur, que nous sommes sujets à ces divers mouvements de l'ame, qui nous portent à rechercher ce qui nous est avantageux, & à fuir ce qui nous est nuisible. Les passions ne font donc un mal, que lorsqu'elles ne font pas contenues dans de justes bornes, & qu'elles ne font pas réglées par l'empire de la raison.

C'est à la philosophie qu'il appartient de mettre un frein à ces agitations de l'ame. Mais, hélas! la plupart des préceptes des Stoïciens n'ont guere d'exécution, & les Philosophes disent souvent de belles choses qu'ils ne pratiquent pas.

Chacun a son penchant, on a beau le contraindre;
Toujours il reparoît, & ne sauroit s'éteindre. (1)

Il faut faire des tentatives; & plus on aura eu à combattre, plus la victoire sera glorieuse. Mais on dira peut-être que ce font des objets qu'il faut abandonner aux Philosophes, & que l'office du Médecin consiste seulement à promettre la guérison des maladies du corps. Qu'on me permette néanmoins de mêler ici quelques regles de vertu que j'ai tirées des préceptes des Philosophes.

Il est certain que nous fommes tous naturellement portés aux plaisirs, dont les uns appartiennent à l'ame, les autres au corps. C'est pour ceux-ci que la plupart des hommes ont le plus de penchant; les autres n'ont d'attraits que pour un petit nombre d'ames privilégiées.

(1) *Naturam expellas furcâ*, &c.

Y 2

Cela vient de ce que la plupart n'ont pas éprouvé cette joie, cette satisfaction intérieure dont jouit un honnête homme qui modere ses passions; que livrés en proie à leurs plaisirs déréglés, ils n'ont jamais goûté les charmes de la vertu, & qu'ils ne peuvent desirer ce qu'ils ne connoissent pas. Il faut se défaire insensiblement de ses mauvaises habitudes, & ne jamais jetter d'huile sur le feu, si l'on aspire à ce bonheur.

On peut citer, à ce sujet, ce que Cicéron fait dire à Caton, qui le tenoit d'Archytas, de Tarente, Philosophe célebre: » que les plaisirs du » corps sont la peste la plus affreuse dont la » nature ait affligé l'humanité, parce que les » passions, avides de voluptés, nous portent imprudemment, & sans raison, à en chercher la » jouissance « (1). Et ce que ce grand homme ajoute ensuite, mérite bien l'attention d'un homme sage. C'est donc bien à propos que la vertu s'écrie dans *Silius Italicus!*

> Que ton pouvoir est grand, volupté séduisante,
> Et le courroux des Dieux & le fer destructeur
> Nuisent moins aux Mortels que l'amorce piquante
> Du plaisir que lui vend ton cortege imposteur. (2)

Mais de même que l'ame se fortifie par une juste modération dans les desirs, ainsi la tempérance fait que le corps est moins sujet à être troublé par ces agitations tumultueuses; & ce

(1) *Cat. maj.* Cap. xij.
(2) *Quippè nec ira Deûm tantùm, nec tela, nec hostes, Quantùm sola noces, animis illapsa voluptas.*

précepte ne concerne pas seulement ceux qui ont le sang bouillant, mais même les gens phlegmatiques ; parce que la tempérance les maintient dans leur tranquillité.

C'est ainsi qu'on prévient ces maux, ou plutôt qu'on les rend moins fâcheux ; mais lorsqu'ils se font une fois emparés du corps, chacun d'eux exige des remèdes appropriés. Dans les passions qui arrêtent le cours des humeurs, il faut employer des stimulants, & donner un frein, au contraire, à celles qui l'accélerent trop. Les stimulants sont les gommes puantes, le castoréum, les sels & les esprits volatils chymiques, tirés du regne animal, & d'autres semblables. L'impétuosité & l'agitation du sang sont calmées par la saignée. Il est encore utile de procurer la liberté du ventre, de donner du nître & des rafraîchissants.

La société & les avis des personnes sages sont à rechercher ; car dans toutes les circonstances de notre vie, les exemples font beaucoup d'impression sur nous. Ceux des honnêtes gens nous accoutument insensiblement à nous conduire par les lumieres de la raison, & à régler nos passions, qui nous maîtrisent lorsque nous ne les maîtrisons pas.

Ceux qui voudroient nous voir dans une apathie complette, & que nous fussions absolument sans passions, inculpent mal-à-propos la sagesse & la bonté du Créateur, qui les a établies pour servir aux différents usages de notre économie animale. Et, comme je l'ai dit, non-seulement les passions ont leur utilité relative à chacun de nous ; mais elles sont encore nécessaires à la société, & forment peut-

Y 3

être le lien le plus essentiel du commerce des hommes les uns avec les autres (1).

CHAPITRE XIX.

Des maladies des Femmes.

Nous dirons peu de choses sur les maladies des femmes, parce que plusieurs Auteurs se sont attachés principalement à les décrire, & à en indiquer le traitement. J'ajouterai cependant deux mots pour n'être pas taxé d'avoir négligé ce sexe aimable. Je commencerai par celles qui attaquent les filles, à qui la vie célibataire cause bien des maux. Le plus fréquent est la suppression des regles.

---

(1) *Note de l'Editeur.* " Je ne crois pas qu'il soit possible de mettre en moins de mots, & avec plus d'élégance, ces préceptes de bonne morale. On peut dire que notre Auteur rend la vertu aimable, & c'est le moyen le plus propre à la faire rechercher des hommes.

Le Livre de la *Medecine de l'Esprit*, de M. le Camus, est le meilleur Traité que nous ayons sur cette matiere. L'Auteur a su allier la Métaphysique la plus sublime à la Physique la plus claire, la délicatesse des sentiments à la morale la plus exacte, & la finesse des pensées au style le plus agréable & le plus correct. Cet ouvrage annonce le Médecin, & le Médecin de beaucoup d'esprit.

SECTION I.

De la suppression des Regles.

LA suppression des regles vient, la plupart du tems, de l'épaississement du sang, qui fait qu'il n'a pas affez de force pour ouvrir les sphincters des petits canaux que la nature a destinés à cette évacuation. Car le sang ne rompt pas les arteres de la matrice, chaque mois, comme on fe l'imagine communément ; mais il s'évacue par des voies qui lui font propres lorfqu'il furabonde naturellement. L'épaississement de cette humeur vitale fait perdre les couleurs aux filles, & leur donne un teint verdâtre.

Les remedes contre ce mal font ceux qui ont la vertu d'animer la circulation , d'atté-nuer & d'incifer les humeurs vifqueufes. Tels font les amers joints aux aromatiques , & la plupart des martiaux. Mais il faut commencer par la faignée , & par donner un cathartique, auquel on ajoutera le mercure fublimé fix fois. La teinture facrée eft encore un très-bon remede.

De tous ceux qui excitent les regles , aucun n'a plus de vertu que l'ellébore noir , & je ne lui ai prefque jamais vu manquer fon effet. J'ai coutume de prefcrire une petite cuillerée de teinture de melampodium , deux fois par jour, dans un peu d'eau tiede ; & ce que j'ai obfervé de fingulier , c'eft que toutes les fois qu'à rai-fon d'un vice de conformation , ou par quel-qu'autre caufe , ce remede n'a pas produit fon effet, le fang a été pouffé à quelqu'autre endroit :

d'où l'on voit évidemment quelle vertu il a
pour en exciter le mouvement (1).

---

(1) *Note de l'Editeur.* * On fent bien que M. Méad
n'a pas entendu que l'ellébore fût appliqué à toutes les
fuppreffions menftruelles, mais feulement à celles qui dérivent d'épaiffiffement du fang, & de lenteur dans la
circulation. Les Praticiens favent qu'il en eft qui exigent
d'être traitées par les rélâchants, les bains, les rafraîchiffants, &c. Sans doute, la même maladie exige des fecours
différents felon les circonftances ; mais M. Tiffot n'a-t-il
pas été un peu trop loin, en difant que fi dans les fuppreffions les échauffants ne font quelquefois pas de mal,
ils ne font jamais de bien ?

L'ellébore dont il eft ici queftion eft celui que Lin-
næus appelle *Helleborus fcapo fub unifloro, fubnudo, foliis
pedatis.* (Spec. plant. 783), & Tournefort, *Helleborus
niger, anguftioribus foliis.* (J. R. H. 272.)

Les pilules toniques de M. Bacher, dont l'extrait de
cette plante forme la bafe, viennent de lui donner beaucoup de célébrité. Il y a lieu d'efpérer qu'on trouvera
dans ce remede un fecours efficace contre une maladie trop
fouvent rébelle à ceux qu'on lui avoit appliqués jufqu'ici,
pour n'avoir peut-être pas fu affez les varier felon les
circonftances. On lit, à ce fujet, dans le feptieme Chapitre du 2e. volume du *Recueil des Hôpitaux militaires,*
(pag. 360.) les réflexions les plus fages & les plus importantes dont M. Richard a fait précéder les obfervations relatives au fuccès de ce remede. Il a joint à la fin
de ce Chapitre (pag. 434), le procédé pharmaceutique,
tel que M. Bacher en a remis la formule entre les
mains de M. le Marquis de Monteynard. Il étoit réfervé à l'attention & à l'humanité de ce Miniftre de
faire configner dans un dépôt auffi précieux que celui
de M. Richard, la compofition de deux remedes célebres, à qui le nom de *Secret* avoit attiré trop d'éloges
& trop de critiques, trop de confiance d'une part, &
trop peu de l'autre.

J'ajouterai ici, par occafion, que le Traité le plus
complet que nous ayons fur l'Hiftoire naturelle, fabuleufe
& médicale de l'ellébore, eft la differtation publiée à
Rome en 1621, par Pierre Caftelli, Médecin de cette ville,

SECTION II.

Du flux menstruel immodéré.

QUELQUEFOIS aussi les regles coulent en trop grande quantité ; quand cela arrive, il faut modérer ce flux. Pour y réussir, on commence par saigner ; on donne ensuite des choses propres à épaissir le sang, & à diminuer son effervescence. Les plus appropriées sont celles qui participent du vitriol ou de l'alun, & sur-tout la teinture de roses, ou la poudre composée de trois quarts d'alun de roche, sur un quart de sang de dragon liquéfiés ensemble. Mais pour modérer la chaleur du sang, & le flux qui la reconnoît pour cause, il n'est pas de remede plus approprié que le quinquina (1).

---

(1) *Note de l'Editeur.* * C'est à la dose de dix à douze grains souvent répétés. J'ai plusieurs fois reconnu son efficacité en pareil cas, & je la crois due à sa qualité anti-spasmodique, déja annoncée par Sydenham.

SECTION III.

Des Fleurs blanches des Femmes.

C'EST une maladie affez dégoûtante que ce flux de couleur blanche qui fort des parties naturelles des femmes. Tantôt ce font les canaux de la matrice qui fourniffent cette humeur, & d'autres fois elle vient des glandes fituées dans le vagin. Dans le premier cas, ce flux s'arrête lorfque les regles coulent; dans le fecond, il perfifte pendant le tems des regles, & même pendant celui de la groffeffe.

Dans l'un & l'autre cas, il faut faire attention au tempérament des malades; car le mal en dérive fouvent; mais lorfque fon fiege eft dans le vagin, il y a encore quelques fecours extérieurs à adminiftrer.

La plupart du tems, il faut faire vomir avec le vin d'ipécacuanha. On place avec fuccès des purgatifs de tems en tems, & fur-tout la rhubarbe, qu'on donne en fubftance affociée avec quelques aromatiques, ou mêlée, fi on le veut, avec un peu de mercure fix fois fublimé, ou bien on peut la prendre fouvent fous la forme de *teinture vineufe de rhubarbe.* C'eft fous ce nom qu'on la vend dans les boutiques. Le relâchement des fibres exige quelquefois des aftringents, parmi lefquels il faut préférer ceux dans la compofition defquels entre le fer.

Quant aux remedes extérieurs dont j'ai dit qu'il falloit faire ufage, lorfque le mal a fon fiege dans le vagin, il ne faut pas choifir ceux qui feroient trop répercuffifs. Il vaut mieux infifter fur ceux qui font propres à déterger tout à la fois, & à guérir les petits ulceres de cette membrane. Il m'eft arrivé fouvent de prefcrire avec beaucoup de fuccès, dans ces cas, ou *l'eau alumineufe de Bath*, ou *l'eau vitriolique camphrée*, à l'une & à l'autre defquelles on ajoute un peu de miel égyptiac, & qu'on injecte à différentes reprifes & en petite quantité dans le vagin. On tire encore de grands avantages des fumigations auxquelles on l'expofe : elles font faites avec parties égales d'encens, de maftic, de fuccin & de cinabre d'antimoine, qu'on jette fur les charbons ardens.

SECTION IV.

Du mal Hyftérique.

IL n'eft point de maladie qui fatigue davantage le fexe que l'affection hyftérique : elle eft commune aux femmes, aux filles & aux veuves ; & fans être accompagnée d'un bien grand danger, elle ne laiffe pas d'effrayer, & quelquefois elle produit des défaillances, qu'on prendroit pour des accès d'épilepfie.

Lorfqu'une femme en eft attaquée, & qu'elle conferve fes forces, la faignée la foulage ; fi elle ne fuffit pas, il faut appliquer des ventoufes aux aînes ou fur les hanches. Quand elle perd connoiffance, on la rappelle en lui faifant refpirer quelqu'odeur défagréable, comme celle d'une chandelle qu'on vient d'éteindre. Une afperfion d'eau froide produit le même effet. Pendant ce tems, on peut faire quelques frictions fur les hanches & autour des genoux.

Enfuite, quand l'accès eft paffé, il faut tâcher de prévenir la récidive. Si les regles ne coulent pas affez, il les faut exciter. Les gommes féti-des & les martiaux font excellents pour cet ufage. L'exercice du corps n'eft pas moins avan-tageux; mais il eft effentiel de ne pas perdre de vue le trouble dans lequel ce mal jette commu-nément l'efprit.

Enfin, Hippocrate a eu raifon de dire que, dans bien des cas, un mari doit fervir de Mé-decin. Car ce grand Maître, après avoir con-feillé le caftoréum, & plufieurs autres remedes, ajoute qu'il eft avantageux à une femme de de-venir groffe, & à une fille d'habiter avec un homme (1).

SECTION V.
De l'Accouchement laborieux.

L'HUMANITÉ nous engage à rechercher s'il n'y a point, outre le fecours de la main, quelqu'autre moyen de foulager les femmes dans les accouchements difficiles; car, quoique la nature toujours bienfaifante, & ne ceffant de pourvoir à la propagation du genre humain, ait établi que les femmes accoucheroient avec plus de douleurs que de dangers, néanmoins, il y en a qui ont les plus grandes peines à mettre leurs enfants au monde. Cela vient de différen-tes caufes que les Accoucheurs favent prévenir. Mais il eft un cas unique dans lequel ils ne fa-

---

(1) *De morbis mulierum.* Lib. II. Sect. 19.

vent souvent que faire , c'est lorsqu'après des
efforts inutiles , & comparables à des douleurs
de colique , l'accouchement traîne en longueur.
Quand cela arrive , il faut donner un ou deux
grains d'opium qui calme ces douleurs , plutôt
propres à retarder qu'à accélérer l'accouchement , parce qu'ensuite la nature a plus de facilité à se débarrasser. Enfin , une remarque essentielle , c'est que ce remede anodin a la propriété de relâcher, & d'ouvrir les voies utérines ,
comme il a celle de procurer le relâchement à
toutes celles qui souffrent d'une trop grande
constriction.

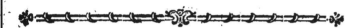

CHAPITRE XX.
Des Maladies vénériennes.

LA vérole , ce fléau des libertins , seroit le
plus grand opprobre de la Médecine, si l'on n'en
avoit heureusement trouvé le spécifique dans
le mercure.

La nature , l'histoire & les progrès de cette
maladie ont été si savamment exposés dans le
Livre de M. Astruc (1) , qu'il n'est pas possible
d'y rien ajouter.

Je crois avoir moi-même expliqué autrefois,
d'une maniere assez vraisemblable, les effets que
produit dans notre corps le mercure, à raison
de son poids. J'ajoutai même quelques précautions , qu'il est essentiel de connoître lorsqu'on

_____

(1) *De morbis venereis.* Lut. Paris. 1740.

en fait usage (1 . Il ne me reste donc ici qu'à donner quelques avis sur diverses incommodités qui succedent à cette maladie, & qui en font l'effet, ou celui d'une guérison imparfaite.

Le plus fâcheux de tous ces cas est ce flux continuel d'humeurs muqueuses qui succede à la gonorrhée ; cet écoulement opiniâtre vient en partie des vésicules séminaires, & en partie des prostates, parce que les orifices de leurs couloirs ont été rongés par la violence de la maladie. Ceux qui y restent le plus sujets, sont ceux chez lesquels le corps a été affoibli par un plus grand nombre de purgatifs.

Les Médecins tâchent de rétablir, au moyen des balsamiques, le ton des parties relâchées ; mais, la plupart du tems, c'est en vain. Il y a plusieurs années que je me sers de la teinture suivante :

Rhubarbe trois dragmes, gomme de gayac une demi-dragme, gomme laque une dragme, cantharides pilées trois dragmes, cochenille une demi-dragme. Faites infuser dans une demi-livre d'esprit-de-vin rectifié. Coulez.

J'en ai toujours éprouvé l'efficacité, & j'en ai recommandé l'usage à plusieurs Médecins & Chirurgiens. J'en fais prendre matin & soir, dans un verre d'eau tiede, trente à cinquante gouttes, pourvu, toutefois, qu'il ne soit pas à craindre d'amener par-là quelques difficultés d'urines.

Quelquefois la fievre lente succede à la maladie vénérienne, lorsque celle-ci a été guérie par une longue salivation. Ce qu'on peut faire de mieux, dans ce cas, est de donner beaucoup de lait coupé avec une décoction de gayac, de

---

(1) *Essais sur les Poisons.* IV. Essai.

saſſaffras, de ſquine & de ſalſepareille, à laquelle on ajoute un peu de régliſſe & de ſemences de coriandre. Il faut inſiſter ſur l'uſage de cette tiſane, juſqu'à ce que les forces ſoient entiérement rétablies.

Enfin, il eſt bon d'avertir que le tems le plus propre à exciter la ſalivation pour dépurer les humeurs, eſt celui où l'on apperçoit des boutons ſur le corps & de petits ulceres dans la bouche & la gorge, pourvu, toutefois, que les os ne ſoient pas encore cariés; car il ſeroit à craindre que les lames offenſes, déja dans un état de putréfaction, ne fuſſent expoſées à être tout-à-fait rompues par la force & la peſanteur des globules mercuriels; & c'eſt pour cela qu'il eſt plus à propos, en pareil cas, de traîner le traitement en longueur, que de ſe trop hâter de le mettre en uſage.

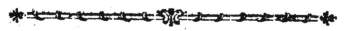

CHAPITRE XXI.

Des maladies qui ſuccedent à d'autres, & de celles qui ſont ſujettes à dégénérer.

IL eſt très-eſſentiel, non-ſeulement pour bien pratiquer la Médecine, mais encore pour établir la réputation du Médecin, de ſavoir quelles ſont les maladies qui ſuccedent à d'autres, & celles qui ſont ſujettes à dégénérer. Je rappellerai ici les principales.

Les Auteurs ne ſont pas d'accord ſur la cauſe efficiente de ces changements. Ces cauſes ſont différentes, ſelon la différente nature des maladies; car, quelquefois, à raiſon d'une certaine affinité, d'une certaine correspondance entre les parties, le mal paffe de celle qui eft affectée à celle qui eft faine. Le plus fouvent c'eft la proximité qui eft caufe que la contagion gagne. Mais très-fouvent aufli il y a des maladies qui, par maniere de crife, ou par l'effet de la dépravation du corps, fe terminent par d'autres maladies. Je choifirai quelques exemples feulement parmi un plus grand nombre que je pourrois citer.

Le rapport de la tête avec l'eftomac fait que lorfque celui-ci eft attaqué de pituite, l'autre l'eft de vertige ; & réciproquement, quand le tête eft pefante, ou qu'elle a reçu quelques coups, l'eftomac eft mal à fon aife. L'affinité du foie avec les inteftins eft caufe que lorfque les inteftins font fatigués de colique, la jauniffe vient au foie ; & lorfque dans l'ictere la bile fe répand dans le bas-ventre, elle y excite aufli des coliques. La matrice a beaucoup d'affinité avec plufieurs autres parties ; & c'eft pour cela qu'Hippocrate a dit qu'elle étoit la caufe de toutes les maladies des femmes (1). Ces parties font principalement la tête, le poumon & l'eftomac. Ce font les efprits animaux au moyen defquels cette fympathie s'exerce. Vivement ébranlés par les mouvements de l'ame, ils communiquent l'affection des parties naturelles au refte du corps, ou rendent celles-ci folidaires de l'état des autres parties.

Le voifinage que j'ai propofé, comme produifant quelquefois la fucceffion des maladies, eft une caufe qui agit principalement dans les inflammations, parce que l'humeur paffe facile-

---

(1) *De morb. mulier.* Lib. II.

ment

ment à la partie voisine. C'est ainsi que la pleu-
résie produit la péripneumonie : la passion iliaque
donne naissance à cette difficulté d'uriner que
les Grecs ont appellée *strangurie* : la mauvaise
disposition des reins fait que les lombes sont
mal à leur aise, & réciproquement les douleurs lombaires se communiquent aux reins.

Enfin, j'ai dit que la nature même de ces maladies faisoit qu'elles succedent à d'autres, ou
que d'autres leur succedent ; & comme ces na-
tures sont très-variées, il n'est pas étonnant
que leurs effets le soient beaucoup aussi. La
goutte dégénere quelquefois en colique, & la
colique en goutte. Quand les varices succedent
aux douleurs dans les articulations, communément elles en délivrent. L'apoplexie est ordinairement suivie de la paralysie, ou totale ou
partielle ; & dans l'un & l'autre cas, elle termine l'apoplexie. Que si le mal abandonnant
les extrêmités, s'empare de nouveau de la tête,
il n'y a plus de remede, & c'est la mort seule
qui peut terminer le mal. La difficulté de respirer, à laquelle on a été long-tems sujet, produit à la fin l'hydropisie de poitrine, & celle
du bas-ventre. Il est fort à craindre que la leucophlegmatie ne dégénere en ascite. Souvent
aussi l'épilepsie survient à ceux qui sont depuis
long-tems affectés de mélancolie, & alors elle
ne laisse plus d'espérance.

Hippocrate avoit beaucoup médité sur cet objet, & c'est d'après ses observations en ce genre,
qu'il excella dans l'art divin de pronostiquer
les bons ou les mauvais événements des maladies. Enfin, quoique chacune des causes dont j'ai
fait mention agisse assez souvent seule, néanmoins
quand leurs forces sont réunies, elles peuvent

produire, à la fois, différentes fucceffions & divers changements dans les maladies (1).

CHAPITRE DERNIER.
Du Régime de vie.

APRÈS avoir propofé des remedes pour les malades, ce n'eft pas, je crois, m'écarter de mon but que d'ajouter ici, pour terminer cet ouvrage, quelques préceptes fur la maniere de vivre qui convient, dans tous les âges, à ceux qui font en fanté. Il eft certain que les fages confeils que Celfe a donnés fur cette matiere, femblent n'y avoir rien laiffé à defirer (2), & quiconque les fuivra exactement, aux différences près que la diverfité du climat & de la maniere de vivre y doivent apporter, celui-là, pour me fervir des propres paroles de cet Auteur, *n'épuifera pas dans la fanté les reffources qui font en lui contre la maladie.*

Car notre corps eft conftruit de maniere à foutenir, fans en être incommodé, les différentes variations auxquelles il eft expofé; & s'il n'en étoit autrement, les caufes les plus légeres feroient fans ceffe fur lui des impreffions fâcheufes. Cet avantage réfulte de la communi-

---

(2) *Note de l'Editeur.* * Ce Chapitre n'eft pas, à beaucoup près, auffi étendu qu'il devroit l'être. L'idée en eft belle, grande; & maniée par une main habile, elle ne feroit pas l'objet le moins intéreffant en Médecine : *Pifcis hic non eft omnium.*

(2) CELS. *Lib.* I. *Cap.* 1, 2 & 3.

cation des parties intérieures, dont l'une ne souffre pas sans que les autres ne soient portées sur le champ à la secourir. Quand le corps péche par plénitude, la nature ménage d'elle-même des évacuations, d'un côté ou d'un autre, & c'est pour cela que les maladies qui viennent d'inanition sont plus dangereuses que celles qui viennent de replétion, parce qu'il est plus aisé d'ôter que d'ajouter. Aussi quelque avantageuse que soit la tempérance pour tout le monde, cependant il y a eu d'anciens Auteurs en Médecine qui ont avancé qu'un homme qui est en bonne santé, & qui est son maître, doit quelquefois se livrer à son appétit, & manger ou boire même un peu plus qu'il ne le faut ; mais il vaut mieux pécher par intempérance dans le boire que dans le manger. Au reste, celui qui prend trop d'aliments, les digérera mieux, s'il avale beaucoup d'eau fraîche pendant le repas ; & si les mêts qu'il a pris étoient fort épicés, on aidera la digestion en lui donnant du suc de limons, ou de l'élixir de vitriol de Mynsicht. Il faut le tenir un peu de tems éveillé, & qu'il se livre ensuite au sommeil. Si l'on a quelques raisons pour faire diete, il faut éviter toute espece de travail. Car la faim ne doit pas succéder immédiatement à la replétion, ni la satiété à la faim ; de même, l'oisiveté qui suit subitement le travail, ou le travail qui suit trop promptement l'oisiveté sont également funestes. C'est donc d'une maniere insensible que notre corps doit s'accoutumer à tous les changements qui lui arrivent.

Il est important aussi de ne pas s'attacher scrupuleusement à un même genre de vie. Il faut être tantôt à la campagne, tantôt à la ville, na-

ger, chaffer, fe repofer quelquefois, & plus fouvent
encore fe livrer à l'exercice. Car trop de non-
chalance affoiblit le corps, tandis que le travail
le fortifie ; mais il y a un milieu en tout, & il
ne faut pas non plus fe fatiguer ; car un travail exceffif & trop long-tems continué, abat
les forces, & accable le corps, tandis qu'il faudroit faire précéder fes repas feulement d'un
exercice modéré. Un de ceux dont on retire le
plus d'avantage, c'eft l'équitation ; & fi les forces ne permettent pas d'en ufer, il faut fe faire
traîner en voiture, ou au moins en litiere. Enfuite
les armes, la paume, la courfe, la promenade
font autant de manieres de s'exercer dont chacune
a fon utilité. Un des défavantages de la vieilleffe, c'eft de n'avoir pas la force de fupporter l'exercice, dans le tems où l'intérêt de la
fanté l'exigeroit le plus. A cet âge, les frictions font extrêmement utiles. Quand on ne
peut les faire foi-même, il faut les faire faire
par fes gens, & rien n'eft plus commode pour
cela que de douces vergettes.

C'eft pendant le fommeil que nous oublions
nos peines, & que nos forces fe rétabliffent,
parce que le repos répare les pertes qu'on a
faites pendant la veille. Il ne doit pas non plus
être immodéré ; car il hébête nos fens, & les rend
moins propres aux ufages de la vie. Le tems
le plus favorable au fommeil eft la nuit, pendant laquelle les ténebres & le filence femblent
nous y inviter : on fe trouve toujours moins
bien du fommeil pris pendant le jour. Si ces
préceptes conviennent au peuple, ils conviennent encore, à plus forte raifon, aux gens de lettres, dont l'efprit & le corps, font plus expofés à être affectés des injures du dehors.

Il faut aux enfants des aliments plus doux &
d'une médiocre confiſtance ; il en faut de plus
ſolides aux jeunes gens. Dans la vieilleſſe, il
eſt à propos de manger un peu moins, & de
boire un peu plus. Il faut cependant accorder
quelque choſe à l'habitude, ſur-tout dans les climats froids comme le nôtre ; car la facilité de
digérer y eſt en proportion de l'appétit.

Les Médecins s'accordent tous ſur ce point
qu'il ne faut ſe livrer ni trop, ni trop peu aux
plaiſirs de l'amour, quand l'âge & les forces le
permettent. La froideur qu'éprouve le vieillard
l'avertit de ne pas ſe ménager des peines dans
la recherche des plaiſirs qui abrégeroient ſes
jours. C'eſt une choſe qui n'eſt pas moins hon-
teuſe que nuiſible, de s'exciter l'imagination au
plaiſir & à la jouiſſance d'un être ſuppoſé. Enfin, ce qu'il ne faut jamais perdre de vue, ni
dans ce genre, ni dans tout autre, *c'eſt qu'on ſent*
mieux le plaiſir quand on en uſe rarement.

Voici comment, après un examen bien at-
tentif, j'ai coutume de raiſonner en moi-même :
quoique les plaiſirs, les richeſſes, la puiſſance
& les autres biens de la fortune paroiſſent diſ-
tribués ſi inégalement, néanmoins ſi nous le con-
ſidérons de près, nous reconnoîtrons que ce
qui contribue réellement à notre bonheur, eſt
répandu ſur tous d'une maniere plus égale qu'on
ne le croit communément. Les hommes d'un
rang inférieur jouiſſent mieux, la plupart du
tems, des commodités & des aiſances de la
vie, que les grands & ceux qui occupent les
premieres places. Ils trouvent dans une nourriture ſalutaire le fruit d'un travail modéré,
qui excite l'appétit, & donne la faculté de digérer. Un ſommeil agréable vient diſſiper la fa-

tigue qu'a produite le travail, & les chagrins cuisants n'en troublent pas la douceur. Des enfants gais & robustes remplissent la maison, & leurs forces qui vont en augmentant, suppléent insensiblement à celles du pere qui diminuent. Que les vains plaisirs de la plupart des riches, accompagnés de leurs soucis sont au dessous de cette tranquillité! Pour pouvoir manger, leur estomac a besoin d'assaisonnements, qui échauffent, & corrompent le sang, & le rendent plus sujet aux maladies. Les vapeurs du vin qu'on a pris dans le jour, troublent le repos de la nuit: des enfants destinés à soutenir de grands noms, naissent au milieu de la débauche, & ont déja contracté dans le sein de leur mere une disposition morbifique, qu'ils conservent toute leur vie, & qui leur permet à peine d'atteindre à une vieillesse languissante. L'ambition qui les tourmente, & qui leur fait souhaiter si ardemment les titres & les honneurs, est cause qu'ils ont moins de plaisirs dans la jouissance des biens qu'ils possedent, que d'inquiétudes dans la crainte qu'ils ont de ne pas obtenir ceux qu'ils desirent. *Eh! qui souhaiteroit d'être pauvre de tous ces biens?*

Ajoutons encore à ces inconvénients que le corps ainsi surchargé de délices, énerve l'ame, & allume le feu des passions, tandis qu'un régime modéré n'accable point le corps, & ne fournit point d'aliments aux vices. Aussi à moins que la prudence n'accompagne les richesses, *on vit mieux avec peu*, & la nature, loin de passer pour une marâtre injuste, doit être considérée comme une mere bienfaisante qui a pourvu à tout.

Enfin, le devoir d'un sage dans tout le cours de sa vie, *est de garder la modération, d'avoir un but* certain, & de se conformer au vœu de la nature, & quiconque voudra porter un jugement sain sur la condition humaine, verra qu'elle est constituée de maniere, que, quoique nous ayons plus d'esprit & de raison les uns que les autres, & que néanmoins il semble qu'il y ait en chacun de nous quelque chose de pervers qui y soit inné, de même les corps les plus sains sont sujets à des altérations fréquentes qu'il faut considérer comme autant d'avant-coureurs de la mort. Souvenons-nous donc que la durée de notre existence est courte, & que Lucrece a bien eu raison de dire autrefois *que nous ne sommes point les propriétaires de notre vie; que nous n'avons que le droit d'en jouir* (1) : & Hippocrate, que la vie de l'homme n'est qu'une longue maladie qui commence à sa naissance (2).

(1) LUCRET. *Lib.* 3. *v.* 984.
(2) *Epist. ad Damaget.*

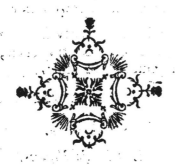

* **EXTRAIT** *de la Pharmacopée de Lon-*
dres, qui contient les formules des di-
vers remedes conseillés par M. Méad.

Traduit sur l'Edition de Londres de 1747.

POUDRES.

I. *Poudre antylisse.*

℞. Lichen cendré terrestre en poudre, deux
onces ; poivre noir en poudre, une once : mêlez.

II. *Poudre de Bézoard.*

℞. Yeux d'écrevisses préparés, une livre ;
pierre de bézoard oriental préparé, une once ;
mêlez.

III. *Poudre de contrayerva composée.*

℞. Poudre d'yeux d'écrevisses composée, une
demi-livre ; racine de contrayerva, cinq onces ;
réduisez en poudre, & mêlez.

VINS.

I. *Vin de Viperes.*

℞. Viperes desséchées & mises en poudre,
deux onces ; vin blanc, trois livres. Faites macérer à une douce chaleur pendant une semaine,
& coulez.

II. *Vin d'Ipécacuanha.*

℞. Racine d'ipécacuanha pulvérifée, deux onces ; écorces d'oranges pulvérifées, une demi-once ; vin de Canaries, deux livres. Faites macérer à froid, & coulez.

III. *Vin antimonial.*

℞. Safran antimonial lavé & pulvérifé, une once ; vin blanc, une demi-livre. Macérez à froid, & coulez à travers un papier.

IV. *Vin chalibé.*

℞. Limaille de fer pulvérifée, quatre onces ; cannelle, macis, de chaque une demi-once ; vin du Rhin, quatre livres. Faites macérer à froid, pendant un mois, en agitant fouvent le vaiffeau qui contient le mélange : coulez enfuite.

TEINTURES.

I. *Teinture fpiritueufe de Viperes.*

℞. Viperes defféchées & mifes en poudre, deux onces ; efprit-de-vin, deux livres digérez à froid.

II. *Teinture facrée.*

℞. Aloès fuccotrin pulvérifé, huit onces ; cannelle blanche pulvérifée, deux onces ; vin blanc, dix livres ; l'aloès & la cannelle ayant été pulvérifés féparément, on les mêlera, & on jettera le vin fur le mélange ; on le laiffera macérer à froid pendant une femaine, ou pendant plus de tems, ayant foin de le remuer fouvent. On le coulera à la fin.

Il n'eft pas inutile de mêler à ces poudres un peu de fable blanc purifié. Il empêchera que l'aloès mouillé ne prenne une forme trop concrete.

III. *Teinture d'ellébore.*

R). Racines d'ellébore noir pulvérifées, quatre onces ; cochenille pulvérifée, deux fcrupules ; efprit-de-vin non rectifié, deux livres. Faites digerer, & paffez au papier gris.

IV. *Teinture de Senné.*

R). Paffules fans pepins, feize onces ; feuilles de fenné, une livre ; femences de carvi, une demi-once ; petit cardamome, fans écorce, une demi-once ; eau-de-vie, une pinte. Faites digerer à froid, & coulez.

V. *Teinture de Cantharides.*

R). Cantharides pilées, deux dragmes ; cochenille, une demi-dragme ; eau-de-vie, une demi-livre. Faites digérer, & paffez au papier gris.

ÉLIXIRS.

I. *Elixir de Vitriol de Mynficht.*

R). Teinture aromatique, une livre ; huile de vitriol, quatre onces ; mêlez infenfiblement, & coulez après que les féces fe feront précipitées.

II. *Efprit de Vitriol dulcifié.*

R). Teinture aromatique, une livre ; efprit de vitriol fimple, huit onces : mêlez.

III. *Élixir parégorique.*

R⁄. Fleurs de benjoin, opium, de chaque une dragme ; camphre, deux scrupules ; huile essentielle d'anis, une demi-dragme ; esprit-de-vin rectifié, deux livres. Faites digérer, & coulez.

EAUX.

I. *Eau alexitere simple.*

R⁄. Feuilles récentes de menthe ordinaire, une demi-livre ; sommités récentes d'absynthe maritime, feuilles récentes d'angélique, de chaque une livre ; d'eau commune, une suffisante quantité, pour éviter le goût d'empyreume.

II. *Eau de cannelle simple.*

R⁄. Cannelle, une livre ; d'eau commune une suffisante quantité pour éviter le goût d'empyreume. Tirez-en une pinte par la distillation.

MIXTURES LIQUIDES, &c.

I. *Lait ammoniacal.*

R⁄. Gomme ammoniac, deux dragmes ; eau de pouillot simple, une demi-livre. Triturez la gomme dans le mortier avec l'eau jusqu'à ce que la gomme soit dissoute.

II. *Oxymel scillitique.*

R⁄. Miel écumé, trois livres ; vinaigre scillitique, deux livres. Faites cuire dans un vaisseau de terre verniffé, à un feu lent, jufqu'à ce que le mélange ait acquis la confiftance de fyrop.

III. *Décoction blanche.*

R⅃. Corne de cerf calcinée & préparée, deux onces ; gomme arabique, deux dragmes ; eau commune, trois livres, Faites cuire & réduire à deux livres ; coulez enfuite.

IV. *Julep crétacé.*

R⅃. Craie blanche préparée, une once ; fucre purifié, fix dragmes ; gomme arabique, deux dragmes ; eau, deux livres : mêlez.

V. *Infufion de Senné.*

R⅃. Feuilles de fenné, une demi-once ; cryf taux de tartre, trois dragmes ; femences de pe- tite cardamome, deux dragmes ; eau, une livre. Faites bouillir les cryftaux de tartre dans l'eau pour les diffoudre ; enfuite verfez cette eau en- core bouillante fur le refte, & coulez après qu'elle fera refroidie.

CONFECTIONS ÉLECTUAIRES, &c.

I. *Confection cardiaque.*

R⅃. Sommités récentes de romarin, baies de genievre, de chaque une livre ; femences de petite cardamome, zédoaire, fafran, de chaque une demi-livre. Tirez la teinture dans une cho- pine d'eau-de-vie. Faites cuire la colature à un feu lent, jufqu'à ce que le mélange foit réduit à deux livres & demie ; & après avoir pulvérifé

& tamisé les ingrédients suivants, on finira l'électuaire, en les y ajoutant : poudre d'yeux d'écrévisses composée, seize onces ; cannelle, noix-muscade, de chaque deux onces ; sucre blanc purifié, deux livres.

II. *Thériaque.*

℞. Trochisques de scille, une demi-livre ; poivre long, opium, viperes desséchées, de chaque trois onces ; cannelle, opobalsamum, ou à son défaut, de l'huile de noix-muscade exprimée, de chaque deux onces ; agaric, racines d'iris, scordium, roses rouges, semences de navet, extrait de réglisse, de chaque une demi-once ; nard des Indes, safran, amome, myrrhe, costus, ou à son défaut, zédoaire, jonc odorant, de chaque une once ; racine de quinte-feuille, rhubarbe, gingembre, macis, feuilles de dictamne de Crête, de marrube, de souci, de stæchas, poivre noir, semences de persil de Macédoine, oliban, térébenthine de Chio, racines de valériane sauvage, de chaque six dragmes ; racines de gentiane, nard celtique, meum athamantique, feuilles de pouillot, d'hypéricum, de chamæpitis, sommités de chamædris avec leurs semences, cubebes, semences d'anis, de fenouil, de petite cardamome, d'ammi, de séseli, de thlaspi, suc d'hypociste, acacia, ou à son défaut, terre du Japon, gomme arabique, styrax calaminte, sagapenum, terre de Lemnos, & à son défaut, bol d'Arménie, ou craie de Briançon, vitriol verd calciné, de chaque une demi-once ; racine de petite ou de grande aristoloche, sommités de petite centaurée, semences de daucus de Crête, opoponax, galbanum, castoréum de Rusfie, bitume de Judée , ou à fa place fuccin blanc préparé, racine de calamus aromatique, de chaque deux dragmes ; miel écumé , le triple du poids de tout le refte. Le mêlange s'en fait comme celui du mithridate.

III. *Electuaire de Scordium.*

R̲. Efpeces de fcordium , avec telle quantité d'opium que vous fouhaiterez ; fyrop de meconium , cuit à la confiftance de miel , un triple poids : mêlez les efpeces au fyrop , pour former l'électuaire.

IV. *Baume de Lucatel.*

R̲. Huile d'olives , une livre ; térébenthine de Strasbourg, cire jaune, de chaque une demi-livre ; fantal rouge , fix dragmes. Faites liquéfier la cire à un feu doux avec une partie de l'huile , dont vous ajouterez enfuite le refte avec la térébenthine : mêlez enfuite le fantal ; remuez exactement jufqu'à ce que le mêlange foit prefque refroidi.

V. *Extrait catharctique.*

R̲. Aloès fuccotrin , une demi-once ; moëlle de coloquinte , fix dragmes ; fcammonée , femences de petite cardamome , de chaque une demi-once ; eau-de-vie , une livre : coupez la coloquinte & les femences en petits morceaux ; jettez deffus l'eau-de-vie ; faites macérer , pendant quatre jours , à une douce chaleur. Après avoir exprimé la teinture , ajoutez féparément l'aloès & la fcammonée pulvérifés. Après leur diffolution , retirez l'eau-de-vie , & réduifez la maffe en confiftance de pilules.

VI. *Conserve d'Absynthe.*

℞. Telle quantité de sommités d'absynthe maritime qu'il vous plaira : broyez-les dans un mortier, en y mêlant insensiblement les deux tiers en sus de sucre, jusqu'à ce qu'ils ne forment plus qu'une masse.

VII. *Pilules rufiennes.*

℞. Aloës succotrin, deux onces; myrrhe, safran, de chaque une once; formez la masse avec le syrop de safran.

Chaux d'Antimoine.

Après avoir pulvérisé l'antimoine, ajoutez-y un poids triple de nitre, & jettez dans un creuset médiocrement chaud. Après avoir retiré le mélange du feu, lavez-le à dessein de le purifier & des restes de sel & des parties grossieres calcinées moins parfaitement.

Sel diurétique.

℞. Sel alkalin fixe quelconque, une livre; faites cuire à un feu très-lent dans quatre à cinq fois autant de vinaigre distillé. La fermentation cessant, ajoutez de nouveau vinaigre jusqu'à ce que le premier étant presqu'entiérement enlevé par l'évaporation, le nouveau n'excite plus de fermentation; ce qui arrivera après la consomption d'environ vingt livres de vinaigre distillé. Faites ensuite dessécher lentement. Le sel, sans être purifié, se liquéfiera à un feu doux, mais l'opération ne doit pas traîner en longueur. Puis on le dissoudra dans l'eau, & on le paſſera au papier gris. Si la liquéfaction a été bien faite, la liqueur, après avoir été coulée, fera limpide & claire ; ſinon, elle ſera d'une couleur brunâtre. On fera deſſécher ce ſel dans un vaſe plat, obſervant de l'agiter ſouvent, afin d'abréger l'opération, après laquelle on tiendra ce ſel dans un vaſe bouché bien exactement, parce que le contact de l'air le feroit liquéfier de nouveau.

Ce ſel doit être très-blanc, & ſe diſſoudre parfaitement, ſoit dans l'eau, ſoit dans l'eſprit-de-vin, ſans laiſſer aucune matiere féculente. Si ce ſel, malgré ſa blancheur, dépoſe encore quelques féces dans l'eſprit-de-vin, après la ſolution, il faut le paſſer de nouveau au papier gris, & le faire ſecher.

Mercure corroſif ſublimé, ou Mercure blanc.

℞. Vif argent purifié, quarante onces ; ſel marin, trente-trois onces ; nitre, vingt-huit onces ; vitriol verd calciné, ſoixante-ſix onces.

Mêlez au mercure dans un vaiſſeau de bois ou de pierre, une once de ſublimé corroſif déja formé ; triturez enſuite le tout avec le nitre, puis avec le ſel marin, juſqu'à ce que le mercure ne paroiſſe plus. Ajoutez, après cela, le vitriol calciné, ſans trop agiter, crainte que le mercure ne ſe réuniſſe ; faites enſuite la ſublimation dans un matras de verre, auquel vous adapterez, ſi vous le ſouhaitez, un chapiteau, afin de conſerver l'eſprit qui en vient en petite quantité.

Cette opération ſe répete juſqu'à ſix fois.

REMEDES

REMEDES EXTÉRIEURS.

Onguent vert.

Ŗ. Huile vérte , trois livres ; cire jaune, dix onces : faites liquéfier la cire avec l'huile à un feu lent , & remuez la mixture, jufqu'à ce qu'elle fe refroidiffe.

Onguent de Sureau.

Ŗ. Fleurs de fureau épanouies, quatre livres ; graiffe de mouton , trois livres ; huile d'olives , une livre. La graiffe étant liquéfiée avec l'huile, faites-y cuire les fleurs jufqu'à ce qu'elles fe crifpent : coulez enfuite avec expreffion.

Miel rofat.

Ŗ. Rofes rouges en bouton dont on enleve l'onglet , & qu'on fait deffécher promptement, quatre onces ; eau bouillante , trois livres ; miel écumé, cinq livres. Faites macérer pendant quelques heures , les rofes dans l'eau. Après avoir coulé , ajoutez le miel, & donnez le degré de confiftance requis par la coction.

Miel égyptiac.

Ŗ. Verd de gris réduit en petites parcelles , cinq onces ; miel, quatorze onces ; vinaigre, fept onces. Faites cuire le tout à un feu lent , jufqu'à une confiftance requife, & que le mêlange ait une couleur légérement rouge. Après un certain intervalle , la partie la plus craffe s'affaiffe, & ce qui furmonte s'appelle *miel égyptiac*.

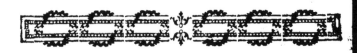

TABLE.

A a 2

DISSERTATION

SUR

LES MÉDAILLES

DE SMYRNE.

HUITIEME PARTIE.

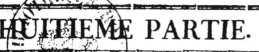

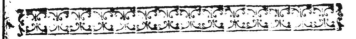

DISCOURS

PRONONCÉ dans l'Amphithéatre du College Royal des Médecins de Londres, le 18 Octobre 1723, par R. MÉAD, Membre de ce College & de la Société Royale.

Au très-Illuftre Préfident, & aux très-favants Affociés du College Royal des Médecins de Londres.

LA Médecine fe glorifie, chaque jour, des nouveaux progrès qu'elle fait entre vos mains. Recevez avec bonté ce Difcours, qui contient l'éloge des grands hommes dont les lumieres ont été l'ornement de cet art, & qui l'ont foutenu, & augmenté par leurs bienfaits.

R. MÉAD.

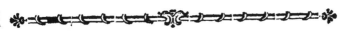

QUELLE impreffion, Meffieurs, ne produit point fur les hommes l'exemple des grandes vertus ! Si mon efprit & mon éloquence étoient en proportion de l'amour de la gloire que cet exemple excite, je pourrois célébrer dignement ces grands hommes dont j'ai à vous rappeller aujourd'hui les bienfaits, & mon difcours feroit auffi digne de confacrer leur éloge, que de fixer votre attention. Mais il s'en faut de beaucoup :

A a 4

je n'ai ni les difpofitions naturelles , ni l'habitude que donne l'ufage de parler en public ;
c'eſt par vos ordres que je me ſuis chargé de ce
ſoin. Je ne vous ennuyerai point par les apprêts
d'un art affecté; & ce ſera plutôt en hiſtorien
qu'en orateur , que j'entreprendrai de rappeller
à votre mémoire les honneurs que la Médecine a reçus , & de mettre ſous vos yeux en un
tableau racourci les Rois, les Princes, & les peuples qui ont contribué à augmenter la gloire de
cet art ſalutaire. Je ferai voir que notre nation re-
vendique , à juſte titre , une bonne partie de ces
éloges ; vous partagerez , ſans doute , en écou-
tant ce diſcours , la ſatisfaction que j'aurai à le
prononcer , & j'imagine qu'il n'eſt rien que chacun de nous doive être plus empreſſé de publier.

Je commencerai par les Egyptiens , ces premiers maîtres de toute eſpece de philofophie ,
parmi leſquels notre art fut en telle réputation ,
que les Rois eux-mêmes ne crurent pas qu'il fût
au deſſous de leur dignité de l'exercer. Oſiris &
Iſis y excellerent ſur-tout. On diſtribua enſuite
aux Médecins des prix , dont le tréſor public
faiſoit les frais , & l'on déſigna , ſous le nom de
Livre ſacré, celui dans lequel furent conſignées
les regles qu'on devoit ſuivre dans le traitement
des maladies aiguës (1).

Les Grecs , qui enrichirent tous les arts cul-
tivés par les Egyptiens , ne négligerent pas la
Médecine. La connoiſſance de quelques ſimples,
& l'expérience vulgaire en avoient été le fondement ; les Grecs rédigerent ces matériaux
pour en former un corps de ſcience. Ils eurent

---

(1) Diod. Sic. *L. p. m.* 74.

plufieurs écoles célebres, mais fur-tout celles de Rhodes, de Crotône, de Côs & de Smyrne. L'école de Crotône fut illuftrée par Démocede. S'étant trouvé parmi les captifs de Darius, Roi de Perfe, celui-ci le combla d'honneurs & de richeffes, en reconnoiffance de la fanté qu'il lui avoit rendue ; & Démocede donna, dans cette occafion, une de ces preuves de générofité & d'humanité qui font toujours tant d'honneur à un Médecin ; car Darius ayant ordonné qu'on mit à mort les Médecins d'Egypte qui l'avoient mal traité dans le commencement de fa maladie, Démocede follicita leur grace, & demanda, à titre de récompenfe de fes fervices, qu'on leur accordât la vie & la liberté (1).

Mais la gloire de l'école de Côs effaça bientôt celle de toutes les autres, quand elle eut produit ce génie qui fépara le premier la Médecine de la Philofophie, le divin Hippocrate. A ce grand nom, nous nous fentons tous tranfportés d'un faint refpect pour le Pere de la Médecine. Il ne s'eft pas contenté de former notre art par les préceptes les plus fages ; mais dans fa vie & dans fes mœurs il nous a tracé le modele d'un Médecin accompli. Ne foyons point furpris des grands honneurs qui lui ont été rendus, non-feulement par fes compatriotes, qui frapperent des médailles en fon nom (2), mais encore par le refte de la Grece, qui, en reconnoiffance de ce qu'il avoit prédit la pefte qui vint d'Illyrie, & qu'il avoit envoyé dans chaque ville quelqu'un de fes difciples pour la traiter, lui décernerent les mêmes

(1) HERODOT. *Lib.* 3. *C.* 129, &c.
(2) Voyez le titre de cette Méd.

honneurs qu'à Hercule (1). Les Athéniens lui
donnerent droit de bourgeoisie, lui firent présent d'une couronne d'or, & lui assurerent, à lui
& aux siens, la table dans le Prytannée; ce qui
étoit un très-grand honneur en Grece (2). (3).
Car les Athéniens, qui cultivoient beaucoup
toutes les autres sciences, firent toujours le plus
grand cas de la Médecine, & établirent même
une loi en vertu de laquelle *il étoit défendu aux
femmes & aux esclaves de s'y adonner* (4); & ce
ne fut pas à Athenes seulement, mais dans toutes les autres villes de Grece, que les Médecins jouirent publiquement de toutes sortes
d'honneurs & de privileges (5).

Aussi, dans tous les tems, les plus grands hommes de la Grece s'appliquerent à la Médecine.
Pythagore & Démocrite furent les premiers qui
écrivirent sur la vertu des plantes (6). Aristote,
qui crut avoir des droits héréditaires sur cet
art, parce qu'il descendoit d'Esculape [7], non-
seulement étudia la Médecine, mais même la

(1) Plin. *Hist. nat.* Lib. vij. C. 37.

(2) Soran. *in vit. Hippocr.*

(3) *Note de l'Editeur.* * Cicéron, dans son 1er. *Liv. de
Orat.*, fait mention de cet établissement. Le mot grec
rendu par celui de *Prytannée*, signifie un *grenier public*, un
grenier d'abondance. C'étoit à Athenes le lieu où siégeoit
l'Aréopage, & où le couvert se trouvoit mis, chaque
jour, pour ceux qui avoient bien mérité de la République. Quelle sagesse dans cette loi! Quel honneur que
celui de manger à une pareille table!

(4) *Petit Leg. Attic.* Liv. 3, tit. 8.

(5) Lucian. *Abdicat.* p. m. 457.

(6) Plin. *Hist. nat.* L. xxv. C. 2.

(7) Diogen. Laert. *in vit.*

pratiqua (1) ; il écrivit des Traités de Botanique, d'Anatomie & d'Iatrique (2). Ce fut fon habileté dans la Médecine qui lui valut l'amitié d'Alexandre-le-Grand. Après qu'il l'eut tiré d'une maladie très-grave, ce Monarque voulut qu'il l'inftruifit de la Médecine ; & loin de croire qu'il fût vil de l'exercer, il ne s'imagina pas même déroger en cela à fa dignité (3). Cette gloire s'accrut dans la famille d'Ariftote, dont un des petits-fils, nommé Erafiftrate, s'acquit une très-grande réputation. Ce fut lui qui fonda la fameufe école de Smyrne, dont nous avons déja parlé, & qui floriffoit du tems de Strabon, lorfqu'elle eut Hicéfius à fa tête (4). Les honneurs dont jouirent les Médecins dans cette ville, furent fi confidérables, que je me félicite d'avoir trouvé l'occafion d'en tirer la connoiffance des ténebres de l'antiquité, & de l'avoir le premier rendue publique. Cet honneur dont je veux parler leur étoit commun avec les Préteurs, qui étoient les premiers Magiftrats de la ville. Ils avoient le droit de faire frapper des médailles en leur nom, & les habitants de Smyrne, pour montrer combien notre art étoit en recommandation parmi eux, firent joindre fur les mêmes médailles le nom des Médecins aux images des Dieux falutaires. La plupart repréfentent d'un côté une tête d'Hygie ; de l'autre, l'image de Jupiter Efculapien, avec les caracteres fymboboliques de l'art de guérir. Et ce ne fut pas à la

---

(1) ÆLIAN. var. Hift. Lib. 5. C. 9.
(2) DIOGEN. LAERT. ibid.
(3) PLUTARCH. in vit. Alex.
(4) Geogr. Lib. 12. fub fin.

feule famille d'Erafiftrate que ces diftinctions fe bornerent ; elles leur furent communes avec l'école des Hérophiles (1), leur émule, qui floriffoit à peu près vers le même tems (2), dans un autre lieu très-éloigné, nommé le temple du mois *Carus*, entre Laodicée & Carura.

Si des Grecs nous paffons aux Romains, nous découvrons, au premier coup-d'œil, une perfpective moins agréable & moins flatteufe. On croit communément que les premiers qui exercerent la Médecine à Rome furent des efclaves ; & plufieurs Ecrivains rapportent que, fous Caton le cenfeur, les Médecins furent chaffés de la ville. Voyons fur quels fondements portent ces imputations humiliantes pour notre art. Je parlerai bientôt de l'efclavage dans lequel on prétend que la Médecine naquît à Rome. Examinons d'abord l'hiftoire, difons plutôt la calomnie de l'exil. Cette fable n'eft appuyée fur le témoignage d'aucun mémoire, d'aucun monument ancien digne de foi. Le premier, fi je ne me trompe, qui l'a rapportée, eft Corneille Agrippa, cet Auteur fi vain, qui a écrit fur la *vanité des Sciences* (3). C'eft dans Pline qu'a été prife l'idée de cette fiction, parce qu'il dit que *le peuple Romain fut pendant fix cents ans fans Médecins, & qu'après en avoir effayé, il blâma leur art* (4). C'eft le même Auteur qui rapporte les bons mots de Caton à Marcus, fon fils, contre cette fcience. Mais on ne lit en aucun endroit, que

---

(1) Strab. *Loc. Dict.*
(2) Voyez ci-après la *Differtation.*
(3) *De vanit. Scient.* Cap. 83.
(4) *Nat. Hift.* L. xxix. C. 1.

l'autorité ou l'opiniâtreté de Caton fût venue à bout de faire chaffer les Médecins de la ville. Le peuple ne blâma pas toute efpece de Médecine : il fe récria feulement contre la branche de cet art qui guérit au moyen des incifions & des cauteres, quoique ces méthodes prennent fouvent leurs fources dans la pitié & l'humanité ; ce fut, dis-je, cette Chirurgie dont la nouveauté & l'afpect terrible avoient effrayé tout le peuple.

Mais paffons fous filence cette imputation ; elle a déja été détruite plus d'une fois par divers Savans, & voyons un peu quelle a été la condition de ceux qui exercerent la Médecine à Rome, fur-tout fi elle fut fervile.

Ce fut des Grecs que les Romains emprunterent tous les arts, un peu tard, à la vérité, parce que tout occupés de guerres & de combats dans leurs commencements, ils n'eurent pas le tems de s'appliquer aux fciences ni aux belles-lettres (1) ; ils ne cultiverent guere la grammaire ni la poétique avant l'an 500 (2). Arcagathus fut le premier Médecin qui vint à Rome du Péloponefe, l'an 533 ; *on lui conféra, à fon arrivée, le droit de bourgeoifie, & on lui acheta, aux dépens du public, une boutique dans le carrefour d'Acilius* (3). Dans le fiecle fuivant, Afclépiade, de Bythinie, ne fe rendit pas moins célebre dans l'art de la parole que dans celui de la Médecine. On voit dans Cicéron, qu'il fut l'ami & le Médecin de L. Craffus (4). Un de fes defcendants, Calpurnius

---

(1) SUETON. *Lib. de Ill. Gramm. in pr.*
(2) CIC. *in Brut.* C. 18, & *Turc. q. in ppio.*
(3) PL. *Hift. nat.* L. XXIX. C. 1.
(4) *De Orat.* Lib. 1. C. 14.

Afclépiade obtint de l'Empereur **Trajan** fept
villes pour lui, fes freres & fa famille [1]. Quelque
tems après, lorfque les profits que faifoient
les Médecins en eurent attiré plufieurs de Grece
à Rome, Jules-Céfar, qui avoit alors la fouve-
raine puiffance en main, donna le droit de bourgeoifie à tous ceux qui profeffoient cet art [2].
Or, imaginer que ce droit eut été conféré à
des efclaves, c'eft, pour me fervir de l'expreffion d'un des plus grands hommes de Lettres,
le comble de la folie (3). Jufqu'ici donc l'on ne
peut encore reprocher à notre art rien de fervil, rien de bas ; mais nous ne diffimulerons
point qu'avec ces hommes favants & bien nés,
il vint quelquefois à Rome, dans ces tems-là,
des gens fort inférieurs, foit du côté de la fcience, foit du côté de la fortune ; & quoique ceux-
ci n'employaffent pas de remedes dans le traitement des maladies, mais le feul fecours de
la main, on ne leur donna pas moins le nom
de Médecins. Ils fe mettoient fous la protection
des riches & des grands, & leur rendoient les
offices les plus fervils jufqu'à ce qu'ils euffent
acquis la bourgeoifie. Etant affranchis dans la
fuite, ils s'attribuerent le nom de certaines familles romaines ; & quelquefois, après s'être
appliqués à l'étude des Lettres, ils traiterent
les maladies internes, & furent comptés au nombre des Médecins cliniques. Telle fut la condition d'Antonius-Mufa, à qui le peuple éleva une
ftatue aux dépens du public, pour avoir tiré

(1) *Infcr. antiq. ap. Spon. Rech. cur. Differt.* **27.**
(2) SUETON. *in vit.* C. **42.**
(3) CASAUB. *in Dict. vit.* SUETON. C. **4.**

l'Empereur Augufte d'une maladie très-dange-
reufe (1). Augufte, de fon côté, lui donna le
droit d'anneau d'or, & affranchit, non-feulement
fa perfonne, mais encore à perpétuité tous ceux
qui exerceroient la Médecine (2).

La Médecine donc, loin d'être regardée, chez
les Romains, comme un art fervil, fut mife,
parmi eux, au rang des arts libéraux; & elle y
fut tellement en honneur, que la Chirurgie même, qui n'étoit exercée que par des efclaves,
ou par des gens de baffe condition, valut fouvent la liberté & de très-grandes richeffes à
ceux qui la pratiquerent. Certes, dans ces tems-
là, les honoraires des Médecins étoient très-
confidérables. Ceux des Princes avoient des pen-
fions fixes. Q. Stertinius, au rapport de Pline,
fe plaignoit de ce que l'Empereur ne lui donnoit que cinq cents fefterces par an, ce qui feroit plus de trois mille fix cents livres, monnoie d'Angleterre (3), tandis que fa pratique
lui en auroit valu plus de fix mille dans la ville;
ce qu'il prouvoit par le dénombrement des maifons (4). Son frere & lui fe fervirent de leurs
richeffes pour décorer la ville de Naples, & n'en
laifferent pas moins à leur héritier trente mille
fefterces (5). Je ne citerai pas d'autres exemples,
& je ne vous parlerai, Meffieurs, ni des Caffius,

---

(1) SUETON. *in vit. Auguft.* Cap. 59.
(2) DION. HALIC. R. J. 53. *fub fin.*
(3) *Note de l'Editeur.* * Le P. Hardouin, dans fa note
fur ce paffage de Pline, évalue cette fomme à cinquante
mille livres de France.
(4) PLIN. *Hift. nat.* Lib. XXIX. C. 1.
[5] * Le même Commentateur évalue celle-ci à trois
millions de notre monnoie.

ni des Calpetanus, ni des Artuntius, ni des Albutius, ni des Rubrius, tous Romains, qui ne furent pas moins célebres par l'exercice de la Médecine, que par les immenses richesses qu'elle leur procura. Je remarquerai seulement que dans les médailles des Rubrius, on voit un serpent, signe caractéristique de la Déesse de la Santé; ce qui étoit un attribut propre à une famille qui s'étoit distinguée dans l'exercice de la Médecine. Ce qui m'étonne, c'est que ni Patin, ni Vaillant, gens d'ailleurs très-versés dans la science des médailles, ne se soient avisés d'alléguer cette raison, si honorable pour l'art qu'ils professoient, tandis qu'ils en ont recherché d'autres tirées de bien plus loin (1). Enfin, il faut bien que ceux qui ont exercé autrefois la Médecine à Rome, y aient joui d'une certaine considération, puisqu'ils étoient souvent les amis des Empereurs, & du nombre de ceux qui composoient leur société (2).

Qu'on ne s'imagine pas que les rétributions dont nous venons de parler, aient été des graces spéciales accordées, par faveur, à quelques particuliers seulement ; c'étoit l'art lui-même qu'on honoroit ; & ces privileges étoient communs à tous ceux qui le professoient. On voit d'anciens marbres dont les descriptions font foi, que les Médecins avoient dans la ville un college ou une école, comme on disoit alors (3). Les anciens Jurisconsultes nous apprennent quels étoient ces privileges dont jouissoient les Médecins alors. Je n'en rapporterai que quelques

---

[1] Patin & Vaillant, *Fam. Rom.*
[2] SPON. *Recherches cur.* Dissert. 17.
(3) *Mercur.* ART. GYMNAST. LIV. I. Cap. 7.

exemples,

exemples. On a un Edit du Grand Conſtantin, par lequel il ordonne, » que les Médecins, & » ſur-tout ceux de la Cour, les Grammairiens, » les Docteurs en Droit, leurs femmes, leurs en- » fans, & généralement tout ce qui peut leur » appartenir, ſoient exempts de toute fonction, à & charge publique ou civile dans les villes » où ils habiteront; les exempte du logement » dans les provinces, ainſi que de toutes les au- » tres charges; veut qu'ils ne puiſſent être tra- » duits en juſtice, injuriés, ni vexés en aucune » maniere, & que ceux qui leur auroient man- » qué, ſoient punis ſelon l'exigence des cas, » & que le Juge l'aviſera bon être (1) «. Tous ces privileges ne furent pas une faveur nouvelle dont la Médecine fut décorée pour la premiere fois. Car il y avoit déja des Edits antérieurs des Empereurs Veſpaſien & Adrien, par leſquels ils reconnoiſſent que les Princes avoient accor- dé aux Médecins & aux Philoſophes l'exemp- tion du logement (2). Il exiſtoit encore un édit d'Antonin-Pie, qui diſpenſoit les Médecins des charges publiques & civiles (3). Enfin, après eux tous, l'Empereur Julien, qui eût mérité une place parmi les plus ſages Empereurs, ſi ſa haine contre les Chrétiens n'eût fait une tache à ſa ré- putation, donna une loi, dans laquelle il rend témoignage à l'utilité de notre art, confirme tous les décrets des Princes ſes prédéceſſeurs, concernant les Médecins, & les diſpenſe de toute

---

[1] *Leg. 6. Cod. de Profeſſor. & Med.*
[2] *Leg. ult. §. ult. ff. de mun. & hon.*
(3) *Leg. 6. §. 2. ff. de excuſat.*

charge municipale (1). Mais c'en eſt aſſez, je crois, pour faire connoître quel a été l'état de la Médecine chez le peuple qui avoit ſoumis l'univers à ſes loix.

Si nous voulons ſuivre dans ce diſcours l'ordre des époques & les différents âges de la Médecine, nous voici parvenus au tems des Arabes, qui allierent l'étude des ſciences à la profeſſion des armes. Dans ces ſiecles de barbarie & d'ignorance, ils furent preſque les ſeuls parmi leſquels ſe conſerva notre art. Les annales de la Médecine nous manquent ici, & ce que les Ecrivains Arabes ont pu nous laiſſer ſur l'hiſtoire de ceux qui l'ont exercée, eſt reléqué dans l'obſcurité des bibliotheques, à cauſe des difficultés que préſente la langue dans laquelle ils ont écrit. Peut-être ces manuſcrits en ſeront-ils tirés un jour. Mais on trouve dans l'un d'eux un exemple frappant concernant les honoraires du Médecin de l'Empereur, à qui l'on attribue une penſion de *quinze cent mille drachmes* (2), qui, réduites à notre monnoie (d'Angleterre), forment une ſomme de plus de trois mille livres. On dira peut-être que cette libéralité eſt exceſſive, & à peine croyable. Mais ces

_____

(1) JULIEN. *Epiſt.*

(2) Oſaïbea, de la vie des Médecins M. S. Arabe. Il n'eſt pas queſtion ici de drachmes attiques, mais de drachmes arabiques, qui, ſelon Golius dans la 3e. partie de ſon *Lexicon arabique*, ſont plus légeres. C'eſt, à peu près, le ſentiment de Gravius qui, dans ſes recherches ſur la comparaiſon de nos grains, prétend que l'ancienne drachme attique étoit de 67 grains, & la drachme arabique de 47. Voy. *Greaves's diſc. of the Rom. denary.* p. 115.

Médecins fervoient aux Rois de Miniftres, de Confeillers, étoient fouvent leurs alliés ; & ces Princes leur donnoient, pour récompenfe des appanages de terres & des commandements de villes.

A la renaiffance des Lettres, on remonta aux anciennes fources de Doctrine. L'étude des fciences s'étant établie d'abord en Italie, & enfuite dans les autres pays de l'Europe, la Médecine fut différemment honorée chez les différents peuples ; & comme la gloire eft l'aliment des arts, les fervices que les Médecins rendirent à la fociété, furent toujours en proportion des honneurs qu'on leur décerna. Il feroit trop long de rapporter ici tous les droits & les privileges des différentes écoles de Salerne, de Bologne, de Padoue, de Montpellier, de Paris, & de plufieurs autres ; mais ce que je rappellerai ici avec plaifir, c'eft que, comme dans aucun endroit, la Médecine n'a été plus honorée que parmi nous, de même auffi notre college, tout préjugé de jaloufie à part, a plus produit de ces hommes excellents en efprit & en doctrine qu'aucun autre.

Voici une vafte carriere qui s'offre à moi. Mais j'ai entrepris aujourd'hui une tâche qu'il eft queftion de remplir, & ce court efpace de tems confacré à célébrer la mémoire des bienfaiteurs de la Médecine, ne l'employons pas tout entier à préconifer les Médecins. Laiffons à d'autres le foin de dire quels avantages ils retirent des travaux de ceux des Anglois qui fe font adonnés à cet art. Mais par quel bonheur extraordinaire eft-ce à ces mêmes hommes, qui ont brillé parmi nous, à raifon de leur favoir en Médecine, que notre profeffion

eſt redevable de ſa dignité ? Nos modeles, Meſ-
ſieurs, ont été nos bienfaiteurs. Où trouvera-
t-on un Médecin plus ſage & plus ſavant que
notre illuſtre Linacre, qui le premier fonda cet
établiſſement ſous le regne de Henri VIII ? Où
en trouvera-t-on un plus habile que ce Cayus,
qui, à l'honneur de l'art, fit ajouter les marques
diſtinctives de l'autorité ? Cet Harvée, qui l'a
augmenté de ſes richeſſes, aura-t-il ſon ſemblable pour la ſagacité de l'eſprit & ſes connoiſſances dans l'hiſtoire de la nature ? A l'imitation
des anciens Philoſophes, ces grands hommes
quitterent leur patrie pour voyager dans d'autres climats, & ſur-tout dans l'Italie, cet ancien
ſanctuaire des Muſes. Ce ne fut pas aſſez pour
eux de puiſer toutes les ſciences à leurs ſour-
ces, & d'en rapporter les fruits dans leur patrie; ils formerent un deſſein plus étendu, le
projet d'une République médicinale, qui raſſem-
bleroit, comme dans un même corps, les différents profeſſeurs de l'art; car les ſciences aiment à ſe communiquer, & rien de plus propre à les maintenir en vigueur que la concorde. C'eſt ainſi qu'héritant du zele les uns des
autres, ils ont contribué ſucceſſivement à perfectionner l'établiſſement de cette compagnie,
par les loix & les ſtatuts qu'ils lui ont laiſſés.
Ils ont voulu que notre hiſtoire eût ſes annales. C'eſt à eux que nous devons ce repas ſo-
lemnel où la reconnoiſſance nous rappelle la
mémoire de nos bienfaiteurs. Vivez à jamais,
noms illuſtres ! Vos louanges ſubſiſteront tant
que la Médecine ſera en honneur, & elle y
ſera tant que les hommes auront leur conſervation à cœur, & que le luxe & les paſſions
rendront leurs corps ſujets aux différentes ma-

ladies. Mais ne paſſons point ſous ſilence ceux qui ont couru la même carriere, & qui ont mérité une partie de ces éloges ; les Caldwel, les Gulſton, les Cronius, qui n'ont rien épargné pour faciliter l'étude de la Chirurgie & de l'Anatomie. N'oublions point le libéral Hamœé, à qui nous fûmes redevables de ſa maiſon pendant ſa vie, & à qui nous le ſommes, depuis ſa mort, du revenu des domaines qu'il nous a légués. Les exemples de vertus, de celles ſurtout qui ont pour objet l'avantage public, ont tant d'attraits pour les ames honnêtes, que la libéralité de ces Médecins, & leur zele à contribuer à l'utilité commune, ont engagé d'autres perſonnes, non moins illuſtres par leurs talents que par leur naiſſance, à concourir au même bien. Le beau ſexe même a été jaloux de ſe diſtinguer à cet égard ; & comme ſa conſtitution délicate le met dans le cas de recourir plus ſouvent à notre art, il a cru devoir auſſi contribuer à ſa ſplendeur. Les femmes les plus reſpectables, & même du ſang Royal, comme Arabelle Stuard, & Marie, Comteſſe de Shroſpſphire, ont bien voulu s'unir de concert, pour former une ſomme aſſez conſidérable propre à nous dédommager des dépenſes extraordinaires qu'avoit entraînées l'achat de nos bâtiments.

Ajoutons deux hommes illuſtres par leur naiſſance, le Baron Jean de Lonley, & Henri, Marquis de Dorceſtre, dont le premier joignit ſes libéralités à celles de Caldwel ; & le ſecond nous fut ſi attaché, que non-ſeulement ils nous légua ſa bibliotheque fournie des meilleurs livres, mais encore qu'il voulut être compris dans notre catalogue, aſſiſter à nos aſſemblées, &

qu'il ne dédaigna pas même de se charger du
soin de nos affaires, dont il s'est acquitté sous
les auspices les plus heureux. Félicitons-nous
qu'un Seigneur de son rang, décoré des plus
grands titres, & plus illustre encore par sa
grandeur d'ame, ait bien voulu augmenter la
gloire de notre tableau, en y faisant inscrire
son nom.

Je n'ai pas assez de talents, Messieurs, pour completter l'éloge de ces grands hommes. L'éloquence la plus expressive y suffiroit à peine.
Les modeles de science & d'humanité que l'on
admire en vous, confreres très-illustres, con-
sacrent mieux leur mémoire, que les plus beaux
discours. Car en marchant sur leurs traces,
vous élevez, chaque jour, de nouveaux monuments à leur gloire, & vous êtes des témoignages vivants de la sagesse de leurs vues, & de
l'avantage qu'ont produit les soins qu'ils se sont
donnés. Qui peut voir notre Président illustre,
la prudence & l'exactitude avec laquelle il veille
à la conservation de nos droits, sans se représenter la sagesse de Linacre ? J'apperçois ici ces
censeurs destinés à réprimer l'audace pernicieuse
des empyriques. J'y vois ceux qui sont prépo-
sés pour la visite des pharmacies, & pour empêcher qu'il ne se commette aucune fraude
dans la distribution des remedes. J'y reconnois
ce Trésorier si recommandable par la sagesse &
l'économie de son administration. Enfin, je
vous contemple avec complaisance, vous tous
qui veillez à la conservation de vos concitoyens, & chez qui les richesses & les honneurs, dont vous êtes comblés, sont à peine
en proportion de vos mérites. Quel spectacle
plus propre à consacrer la gloire de ceux qui

ont jetté les premiers fondements de notre art,
& de ceux à qui ce sanctuaire des sciences est
redevable de son établissement ! Armez-vous
donc de sagesse & de philosophie, hommes
illustres, pour fournir la carriere dans laquelle
vous vous distinguez de cette maniere ; vous
transmettrez avec la vie ce principe de gloire
à vos fils, qui le communiqueront aux leurs,
& ceux-ci, suivant les traces de leurs ancêtres,
conserveront à leurs descendants, comme je
l'augure & que je le souhaite, les droits, l'honneur, les prérogatives & la dignité de ce College, qui dureront à jamais.

* AVERTISSEMENT

DE

L'ÉDITEUR

SUR LA DISSERTATION SUIVANTE.

C'EST à cette derniere partie des Œuvres de M. Méad que je m'étois proposé de faire les additions les plus confidérables, & c'est la seule que je publierai, sans y rien ajouter ; lorsque je songeai, pour la premiere fois, à cette traduction, il y a environ un an, je m'adreffai à quelques Médecins de Paris de mes amis, & à quelques autres dans différentes provinces du Royaume, pour les prier de me communiquer ce que leurs recherches en ce genre leur auroient appris, qui valût la peine d'être joint à celles de M. Méad. Je n'ignorois pas le droit flatteur & exclufif qu'a le Doyen de la Faculté de Médecine de Paris de faire frapper une médaille à l'occafion de fon décanat, fur laquelle il lui eft libre de mettre l'empreinte de fa figure, fes armes, ou tel emblême & telle légende qui lui plaît. Ce privilege eft d'autant plus honorable pour la Faculté, qu'aucun autre corps, aucun autre particulier dans le Royaume, les Princes du fang même ne partagent pas cette prérogative avec elle, & il eft étonnant, fans doute, qu'on ne trouve rien dans fes archives qui fixe l'époque & l'occafion de ce droit précieux fondé fur un ufage immé-

morial , mais qui annonce dès-lors la plus haute
antiquité. Je ne doute pas qu'il n'y ait en différentes villes du Royaume d'autres ufages , faits
pour annoncer la diftinction dont les Médecins y
jouiffent, ou celle dont ils y ont joui précédemment. Le feu Roi de Pologne, Staniflas I, en éta-
bliffant à Nanci un College Royal de Médecine, ne dédaigna pas de laiffer infcrire fon nom
augufte fur le tableau en qualité de protecteur &
de fondateur; & à fon exemple, les perfonnes
de la plus haute confidération, & celles qui occupent les premieres places dans cette province,
fe font encore aujourd'hui un plaifir d'y voir
inférer le leur, comme affociés honoraires.
Quelques faits de cette nature ainfi ifolés font
en trop petit nombre, & je n'ai pu en raffem-
bler affez pour que le recueil en eût été intéreffant.
Ce fujet, d'ailleurs, eft abfolument neuf, & mérite
qu'on s'en occupe féparément. Mon deffein eft
de le faire un jour, fi mon fuccès dans ce genre de recherches répond au zele avec lequel je
m'y livrerai. J'ofe prier même ceux de nos confreres qui font jaloux de l'honneur de notre
état, (& en eft-il auxquels il puiffe être indifférent ?) de vouloir bien me communiquer tout
ce qu'ils découvriroient à ce fujet. Monuments
antiques ou nouveaux, Hiftoires, Anecdotes,
Infcriptions, Droits, Edits, Coutumes ... enfin,
tout ce qui peut concourir à jetter quelque jour
fur cette partie fi flatteufe pour nous, fera reçu
avec reconnoiffance, & le fentiment chez moi
n'en reftera pas muet.

Je ne peux diffimuler que la Differtation de M.
Méad fur les médailles de Smyrne ne fe reffente,
ou de la précipitation avec laquelle elle a été
compofée, ou du défaut peut-être de connoif-

fances bien étendues dans ce genre d'érudition.
Ce qu'il y a de certain, c'eft qu'elle laiffe à defirer ce qu'on rencontre dans les autres parties
de cet ouvrage, un certain dégré de clarté & de
méthode, & que l'Auteur, qui a fçu répandre
de l'agrément & de l'intérêt fur des objets, qui
en étoient moins fufceptibles, fe trouve dans
cette Differtation un peu au deffous de lui-même. Je préfume qu'il n'en a prefque été que l'E-
diteur, & que ces reproches doivent tomber fur
le Théologien Anglois qui lui avoit fait préfent
de cette collection.

Un favant & refpectable Académicien, très-
verfé dans la connoiffance du Grec & de toutes les langues orientales, a bien voulu me prêter fon fecours pour les paffages grecs de cette
Differtation, & dont plufieurs effectivement lui
ont paru d'autant plus embarraffants, que fouvent ils font tronqués; que M. Méad n'ayant
quelquefois écrit que des mots qui lui paroiffoient venir à fon fujet, fans s'embarraffer de ce
qui précede ou de ce qui fuit, l'explication de
quelques endroits deviendroit impoffible à quelqu'un qui ne feroit pas familiarifé avec les Auteurs d'où ces fragments font tirés. La modeftie
de celui à qui je fuis redevable de ce fervice,
me fauroit mauvais gré de lui rendre nommé-
ment ce qui lui appartient; mais la juftice ne
me permet pas non plus de m'attribuer des remarques qui annonceroient une érudition que
je n'ai pas.

L'homme de goût dont je viens de parler, me
confeilloit de refondre entiérement cette Differtation, & de lui donner *les agréments d'une belle
françoife.* Je n'examinerai point fi j'aurois été en
état de juftifier fa préfomption en ma faveur;

mais après avoir long-tems balancé, beaucoup
réfléchi, & confulté quelques amis là-deffus, j'ai
vu que les difficultés auroient excédé le mérite du fuccès; d'ailleurs, je ne m'y ferois d'é-
terminé qu'en faifant une partie des additions
que je projette, & autant vaut donner cette
Differtation-ci telle qu'elle eft, & réferver le
refte pour une occafion plus favorable. Le feul
changement que je me permets, & dont le Lecteur me faura bon gré, confifte à joindre au texte
même des notes qui auroient dû en faire part,
& qui font dans l'original d'une longueur qui
excede de beaucoup celle du texte. J'ai cru que
la lecture en deviendroit par-là plus égale, &
bien moins fatigante.

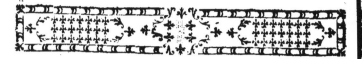

PRÉFACE.

Parmi les différents honneurs qui ont été rendus aux Médecins, & dont j'ai fait mention dans mon discours, il en est peu d'aussi frappants que le droit qui leur avoit été attribué par les habitants de Smyrne, de faire graver des médailles à leur nom. Pour rendre la chose plus sensible encore, j'ai résolu de joindre ici quelques-unes de ces pieces, que je garde soigneusement chez moi, gravées en bronze, & d'ajouter l'explication de chacune d'elles. La plupart de ces médailles, marquées du nom des Médecins les plus fameux de l'antiquité, ou de l'image des Dieux de la Santé, ornés des symboles de leur art & de leurs attributs, annoncent le cas qu'on faisoit à Smyrne des Professeurs de cette science, combien elle y étoit en vénération, & je crois que tous ceux qui y réfléchiront en seront convaincus.

Il faut cependant avouer que non-seulement à Smyrne, mais dans plusieurs autres viiles de la Grece, on a souvent vu le nom des Magistrats gravé sur des médailles ; de sorte que de savants antiquaires, lorsqu'il leur en tombe entre les mains quelques-unes de semblables à celles que je publie, ne manquent guere d'en rapporter l'effigie à quelque Magistrat, & de leur donner place, en conséquence, dans leurs collections. Mais en examinant la chose un peu plus attentivement, nous verrons que sur les médailles où l'on lit le nom des Magistrats, on voit aussi l'effigie de quelqu'autre divinité, dont les attributs n'ont rien de commun avec ceux de la Méde-

cine. Séguin, si je ne me trompe, est le premier qui
a fait mention d'une médaille de Smyrne, très-ressem-
blante aux miennes. Entre celles qu'il a publiées, il y
en a une, sur-tout, sur l'un des côtés de laquelle on
voit une tête d'Hygie, absolument semblable à celles des nôtres, & que cet Auteur prétend être néanmoins une tête d'Apollon. Au revers, on apperçoit
une figure assise, mais voilée, & les bras croisés, sans
qu'il y ait aucun des autres attributs, à moins qu'on
ne suppose que le Sculpteur ait été induit en erreur
par des traces confuses, & dont l'injure des tems
auroit fait disparoître une partie. Séguin prétend
que c'est la figure d'un Prytan assis. Le Prytan étoit
le premier des Magistrats de Smyrne. L'illustre Spanheim & Vaillant, qui ont commenté les ouvrages de
Séguin, ne s'écartent pas de ce sentiment ; ce qui me
prouve qu'ils n'avoient rien de plus positif à dire
sur cet objet. On trouve encore dans Séguin une
médaille sur laquelle on voit, d'un côté, la tête de Sipylene, la mere des Dieux, qui étoit révérée à
Smyrne, & de l'autre, une Isis debout. Celle-ci donnera lieu à beaucoup de choses que nous dirons dans
les notes sur cette Dissertation.

Edme Chishull, Bachelier en Théologie, homme
aussi versé dans la connoissance de l'antiquité que
dans celle des Belles-Lettres, & déja connu dans
le monde savant par ses excellents Commentaires,
soit sur la médaille qui porte ΣΚΩΠΙ (Scopi), pour
inscription, & par ceux sur l'inscription de Sigaé,
est le premier qui a donné une bonne explication de
ces médailles, & qui les a restituées à la Médecine,
à qui elles appartenoient. On en trouva une très-
grande quantité à Smyrne, après qu'on eut commencé à remuer des terres autour de l'ancien temple
d'Esculape. Ce fut alors qu'en fouillant, on rencontra une tête de marbre, autour de laquelle on lit
cette inscription.

On trouva encore une médaille qui portoit le nom d'Ariſtote, & une autre celui d'Hermogene, Médecin très-célebre, par le nombre de ſes écrits, qui alloit à 77. Le ſavant Chishull donc eut ſoin, pendant ſon ſéjour à Smyrne, de ſe procurer le plus qu'il lui fut poſſible, de ces médailles ; & après en avoir exactement comparé les noms & les figures il ne put s'empécher de les attribuer à la Médecine. De retour en ſa patrie, comme nous avons toujours été fort liés enſemble, notre converſation étant tombée un jour ſur l'antiquité de la Médecine, il me communiqua ſes idées à ce ſujet, me fit voir ces médailles, & promit de m'en faire préſent, & d'y joindre quelques obſervations ; c'eſt une promeſſe qu'il a tenue, il n'y a pas long-tems. C'eſt donc ſpécialement à lui que la ſcience numiſmatique eſt redevable de l'acquiſition qu'elle fait aujourd'hui. Mais s'il vit aſſez, & que ſa ſanté le lui permette, ceci n'eſt qu'une eſquiſſe du grand projet qu'il ſe propoſe de remplir, en publiant un corps complet d'antiquités grecques, & d'autres monuments des tems les plus reculés, auquel il ajoutera un ſavant Commentaire propre à former le tréſor le plus précieux pour les Amateurs.

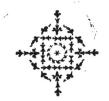

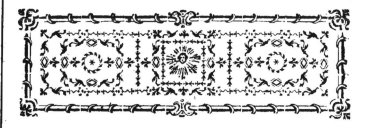

DISSERTATION

SUR

QUELQUES MÉDAILLES

FRAPPÉES A SMYRNE,

EN L'HONNEUR

DES MÉDECINS,

CE fut un usage reçu autrefois en Médecine, comme dans toutes les autres sciences, que ceux qui la professerent furent divisés en différentes sectes, qui prirent chacune leur nom de l'école où ils avoient puisé leurs principes. Cette assertion est fondée sur le témoignage des plus anciens Auteurs. Les deux sectes qui eurent le plus de célébrité, pendant quelques siecles, furent celle d'Hérophile & celle d'Érasistrate, dont chacune prit le nom de son chef. L'autorité de Strabon est formelle sur ce point, & voici ses propres paroles : » entre Laodicée & Corura est un tem- » ple pour lequel les peuples ont une grande » vénération. On l'appelle le temple du Mois » Carus. Dans ce lieu existoit encore de notre » tems, une grande école de Médecine, où l'on

» enfeignoit la doctrine d'Hérophile. Nous y
» avons vu profeffer Xeuxis, & enfuite Alexan-
» dre Philaléthis ; de même que nos peres ont vu
» à Smyrne une école où l'on fuivoit la doctrine
» d'Érafiftrate. C'étoit alors Hycéfius qui y don-
» noit des leçons. Ces établiffements ne fubfif-
» tent plus (1) «. Voilà ce que dit ce favant Géo-
graphe. Or, fi nous voulons fupputer le tems
de la durée de ces fameufes écoles, nous trou-
verons que leur regne a duré environ deux cents
foixante ans, puifque l'une fubfiftoit encore du
tems de Strabon, qui étoit contemporain de
Céfar-Augufte, & que l'autre n'avoit été détruite que peu auparavant, tandis qu'Hérophile
& Érafiftrate, leurs fondateurs, avoient fleuri au
commencement du regne d'Antiochus-Soter,
Roi de Syrie. Au refte, les noms qui fe trouvent empreints fur les diverfes médailles dont
nous allons parler, prouvent invinciblement
qu'elles avoient été frappées à l'honneur de différents Médecins de l'une & de l'autre de ces
fectes. Il y eft fait mention & de Xeuxis &
d'Hycéfius, cités par Strabon. Nous démontrerons de même, par l'autorité de différents paffages des anciens Auteurs, que ce n'eft pas à
tort que nous attribuons quelques autres de ces
médailles aux Médecins célebres dont ils ont
rapporté l'éloge.

Nous allons donc expofer aux yeux du Lecteur diverfes médailles de bronze, & que nous
diviferons en deux claffes. Dans la premiere,
on verra le nom des Médecins ; dans la feconde,
le fimulacre des Dieux de la Santé. Nous don-

---

(1) *Geograph.* 1. 12. *fub fin.*

nerons

nerons l'explication particuliere de chacune des pieces qui compofent la premiere claffe, & dans la feconde nous expliquerons feulement celles qui peuvent jetter quelque jour fur les premieres. Or , voici l'ordre dans lequel fe trouvent rangées ces médailles dans l'une & dans l'autre claffe.

Médecins dont il eft fait mention dans la premiere Claffe.

XEUXIS   N. I. I , II, III.
HYCESIUS   II. I , II.
APOLLOPHANÈS III. I , II.

JATRODORE.
JASON , fils { N. IV. I , II, III , IV.
  de Jafon.

ATHENAGORAS.   V. I , II , III.

SERAPION.
PASICRATE. } VI. I.

METHRODORE , fils
  de Paficrate. } II , III , IV.
HERMOGENE , de
  Tricca.

Noms des Dieux de Santé repréfentés dans la feconde Claffe.

I. Efculape affis, avec ce mot ΣΜΥΡΝΑΙΩΝ, (Smyrnaion), pour toute infcription. * Le mot *Smyrnaion* fignifie que la médaille a été frappée à Smyrne, ou plutôt que les habitants de Smyrne l'ont fait frapper en l'honneur du Dieu.

Tome II.   C c

2. Autre Efculape, femblable au premier, par l'inadvertence du Graveur, avec la même infcription.

3. Efculape, la tête couronnée de laurier, dans la famille Acilienne latine.

4. La tête de la Déeffe Salus, auffi couronnée de laurier, dans la même famille.

5. La Déeffe Salus, dans la famille Junienne de Vaillant.

6. Salus Augufte, d'une colonie incertaine, fur la médaille de Livie.

7. Salus Augufte, d'une nouvelle colonie de Carthage, fur la médaille de Caligula.

8. Salus dans la famille Claudienne de Vaillant.

9. Le Symbole de la Santé, avec ces mots : *Efculape & Hygie*, avec une tête d'Efculape entourée de laurier.

10. Le Symbole de la fanté avec la même infcription, & une tête d'Hygie couronnée de laurier.

11. Une tête d'Apollon couronnée, & au revers une Hygie affife & un Téléfphore débout. Cette médaille a été frappée à Hiérapolis, entre la Phrygie & la Lydie.

12. Apollon le Salutaire débout, fur la médaille de Trebonianus Gallus.

13. Efculape & Hygie l'un & l'autre débout, ayant Téléfphore au milieu d'eux avec ce mot *Bateno.* Vaillant.

14. Efculape affis, & Hygie débout, d'une colonie de Samarie établie à Naples, fur la médaille de Philippe l'ancien. Vaillant.

15. Une tête d'Efculape fans couronne. On voit au deffus un ferpent, de la colonie de Babba, fur une médaille de Néron. Vaillant.

16. Esculape introduit à Rome sous la forme d'un serpent, dans la famille Rubrienne latine de Vaillant.

17. Apollon le Conservateur, débout sur une médaille de Claudius le Gothique.

18. Le même, ayant pour inscription : *Salus Aug.* sur une médaille de Gallienus.

19. La Déesse Salus débout , vis-à-vis d'un trépied entouré d'un serpent, sur une médaille d'Hostilianus.

20. Isis avec ses attributs & cette inscription : *Salus Aug.* sur une médaille de Claudius le Gothique.

Je crois que pour peu qu'on veuille faire attention à ces médailles frappées à Smyrne, & placées dans la première classe , les noms qui y sont inscrits & les figures qu'elles représentent, engageront à les rapporter à la Médecine. Mais il n'est pas inutile, pour répandre un peu plus de clarté sur cet objet, de donner l'explication de chacune en particulier.

N. I.

XEUXIS.

1. Cette médaille est de bronze, d'un plus grand diametre que celles de la 3e. grandeur. Elle a dû avoir été frappée à Smyrne au tems des Jeux sacrés d'Esculape qu'on y célébroit chaque année, & dont Aristide, qui vivoit long-tems après, a fait mention dans l'Horoscope d'Apelle.

On y voit une tête de femme couronnée de laurier, & au revers, un Esculape assis, avec ces mots : *Smyrnaion Xeixis* (* qui indiquent que cette médaille a été frappée à Smyrne à l'occasion de Xeuxis).

Cette tête de femme paroît être celle de la Déesse Hygie, fille d'Esculape, couronnée d'un laurier, comme l'est la Déesse Salus dans les familles latines Aciliennes & Claudiennes.

Voyez la Tab. II. N°. 3, 4. Tab. III. N°. 8. On y voit Esculape & Salus couronnés d'un aspic, ainsi que dans les Symboles de la Santé. **Tab. III. N°. 9, 10**, un Esculape & une Hygie tirés du cabinet de l'illustre Baronet Roberty Abdy, dans le Comté d'Essex.

Cette tête-ci n'a ni les pendants d'oreille, ni le collier qu'on observe dans les deux autres. Mais les attributs de ces Divinités ont varié en raison des divers lieux où leur culte étoit établi; & comme Vénus n'a pas été la même par-tout, la Déesse Salus aussi a quelquefois été révérée sous différents emblêmes. Car la Vénus de la famille Julienne, N°. II & 25 de Vaillant, & celle de la famille Æmilienne, N°. 13 & 14, n'ont ni pendants d'oreille ni collier, & la Déesse Salus, dans la famille Junienne, n'a ni pendants d'oreille ni couronne (1). Les Impératrices Romaines dont les médailles portent l'emblême de *Salus Auguste*, ne présentent aucun de ces ornements (2). On verra avec plaisir dans la seconde & dans la troisieme Table que l'image des Dieux de la Santé a varié selon la diversité des lieux.

Quelques antiquaires prétendent que cette tête

---

[1] Tab. II. N°. 5.
[2] Tab. II. N°. 6. Tab. III. N°. 7, & *Thes. Brand.* Vol. 3, pag. 617.

eſt d'un Apollon, & nous ne rejetterons point
abſolument cette idée. Nous reconnoiſſons *Apollon le Médecin*, *Apollon le Salutaire*, par qui Hippocrate nous ordonne de jurer : (je jure par
Apollon, Médecin; par Eſculape, par la Déeſſe
Hygie, & par la Déeſſe Panacée). C'eſt le même
auquel Ovide fait dire : *C'eſt moi qui ſuis l'inventeur de la Médecine* (1).

Cette opinion paroît être confirmée par une
inſcription d'Ancyre, » dans laquelle il eſt fait
» mention de combats ou de jeux célébrés dans
» les grandes fêtes d'Eſculape & du Dieu vain-
» queur du ſerpent Python (2). Cette inſcription d'Ancyre exiſte encore. Elle eſt citée par
Douza & Coſſonius, mieux décrite par Tournefort, & publiée par Montfaucon. *Palagr.* Liv.
II. Chap. 6. Il peut ſe faire que ces combats Py-
thiens ſe ſoient mêlés aux fêtes d'Eſculape, &
qu'ils aient été célébrés en même tems à Smyrne. Ce qu'il y a de certain, c'eſt qu'il ne pouvoit pas ſe trouver d'occaſion plus favorable
pour frapper une médaille qui eut porté tout à
la fois une tête d'Apollon d'un côté, & l'image
d'Eſculape de l'autre.

Mais à dire vrai, ce qui m'empêche de croire que ce ſoit un Apollon, c'eſt cette tête de
femme qui ne lui convient pas; & ſi l'on veut
bien entendre les anciens monuments, on verra
qu'on n'a jamais fait une femme d'Apollon.

_____

(1) Ovid. *Métam.* Liv. 1.

(2) * ΓΕΡΩΝ *nempè* ΑΓΩΝΩΝ ΤΩΝ ΜΕΓΑΛΟΑ-
ΣΚΛΗΠΙΕΙΩΝ ΤΕ ΚΑΙ ΠΥΘΙΩΝ. J'ai ajouté ici ces
mots grecs, pour prouver à ceux qui le ſavent l'impoſ-
ſibilité de les traduire littéralement.

Bacchus dans le *l'oëme opthique*, eſt appellé mâle & femelle , & Ariſtide lui donne le nom de *Didyme* (qui a les deux ſexes) ; mais tous les Poëtes ſe ſont accordés à le célébrer comme appartenant au ſexe viril.

Souvent on a donné à Apollon une robe traînante, ſur-tout quand on lui met la lyre en main ; ce qui peut avoir formé l'équivoque. Mais on ſait auſſi que Diane eſt ſouvent repré‹ ſentée en habit court.

Ce qui peut encore avoir contribué à induire ces Savants en erreur , c'eſt probablement l'explication françoiſe du ſavant J. C. Schott, ſur l'Apothéoſe d'Homere , Pag. 62 , 63. Il ne faut pas cependant l'en croire quand il dit , que Domitien regardoit la perpétuelle jeuneſſe d'Apollon , comme une preuve qu'il étoit femme , ni quand il cite la 64e. Epigramme de Catulle ſur Atys : *Ego mulier*, *ego adoleſcens*, je ſuis femme , je ſuis jeune ; car il n'eſt pas douteux que l'Auteur n'ait écrit, *ego puber*, *ego adoleſcens*, je ſuis en âge de puberté , quoique jeune.

Tibulle & Ovide, qui en font le portrait, ne laiſſent pas de regarder Apollon comme un homme. Ovide dit que ce *Dieu* a des cheveux blonds couronnés des lauriers du Parnaſſe (1). Tibulle en fait *un jeune homme* dont les tempes ſont ceints d'un chaſte laurier (2). Ajoutez encore ce paſſage de Properce : le vainqueur du Python chante ſes triomphes, vêtu d'une longue robe (3). On voit ſur quelques lampes

---

[1] *Métam.* Lib. xi.

(2) *Elegiar.* iii. 4.

(3) *Propert.* Lib. ii. *Eleg.* 23.

d'argile Apollon assis dans cet accoutrement (1). Ainsi, dans quelques anciens monuments de Troye & d'Antioche, comme on peut le voir dans les Colonies de Vaillant, la Troade & l'Antiochienne sur-tout, dans les médailles de Caracalla & de Philippe l'ancien, on reconnoîtra un Apollon viril, quoiqu'habillé en femme; & de même, dans les médailles d'Auguste, d'Antonin Pie, de Commode, & de quelques autres Empereurs, il est désigné sous les noms d'Aetius, d'Auguste & de Palatin. Mais il y a grande apparence que les antiquaires se font fait illusion au sujet de cet Apollon féminin; il l'ont cru tel, à cause de sa jeunesse constante, ou bien ils ont fait montre de quelque tête inconnue qu'ils ont dit être d'Apollon.

Ursin & Vaillant méritent ici la censure, pour s'être trompés dans leurs familles Claudiennes & Volteiennes; car ils n'ont pas bien saisi le sens de ce passage de Callimaque : » Phœbus » est toujours beau, Phœbus est toujours jeu- » ne. Jamais on ne vit le plus léger duvet om- » brager ses tendres joues «. Ils n'ont pas mieux saisi cet autre passage de Phurnute : » Apollon » est représenté sous la figure d'un homme dans » la fleur de l'âge, car il faut qu'il paroisse tou- » jours très-beau «. Si les anciens donc ont parlé d'un Apollon féminin, ce n'est qu'en style figuré, & pour donner l'idée de sa rare beauté, & de sa jeunesse perpétuelle.

Mais ce qui s'oppose le plus à l'idée que cet Apollon soit Médecin, c'est sa couronne de laurier, & c'est encore une difficulté qu'on op-

_____

(1) *Thes. Brand. Begeri.* Vol. 3. *post pag.* 442.

poſera à toutes ces autres médailles où ſe trouvent des noms de Médecins. Car la couronne
de laurier appartient effectivement à Apollon,
mais à Apollon le Poëte, le Muſagete, & que
les Médecins ne revendiquerent jamais, s'il en
faut croire Plutarque « Nous ſavons, dit-il,
» que les Médecins reconnoiſſent Eſculape pour
» leur patron, & que s'ils ont recours à Apol-
» lon, ce n'eſt jamais comme an chef des Mu-
» ſes, mais comme au vainqueur du ſerpent
» Python «.

Mais l'Apollon Médecin, ou, ce qui eſt la
même choſe, le Soleil, le Pæan, ou n'avoit
point de couronne, ou en avoit une de fleurs.
Nos Rites ſacrés, dit Macrobe, confirment
cette opinion d'un Apollon Conſervateur &
Médecin; car les Veſtales, en l'invoquant, s'é-
crient Apollon Médecin, Apollon Pæan (1).
Sur les médailles de Trébonianus, de Claudius
le Gothique, & de Gallienus, on voit un
Apollon débout, appellé tantôt *le Salutaire* &
tantôt le *Conſervateur*. Mais il eſt couronné de
fleurs & non de laurier (2). On lui donne encore une couronne de fleurs, ſous le nom *d'A-
diabenoi*, c'eſt-à-dire, *de ſouverainement illuſtre*,
dans la médaille d'Hiérapolis, ſur laquelle il eſt
gravé avec les autres Dieux de la Santé, Hygie
& Téleſphore (3).

---

[1] SATURNAL. Lib. 1. cap. 17.

[2] Comparez ici les Médailles 12, 17, 18 de la Table III.

(3) *Voy.* la Médaille 11 de la même Table tirée du *Tréſor Lritannique d'Haymian.* Vol. 2, p. 112. On le trouve
encore dans *Triſtan, Patin, Hardouin.*

Il faut avouer, au reste, que ce n'eſt pas à tort qu'on a quelquefois aſſocié ſur certaines médailles un Eſculape avec un Apollon ſous les attributs de la Muſique. Car ſi l'on en croit Platon *in Jone*, » quand on célébroit à Epi- » daure les Jeux d'Eſculape, les Poëtes & les » Muſiciens s'empreſſoient de venir concourir » aux combats littéraires qui ſe propoſoient en » l'honneur du Dieu «. Il paroît que ce fut auſſi l'uſage parmi les Colophoniens. On voit chez les antiquaires qui conſervent de leurs médail- les, d'un côté un Eſculape ſemblable au nôtre, & au revers un Apollon debout, la lyre en main.

D'après cela, je laiſſe au Lecteur inſtruit à dé- cider ſi cette tête doit être attribuée à Apollon, ou plutôt à la Déeſſe Hygie, à cette Hygie, dis-je, adorée à Smyrne, comme elle l'étoit à Epidaure, à Titan, à Pergame, où on lui ren- doit dans un temple commun le même culte qu'à Eſculape.

Ce que Pauſanias raconte de pluſieurs autres villes, Ariſtide l'attribue auſſi à celle de Smyrne, dans ſes Oraiſons ſacrées, où il dit que dans le temple d'Eſculape il y avoit une chapelle parti- culiere, où l'image du Dieu étoit adorée, ainſi que celles d'Hygie & de Téleſphore, dont le culte étoit établi dans le même temple. Dans la 3e., il dit expreſſément : » Etant entré dans le » temple (d'Eſculape), je m'avance vers la ſta- » tue de Téleſphore. Alors ſe préſente à moi le » Néocere (ou Sacriſtain) d'Eſculape. Cet hom- » me s'approchant de la ſtatue d'Hygie, prend » ſur l'autel de cette Déeſſe un parfum d'une » odeur exquiſe, & me le préſente. Dans la » quatrieme, on voit un trépied placé à la droite

» du Dieu, orné de trois figures d'or ; l'une re-
» préfente Efculape ; la feconde, Hygie, & la
» troifieme, Téléfphore «. On voit dans la *Tab.
III*, publiée par Caïus, Pontife des Bagenois,
ces trois divinités falutaires, Efculape, Hygie
& Téléfphore, N°. 13. Hygie & Téléfphore, N°2.

Examinons maintenant l'autre côté de la médaille où fe trouve cette infcription :

ΣΜΥΡΝΑΙΩΝ ΞΕΥΞΙΣ.
(Smyrnaion Xeuxis).

Xeuxis ou Zeuxis, comme il eft écrit dans la
plupart des livres imprimés, fut un Médecin de
la fecte d'Hérophile, ainfi que nous l'apprend
» Strabon : » Nous avons vu, dit-il, une grande
» & fameufe école, où Xeuxis enfeignoit la Mé-
» decine fuivant les préceptes de la fecte d'Hé-
» rophile «. Il fut le Profeffeur de cette grande
école fituée auprès de Laodicée, & Erotien en
fait l'éloge, en le difant Auteur des *Exégétiques.*
Voyez au mot καμμαρω : » Xeuxis, dit-il, dans
» le fecond livre de fes *Exégétiques* ou Commen-
» taires «. Et plus bas, il cite avec éloge » ceux
» qui fe font attachés à Xeuxis, qui ont adopté
» fa doctrine «. Mais il faut auffi confulter Galien au fujet de Xeuxis.

Son nom fe trouve probablement ici fur cette
médaille comme Prêtre d'Efculape. Ariftide, dans
fes Oraifons facrées, fait fouvent mention de la
dignité des Prêtres d'Efculape à Smyrne, comme
on le voit auffi par cette infcription de Smyrne
qui fe trouve fur un des marbres d'Oxford,
N°. 46. *T. Cl. Valerius Licinianus, Prêtre d'Efculape.* Je crois que chaque année, après la célé-
bration des fêtes d'Efculape, ce Prêtre avoit le

droit, pour en conſerver la mémoire, de faire frapper une médaille où ſon nom étoit inſcrit. Nous voyons d'ailleurs, dans la premiere des Oraiſons ſacrées d'Ariſtide, qu'il y avoit encore à Smyrne ce qu'on nommoit le *Médecin aſclé-piaque*, & je ne crois pas que ces mots indiquent autre choſe que *le Médecin Prêtre d'Eſcu-lape*, à moins qu'on n'aime mieux que la qualité de *Médecin aſclepiaque* ait été celle du Médecin des Jeux d'Eſculape, dont la fonction étoit de diſpoſer les athletes au combat, & après le combat, de les traiter de leurs bleſſures. Dans les inſcriptions latines de Gruter, on voit les noms des Médecins qui avoient exercé cet office aux grandes Joûtes des factions de Veniſe & de Ruſſie, *pag.* cccxxxiv, cccxxxv, cccxxxix. Dans les médailles aſiatiques, on trouve communément le nom du Prêtre, joint à l'image du Dieu dont il eſt le Miniſtre. Dans la médaille des Bagenois (Tab. III, N°. 13), où ſont repréſentés Eſculape, Hygie & Téleſphore, on lit : *ſous le Grand-Prêtre Caïus*, & dans une autre, des Samiens, autour de l'effigie de Mercure : *ſous le Prêtre Lyſandre*: voyez TOURNEFORT, *Voyages* Ep. X. On trouve dans le ſecond volume du *Tré-ſor Britannique*, p. 157, une médaille de Philadelphie, portant d'un côté la tête de Diane, & de l'autre, Apollon, aſſis avec ces mots : *Her-mippe, fils d'Hermogene, Souverain Pontife, &c.* Ce qui prouve que le ſouverain Pontificat n'étoit pas attaché à la place de premier Magiſtrat de la ville, c'eſt cette autre inſcription de Philadelphie, qui n'a pas encore été publiée. » Hermippe, » ſous-Préfet, Prêtre de Diane; il a rempli avec » honneur la place de Souverain Pontife : il a » occupé la premiere place avec diſtinction «.

Ceux donc qui, à la seule inspection du nom de la personne gravée sur ces médailles , les rapportent, sur le champ, aux Magistrats, se trompent évidemment. On peut encore comparer ce que nous disons ici avec ce qui nous reste à dire, d'après Aristide & Cassiodore, sur une sorte d'initiation & de consécration sacerdotale des Médecins. Mais outre le sacerdoce, les Médecins célèbres jouissoient encore de diverses distinctions dans leurs villes. Aussi les Ephésiens, dans leur inscription médicinale en l'honneur du fils d'Asclépiade, l'appellent *Pisisque* , *le sage Capitaine* , *l'archi-Médecin* ; & le fils de Diogene y est qualifié d'Inspecteur des vaisseaux, de Sénateur.

Le nom de Xeuxis se trouve encore probablement au revers de la médaille dont nous nous occupons, en qualité de Médecin de la ville de Smyrne. Cette dignité, comme celle de Prêtre d'Esculape, fut aussi en très-grand honneur parmi les Smyrnéens. Aussi voit-on sur un marbre de Smyrne cette inscription : *Evhémerus , Médecin des habitants de Smyrne*. Pour ce qui est , au reste, des Médecins des villes & des Archiatres, & des distinctions dont ils doivent jouir, on peut consulter le code de Justinien, au titre : *De Professoribus & Medicis*.

On voit, du même côté de la médaille, la représentation d'Esculape assis, connu à Smyrne, & révéré sous le nom de *Jupiter Esculapien*. Les habitants de Smyrne avoient une telle idée de la puissance de leur Esculape, qu'ils n'hésiterent pas à lui donner le titre de Jupiter. » Esculape a » de grandes vertus, & en grand nombre, ou » plutôt il les a toutes, & ce n'est pas sans rai- » son que les habitants de cette ville ont élevé

» un temple en l'honneur de Jupiter Efculapien «.
C'eſt ainſi que s'exprime Ariſtide dans ſon Hym-
ne à Efculape & dans quelques-unes de ſes oraiſons ſacrées. Pluſieurs Auteurs en ont attribué
autant à *Sérapis*. Témoin Tacite, au Liv. 4, ch.
84. Auſſi dans le *Tréſor médicinal* trouve-t-on
une médaille qui porte en inſcription *Jupiter Sérapis*. Les Colophoniens, voiſins de Smyrne, firent frapper des médailles, où l'on voyoit, d'un
côté, Apollon leur divinité tutélaire, & au revers, un Jupiter Efculapien, comme nous l'a-
vons déja fait remarquer, & le nom du Prêtre
s'y trouve auſſi. Il faut rapporter à cette claſſe
cette médaille qui porte le nom de *Pythæus* en
inſcription, & qui eſt tirée du recueil de la bibliotheque de Fulvius Urſinus. Il me paroît donc
que Favre n'a pas rencontré juſte dans l'explication de cette médaille, quand il prétend que
cette figure aſſiſe eſt celle de Pythæus lui-même,
qu'il croit avoir été un Poëte Colophonien. Il
ne ſe trompe pas moins, ſans doute, quand il
veut que la figure qu'on voit au revers de la
médaille, tenant une lyre en main, ne ſoit pas
un Apollon, mais une muſe. Au reſte, comme
au rapport de *Gronovius*, on trouve dans le cabinet d'antiquités du Roi de France, une autre
médaille, dont l'inſcription porte *Pythæus des
Smyrnéens*; il peut ſe faire que ce *Pythæus* ait
exercé le ſacerdoce dans l'une & l'autre de ces
villes, & que ce ne ſoit pas à tort que nous le
rangions dans la claſſe des Médecins de Smyrne. C'étoit, en effet, la coutume de pluſieurs
villes, de graver ainſi ſur des monuments le
nom des hommes célebres, comme on le voit
ſur les médailles frappées en l'honneur d'*Atta-*

lus le Sophiste, & où on lit : *Attalus le Sophiste aux Tribus du Peuple de Smyrne* (1).

C'eſt une poſture propre à Jupiter que d'être aſſis, & c'eſt pour cela qu'on la donne auſſi à *Jupiter Eſculapien*, comme on le peut voir dans le nôtre, & dans la médaille des Napolitains. Tab. III, Nº. 14. Mais les habitants de Pergame & pluſieurs autres ont révéré *Eſculape aſſis*. Celui de Smyrne néanmoins reſſembloit davantage à celui d'Epidaure. Pauſanias (*in Corinth.*) dit de ce dernier, *il eſt aſſis ſur un ſiege*, & il tient à la main un bâton.

Notre Jupiter Eſculapien a la tête couronnée d'un chapeau de fleurs. On en donnoit un aſſez communément à Jupiter, lorſqu'on le repréſentoit aſſis. Au reſte, cet ornement lui étoit commun avec beaucoup d'autres Dieux.

Il a un manteau ; tel étoit l'habillement d'Eſculape, comme le prouve ce paſſage de Tertullien, Ch. 4. *du Manteau.* » On avoit donné à Eſ» culape ce manteau un peu triſte, & une chauſ» ſure grecque un peu groſſiere ; ce qui contri» buoit à lui donner un air plus compoſé & plus » grave «.

Il tient de la main gauche une lancette : *il a ſous l'aiſſelle un petit coûteau*, dit *Ariſtide*, en parlant d'Eſculape, dans la quatrieme de ſes Oraiſons Sacrées. J'appelle cet inſtrument *ſcalpel*, d'après le même *Ariſtide*, qui dit que, » Sérapis, » divinité analogue à Eſculape, lui étoit appa» rue, ayant une eſpece de *ſcalpel*, comme

---

[1] *Spanch. de veſtâ. Seguin.* pag. 341. *de Pyth. Gronov. Theſ. antiq. Græc.* Vol. III. *Plag.* ddddd.

» on le voit repréfenté dans la figure (1).

Les Médecins de la fecte d'Hérophile & ceux de la fecte d'Erafiftrate avoient mis à la main d'Efculape un fcalpel, ou pour indiquer qu'il étoit l'Inventeur de l'Anatomie, ou pour défigner qu'il guériffoit quelquefois les malades, en leur faifant des incifions falutaires. Pindare a fait mention de ce pouvoir d'Efculape, de traiter les maladies avec le fecours de la main ; & c'eft par cette même raifon que dans les infcriptions de Gruter, LXX. 8, nous voyons *une main d'argent confacrée au Dieu Efculape.*

La figure a un doigt de la main droite appliqué fur le bord des levres ; ce qui eft tout à la fois le figne du fecret que la Médecine exige, & du ferment que font les Médecins de le garder féverement.

Les fectateurs de la Médecine étoient initiés au fecret de cet art, & promettoient, par ferment, de ne point le divulguer. Cette initiation fe pratiquoit à Pergame fur-tout, fous la protection de l'Efculape Afiatique, qu'Ariftide nomme à raifon de cela l'*Initiateur.* Ce droit, dans

---

(1) *Note de l'Editeur.* * Il faudroit des recherches confidérables pour favoir quels font précifément les mots françois qui répondent à ceux qui défignent dans Hippocrate ces divers inftruments de Chirurgie, dont il y a apparence que les principaux étoient une large aiguille à future, un large fcalpel, un autre plus aigu, une lancette : cela fait peu au fujet préfent. Il fuffit de favoir qu'en général c'étoit un de ces inftruments qu'on avoit donnés à Efculape pour attribut. Ceux qui feroient curieux d'approfondir cette queftion peuvent confulter Hippocrate dans l'endroit cité au Liv. II. *de Morbis,* & Galien dans l'explication qu'il a donnée de certains termes employés par Hippocrate.

son difcours fur la concorde des villes, eft relevé avec emphafe : » Nous fommes venus au
» temple d'Efculape, & nous y avons été initiés
» aux plus grands myfteres, à l'aide de ce très-
» bon & très-excellent initiateur.

Quant au ferment qu'Hippocrate exigeoit de
fes difciples, il a été en vigueur jufques dans
ces derniers tems. » Je tairai tout ce que je ver-
» rai & entendrai dire en traitant les malades (1).

» St. Jerôme fait mention de cette formule dans
» fa feconde Epitre à Népotien. Hippocrate,
» dit-il, exige le ferment de fes difciples avant
» de les inftruire ; il les force de jurer fur ces pa-
» roles, & de garder le fecret qui leur eft confié
» par une forte de facrement «. Caffiodore, dans
la formule de réception du premier Médecin,
L. VI, Chap. 14. dit : » Quand nous voulons
» nous livrer à la profeffion de la Médecine,
» nous nous foumettons à une efpece de confé-
» cration facerdotale & facramentelle «. Le
fymbole de cette confécration eft indiqué par le
doigt qu'Efculape tient fur le bord de fes levres,
comme on a repréfenté Harpocrate chez les
Egyptiens, & la Déeffe Angerone chez les Latins.

On voit, du côté droit de la figure d'Efculape,
le bout d'un grand bâton. Ce bâton, quoiqu'un
peu plus long qu'il ne l'eft ordinairement, eft un
des attributs propres à ce Dieu, comme on peut
le voir par les anciens monuments cités par

----

[1] C'eft là le véritable fens de ce paffage. Il ne paroît pas que M. Méad l'ait bien faifi. Il l'entend d'un
filence myftérieux fur les fecrets de l'art, & je penfe
qu'il faut l'entendre d'un filence de difcrétion relatif aux
malades.

Choulier

Choulier & la Chauffe. Il n'a point ici de ferpent ; cela lui eft commun avec le fimulacre du Dieu d'Épidaure ; & de même que quelquefois on a donné à Efculape un bâton fans ferpent, de même fouvent auffi lui donne-t-on un ferpent fans bâton. *Voy.* Tab. III , N°. 16. On voit , de tems en tems , cet attribut différemment adapté à la Déeffe Salus. *Voy.* Tab. III. N°. 11 , 13 , 19 , & Tab. 11 , N°. 4.

Quant à l'aftre placé au devant de la poitrine de la figure, les médailles d'Elagabale & les monuments facrés de Mithra prouvent affez bien que c'eft le Soleil qui eft défigné par cet aftre ; car *Efculape*, c'eft-à-dire , la *puiffance de guérir*, fe rapporte communément au Soleil. C'eft là un des dogmes de la Théologie païenne. C'eft ainfi que Proclus , dans le *Timée* (1) , dit *qu'il voit Efculape dans le Soleil* : d'autres ont regardé Efculape comme le Soleil lui-même. C'eft pour cela qu'Eufebe , dans fes *Préparations évangéliques* (2) , demande » comment Efculape étant » lui-même le Soleil, auroit pu paroître enfuite » comme fils du Soleil ? » *Voy.* une pierre gravée fur laquelle on reconnoît Efculape, la tête ornée d'un rayon, fymbole du Soleil. On la trouve dans le *Thef. Brand.* de Begerus. Verf. 1 p. 17.

2. Médaille de Bronze de la troifieme dimenfion : elle repréfente, d'un côté , la tête couronnée d'une tour de Sipylene, la mere des Dieux, divinité tutélaire de Smyrne.

Les habitants de Magnès & ceux de Smyrne, dans leur traité d'alliance (*Voy.* 60 61 , 71) ju-

[1] *Lib.* 1. pag. 49.
(2) *Lib.* III. *cap.* 2.

rerent *Jupiter* , la *terre* & la *mere Sipylene*. La
formule grecque eſt mal rendue dans les monuments d'Oxford par ces mots : *Je jure par la terre.*
L'Illuſtre Spanheim paroît avoir été auſſi trompé
par ces mots , lorſqu'il s'imagine que ces villes
avoient juré par la terre, avant de jurer par
les autres Dieux & Déeſſes. *Voyez* à ce ſujet Seguin (*de Veſtâ & Prytanibus Græc.* p 362); car la
prépoſition διὰ (*dia*) eſt jointe, dans ce ſer-
ment, au génitif, comme dans Demoſthene (διὰ
πυρὸς ὀμύειν) jurer par le feu. Le temple de Sipylene , que les habitants de Smyrne appelloient
le temple maternel, ou de la mere des Dieux , &
auquel Ariſtide donne le nom de temple principal,
de temple par excellence , étoit ſitué au bas de la
ville entre le port & l'Académie, & contenoit le
temple de Jupiter Eſculapien. (*Voyez* Ariſtide
dans ſon *Diſc. polit.* & dans celui ſur la concorde
des villes).

Sipylene eſt rappellée parmi les Dieux auxquels il étoit permis de faire quelques legs en
vertu des conſtitutions du Sénat & des décrets
des Princes, & elle y eſt citée comme Déeſſe tutélaire de Smyrne. *Apollon Didyme , Diane d'E-
pheſe , Sipylene , mere des Dieux , dont le culte eſt
établi à Smyrne* (1).

Au revers de la médaille on lit *Smyrnaion
Xeuxis*, c'eſt-à-dire, Xeuxis des Smyrnéens. Ce
même Xeuxis repréſenté dans la premiere médaille, ſe trouve encore ici comme Prêtre de la
Déeſſe Iſis qui préſidoit à la ſanté. Cette médaille a , ſans doute , été frappée à l'occaſion de ce
que, pour augmenter la pompe de la fête d'Iſis ,

---

(1) *Ex Corp. Ulp.* tit. 22. §. 6.

on l'avoit célébrée avec les jeux d'Esculape; car on voit sur le même côté, le simulacre de la Déesse Isis, aussi révérée à Smyrne que la grande mere Sipylene, & à laquelle on attribuoit autant de puissance qu'à Esculape.

Diodore, dans son premier livre, nous apprend de quel droit Isis succéda à la couronne d'Osiris, & combien son regne fut digne d'éloges. Le sceptre qu'elle tient à la main droite est l'indice de sa royauté. Cette Divinité individuelle, dit Apulée (1), étoit adorée dans tout l'univers, mais sous des attributs, sous un nom & avec un culte tout différens, selon les pays. Les Ethiopiens, les Ariens, & les Egyptiens attachés à l'ancienne doctrine, étoient les seuls qui lui donnassent son véritable nom, qui est Isis.

Aristide, dans la premiere de ses Oraisons Sacrées, fait mention » de cette Isis, dont le culte » est établi dans la sainte ville de Smyrne «. Et dans la troisieme il dit : » J'avois sacrifié à Isis & » Sérapis dans le temple d'Isis. Ce que je ra- » conte m'est arrivé à Smyrne. Comme je sor- » tois du vestibule du temple, deux des oies » sacrées se présenterent à moi «.

Ce sentiment d'un culte commun à Isis & à la mere des Dieux est appuyé sur plusieurs monuments de l'antiquité, mais, sur-tout, par la 27e. inscription de Grutter, où on lit : *Temple commun à Isis & à la mere des Dieux*. Au reste, on rendoit un culte divin à Rome dans le grand Cirque, à l'une de ces deux Divinités, à l'image de laquelle on réunissoit les attributs de toutes deux ; savoir, une tête garnie d'une tour,

_____

(1) *Asin. aur.* Lib. XI.

furmontée d'un lion, & tenant un fiftre à la main (1).

On rendoit à Ifis les mêmes honneurs qu'à Efculape ; mais le culte d'Ifis étoit beaucoup plus ancien. Voici ce qu'en dit Diodore dans fon premier Livre : » Les Egyptiens affurent » qu'Ifis avoit trouvé plufieurs remedes pour la » fanté.... & que maintenant qu'elle jouit de » l'immortalité, elle prend encore plaifir à fe- » courir les hommes dans leurs maladies.... Ils » ajoutent qu'elle trouva un breuvage d'immor- » talité. Ils prétendent qu'Horus eft le même » qu'Apollon, qui, ayant été inftruit de l'art de la » Médecine & de celui de la divination par fa » mere Ifis, employa l'un & l'autre à l'avanta- » ge du genre-humain... Ils difent enfin, que cette » Déefle apparoît, & fait du bien à ceux qui dans » leurs befoins, ont recours à elle «. De-là na- quit le culte qu'on rendit non-feulement à Ifis Thefmophore, & comme génie de l'abondance, mais encore à Ifis la falutaire. Ses temples dans toute la Grece étoient réunis à ceux d'Efcula- pe. On voit beaucoup d'infcriptions romaines fur lefquelles on lit : *A Ifis la falutaire*. Enfin, diverfes médailles, comme celle de Claudius le Gothique (Tab. III. N°. 20), avec cette épi- graphe, *Salus augufta*, repréfentent Ifis avec fes attributs.

Elle eft ordinairement debout, en robe traî- nante, la tête ornée d'un chapeau de fleurs. L'un & l'autre conviennent très-bien à notre Hygie & à Ifis, comme on peut le voir dans la

_____

(1) Voy. *Numm. Trajan & Neron, in Onuph. Panvin. de Lud. circenf.* L. 1. c. 13.

Tab. III, N°. 11, 13. 20. Elle a un sceptre à la main droite, & s'appuie de la gauche sur une colonne, sur laquelle est une petite Victoire qui met une couronne à Isis. C'est ainsi que sa royauté est reconnue & célébrée dans les Inscriptions où elle est appellée la Maîtresse victorieuse & triomphante (1). On voit au pied de la colonne, un oiseau plus reconnoissable dans les autres médailles, & qui est ordinairement une oie. On nourrissoit dans le temple d'Isis les oies qui étoient destinées à lui être offertes en sacrifice. On voit dans Spanheim (2), un Ministre d'Isis courbé sous le poids des oies, & Artemidore dit : outre les oies sacrées de notre Aristide dont nous avons déja fait mention (3).

3. Médaille de bronze d'un diametre plus petit que celui de la troisieme grandeur. On voit, d'un côté, une tête de femme couronnée de laurier, comme dans la premiere médaille de Xeuxis.

Au revers, *Smyrnaion Xeuxis*. C'est le même qui se trouve ici comme Prêtre d'Isis ; car on distingue du même côté de la médaille, les signes sacrés d'Isis, que les grands-Prêtres de cette Déesse avoient coutume de porter en pompe à sa fête ; savoir, une branche de palmier, & une main gauche ouverte ; ce qui étoit le symbole de l'Equité dans Isis Thesmophore, ou qui présidoit à la Justice.

Apulée (4) faisant la description de la pom-

(1) GRUTTER. L. XCXIII, 14. L. XXXIV, e.
(2) P. 307.
(3) ONEIROCRIT. L. IV. c. 85.
(4) *Asin. aur.* L. XI.

pe d'Ifis, s'exprime ainfi : ,, le troifieme **Prêtre**
,, marchoit enfuite, portant une palme à feuil-
,, les d'or & le Caducée mercurial. Le quatrie-
,, me portoit le fymbole de l'Equité ; favoir, une
,, main gauche ouverte, & un peu déformée.
,, Con.me elle eft plus inactive, moins fouple
,, & moins dégagée que la droite, on la croyoit,
,, à raifon de cela, plus propre à repréfenter
,, l'Equité ''. Macrobe confirme amplement
cette idée, en difant que la main gauche non-
feulement eft plus appropriée à l'Equité, mais
encore à la bienfaifance ; parce qu'elle eft moins
prompte à nuire, & plus difpofée à fervir (1).

C'eft au même titre qu'on frappa à Smyrne,
en l'honneur *d'Ifis Thefmophore*, une médaille
d'or prefque femblable à la nôtre. On y voyoit
d'un côté, la tête de Sipylene ; de l'autre, la figure d'Ifis droite, avec cette épigraphe : *Pry-*
tannée. D'où vient cela ? C'eft que l'office des
Prytans étoit de veiller à la confervation & à
l'adminiftration de la juftice, fous la protection
d'Ifis qui préfidoit aux loix. Séguin veut que cette
Ifis foit une Amazone de Smyrne, & Spanheim,
une Vefta. Je crois que cette méprife ne doit pas
être imputée à ces deux favans hommes, parce que leur médaille manquoit des deux fignes
les plus caractériftiques d'Ifis ; favoir, un fcep-
tre à la main droite & une oie à fes pieds (1).

Si l'on veut, au refte, que cette main foit
un cefte, & rapporter cette médaille aux Athletes, ce ne feroit pas une raifon encore pour

---

(1) SATURNAL. L. I. c. XVII.
(2) Spanh. *Diatrib. in hunc numm.* & *de Vefta*. DIOD.
SIC. *de Ifid. Therm.* L. I. 39.

la croire tout-à-fait étrangere aux myſteres d'Eſculape & d'Hygie. „ Car Eſculape ayant ap-
„ paru dans la nuit à un Athlete de Smyrne,
„ lui révéla les ſecrets de ſon art. Cette con-
„ noiſſance le rendit bientôt un des plus célebres
par la victoire qu'il remporta ſur ſon adverſai-
re ; ce qui lui valut la palme qui étoit le prix
ordinaire du vainqueur (1).

N. II.

HICESIUS.

1. Médaille d'un diametre plus grand que celles
de la troiſieme dimenſion. On voit ſur l'un des
côtés une tête de femme, couronnée de laurier,
comme dans la premiere médaille de Xeuxis.

Au revers on lit : *Smyrnaion Hiceſios*, c'eſt-
à-dire, qu'elle a été frappée à Smyrne en l'honneur d'Hicéſius. Hicéſius fut Profeſſeur de l'é-
cole de Médecine de la ſecte d'Éraſiſtrate, à
Smyrne, comme nous l'apprenons de Strabon
dans le paſſage déja cité. Son nom eſt rappellé
dans Pline, comme faiſant une autorité grave (2).
Athénée parle ſouvent de lui, à l'occaſion d'un
livre qu'Hicéſius avoit compoſé ſur la matiere
des aliments. Tertullien, dans ſon *Traité de
l'Ame* (3), fait mention de lui. C'eſt comme Prêtre d'Eſculape que ſon nom ſe trouve dans cette
inſcription. On voit ici le même ſimulacre d'Eſculape que ſur la premiere médaille de Xeuxis,
le ſectateur d'Hiérophile, ſinon qu'il manque à ce-

(1) ARISTID, *in Orat. ad Eſculap.*
(2) *Hiſt. nat.* Lib. XXVII. c. 4.
(3) C. 25.

lui-ci l'aftre devant la poitrine, & le bâton
qu'on remarque non-feulement dans la médaille
de Xeuxis, mais encore dans celle d'Iatrodore
& d'Athénagoras. Ces attributs qui manquent à
celle d'Hicéfius, manquent auffi à celles de Jafon,
de Paficrate, de Métrodore & d'Hermogene.
Dans celle où fe trouve le nom d'Apollophanès & de Sérapion, on ne voit que le bâton,
& l'aftre manque. Au refte, ces diverfités d'attributs pour le même Dieu étoient fréquentes
parmi les anciens, comme nous l'avons déja
obfervé. Mais ne pourroit-on pas dire que les fectateurs d'Hiérophile ont pu donner un aftre à leur
Efculape, pour être le figne diftinctif de leur
fecte; ce qui auroit été pour les fectateurs d'É-
rafiftrate une raifon pour n'en point donner au
leur? Autant qu'il m'eft poffible de le préfumer
d'après les médailles que j'ai vues, cette opinion
ne me paroît pas dépourvue de vraifemblance.
Au refte, je ne la propofe que comme une conjecture propre à exercer ceux qui s'occupent plus
fpécialement de cet objet, jufqu'à ce que la comparaifon d'une plus grande quantité de médailles puiffe permettre de mieux vérifier ce qui en
eft.

2. Médaille de bronze de la troifieme grandeur, tirée du cabinet de l'illuftre Comte de Win-
chelfex. Elle préfente, d'un côté, la tête de Sipylene, mere des Dieux, garnie d'une tour, comme
dans la feconde médaille de Xeuxis. On lit au
revers: *Smyrnaion Icefios.* Ce même Hicéfius, qui
étoit Médecin, fe trouve ici encore comme Prêtre d'Ifis, avec la figure de la Déeffe débout,
comme dans la pareille médaille infcrite du nom
de Xeuxis.

N. III.

APOLLOPHANÈS.

1. Médaille de bronze de la troifieme grandeur. D'un côté, on voit une tête de femme avec une couronne de laurier, comme dans la premiere médaille de Xeuxis & d'Hicéfius.

On lit au revers : *Smyrnaion Apollophanès Erobiteno*, c'eft-à-dire, Apollophanès, Médecin de Smyrne. Erobiteno eft un mot tronqué, ou abrégé, & par lequel, peut-être, eft défigné le nom du pere d'Apollophanès. Efculape, dans cette médaille, eft repréfenté affis, comme il l'eft dans celles de Xeuxis & d'Hicéfius. Polybe (1) nous apprend qu'Apollophanès étoit originaire de Séleucium, & qu'il fut Médecin du grand Antiochus. Le même Auteur ajoute que ce Monarque lui fut extrêmement attaché, non-feulement à raifon de fon habileté dans l'art de guérir; mais à raifon de fa rare fageffe & des excellents confeils dont il aida ce Prince dans les occafions les plus critiques. Lorfqu'Antiochus demanda à fes amis quelle étoit la meilleure maniere de pénétrer en Syrie, il fut obligé de laiffer l'avis de tous fes courtifans, pour fuivre celui d'Apollophanès. Ce Médecin fleuriffoit 220 ans avant J. C. Pourquoi ne lui attribuerois-je pas cette médaille ? Ce qui m'engage encore à le faire, c'eft que Cœlius-Aurélianus fait mention de lui (2). Celfe le loue en qualité de Médecin (3),

[1] Lib. v.
[2] Lib. 11. *de morb. acut.* cap. 3.
(3) Lib. v. cap. 18.

& Pline, en qualité d'écrivain (1) ; il y eut un autre Apollophanès d'Arcadie, qui fut auffi Prêtre d'Efculape, au rapport de Paufanias (2).

2. Médaille de bronze de la troifieme grandeur. D'un côté, l'on voit la tête de la mere Sipylene, ornée d'une tour, & au revers on lit, *Smyrnaion Apollophanès*, autour de l'image d'Ifis debout, comme dans la feconde médaille de Xeuxis & d'Hicéfius.

N. IV.

JATRODORE. JASON, fils de Jafon.

Quatre médailles de bronze, dont les trois premieres font abfolument femblables aux trois de Xeuxis. On lit au revers, *Smyrnaion Jatrodoros*. Sans doute que ce Jatrodore fut auffi un Médecin de Smyrne.

On peut obferver la même chofe fur la quatrieme médaille, qui porte pour infcription : *Smyrn*, *Jafon*, *Jafonos*, c'eft-à-dire, Jafon, fils de Jafon, Médecin de Smyrne. Car la Médecine étoit tranfmife des peres aux enfants, & fe perpétuoit long-tems dans la même famille. Auffi Ariftide fe fert-il de ce moyen pour louer les *Afclépiades*, c'eft-à-dire, la nation des Médecins. Il donnera, dit-il, naiffance à des enfants qui exerceront avec eux & après eux leur art, étant iffus eux-mêmes de Machaon & de Podalyre. Ils avoient été les dépofitaires de la fcience qu'ils avoient reçue de leurs peres, com-

---

(1) *Lib.* XXII. *cap.* 21.
(2) *Corinth.* cap. 26.

me un symbole de leur origine (1).

Parmi les Médecins qui sont cités ici, les uns prennent leur surnom d'une des villes consacrées à Esculape, comme *Triœca* ou *Titana* ; d'autres, du nom de leur pere, lorsqu'il a été célebre en Médecine, comme *Jason*, *fils de Jason*, ou Métrodore, fils de Pasicrate, dont nous parlerons tout à l'heure, pour n'en pas citer un plus grand nombre d'autres. De même, parmi les Latins, au rapport de Pline (2), entre différentes familles romaines qui s'étoient adonnées à la Médecine, on distinguoit celle des Rubrius. Vaillant a publié une médaille de cette famille, qui représente un Esculape apporté d'Epidaure, sous la forme d'un dragon, tel qu'il est célébré par Ovide dans sa quinzieme Métamorphose, & réfuté par Arnobe dans son septieme Livre, avec non moins de sagacité. Suidas, au mot *Jason*, parle de ce Médecin, qu'il dit fils de Ménecrate le Nysæen, petit-fils, disciple & successeur du Philosophe Possidonius dans la chaire de l'école de Rhodes. Il lui attribue divers ouvrages, comme les Vies des hommes illustres, & une Chronologie des anciens Philosophes. Plutarque dit que ce Possidonius fut de la secte des Stoïciens, & qu'il eut à Rhodes Cicéron au nombre de ses auditeurs. Mais ce Jason, fils de Ménecrate s'appliqua-t-il aussi à la Médecine, & fut-il pere de Jason dont il est ici question ? C'est ce que je n'entreprendrai pas de décider, & dont il faut abandonner la recherche à ceux qui ont plus de loisir.

(1) *Orat. in Asclep.*
(2) *Lib.* XXIX. *cap.* I.

N. V.

ATHENAGORAS.

Voici trois autres médailles de bronze pareilles à celles de Xeuxis, & qui portent pour inscription : *Smyrnaion Athenagoras* On y voit de plus, une oie mieux dessinée, & qui se trouve au pied de la colonne qui est à côté de la figure d'Isis. Car on nourrissoit dans son temple cet oiseau qui lui étoit consacré, & Aristide, qui étoit si sujet aux maladies, avoit coutume d'immoler à la Déesse deux oies, quand il avoit besoin de recourir à elle pour recouvrer la santé. Nous ne savons ni quel a été cet Athénagoras, ni dans quel tems il a vécu. Mais comme ces trois médailles lui atttibuent précisément les mêmes honneurs qu'à Xeuxis & qu'à Jatrodore, je n'hésite pas plus à le ranger dans la classe des Médecins que dans celle des Prêtres d'Isis & d'Esculape.

N. VI.

SERAPION, PASICRATES, METRODORE, fils de Pasicrates. *HERMOGENES DE TRICCA.*

Ce sont quatre autres médailles de bronze du même genre, sur lesquelles on voit, comme sur les précédentes, une tête couronnée de laurier, & au revers un Esculape assis.

1. La première porte *Smyrnaion Sarapion.* Ce Sarapion est peut être le même Médecin dont Celse fait mention dans sa *Préface*, sous le nom de *Sérapion*. Il sortit d'abord de l'école d'Érasistrate.

C'eſt ce qu'on peut conjecturer d'après les paroles de Cœlius-Aurélianus, qui parlant de la *Queſtion*, dit qu'il l'avoit établie ſur le même pied qu'Éraſiſtrate (1). Ce que dit Celſe dans l'endroit déja cité ne me paroît pas être en contradiction. Sérapion, ſelon lui, fut le premier qui rejetta le raiſonnement de l'étude de la Médecine, & qui aſſura qu'elle ne devoit conſiſter que dans l'uſage & dans l'expérience. Je n'ignore pas ce que Galien a écrit, ch. 4, de ſon introduction, » que Philinus eſt le chef des Médecins empiri-» ques; qu'il eſt le premier qui bannit de la Mé-» decine le raiſonnement, & qui la réduiſit à » l'empiriſme. Hiérophile, dont il avoit été le » diſciple, lui en avoit donné l'occaſion. Après » Philinus, Sérapion d'Alexandrie devint le chef » de cette ſecte «. Mais Celſe, comme le plus ancien, me paroît mériter la préférence. D'ailleurs, rien n'empêchoit que l'empiriſme ne s'alliât aux dogmes d'Éraſiſtrate & d'Hiérophile. Enſuite Sérapion ſur pluſieurs articles, eut des ſentiments différents de ceux d'Éraſiſtrate, comme Alexandre, maître de l'école d'Hiérophile, penſa ſur bien des objets d'une autre maniere qu'Hiérophile. C'eſt pour cela qu'on lui donna le nom de *Philalethes*, c'eſt-à-dire, d'ami de la vérité.

2. *Smyrnaion Paſicrates*. Paſicrate, frere de Menodore, ſectateur d'Eraſiſtrate, le fut auſſi lui-même; ce que prouvent les deux monogrames qu'on lit ſur le même côté de la médaille, & dont l'un déſigne la ville de Smyrne, l'autre l'école d'Eraſiſtrate. On lit dans Athénée (2): *Menodore*,

_____

(1) *Acutor. morb.* Lib. III. cap. 17.
(2) *Lib.* II. *cap.* 18.

de l'école d'Erasistrate, ami d'Icésius, & dans l'inscription d'Ancyre : *Pasicrate & Menodore, fils de Capiton, fils de Pasicrate.* Oribase cite encore Pasicrate dans son livre de *Machinamentis*, comme Auteur d'un Traité de Chirurgie.

3. La troisieme médaille porte en inscription : *Smyrnaion, Metrodores Pasicrators*, c'est-à-dire, *Métrodore, fils de Pasicrate, Médecin de Smryne.* On voit par-là la succession des Professeurs dans cette famille.

4. La derniere est celle sur laquelle est inscrit ; *Smyrnaion, Ermogenes Triccas.* Cet *Hermogene*, par ce surnom, fut bien aise, sans doute, qu'on sçût qu'il étoit né à Tricca, non-seulement parce que cette Ville étoit consacrée à Esculape, mais encore parce qu'elle avoit la prérogative de lui avoir donné naissance : car voici ce que portoit l'Oracle même d'Esculape.

» Je suis né dans la sainte ville de Tricca ; je » suis Dieu, & le fruit du commerce de ma » mere avec Apollon. Adorez le Roi Esculape, » le souverain maître de l'art de guérir «.

Tricca est une Ville de Théssalie, qui a pour voisine une autre ville appellée *Ithome*, qui formoit la patrie & le domaine des Asclépiades ; c'est-à-dire des fils d'Esculape, Podalyre & Machaon. Ces deux villes sont célébrées dans Homere (1). *Les habitants de Tricca & l'Apre-Ithome avoient pour chefs deux fils d'Esculape.*

Galien fait mention avec éloges d'Hermogene, Médecin de la secte d'Erasistrate. Il est parlé d'un

---

(1) EUSEB. *preparat. Evang.* Lib. III. cap. 14.
(1) *Il.* 8. v. 729.

Hermogene, fils de Charidémus, dans l'infcription lapidaire de Sherard, trouvée à Smyrne, près du Lac appellé *Alco-bonar*, où avoit été autrefois le Collège & le temple d'Efculape : la voici en françois :

» *Hermogene, Médecin, fils de Charideme, a vécu* » *fept fois onze ans, & a écrit autant de volumes* » *qu'il a vécu d'années.*

» Savoir, fur la Médecine 61 ; fur l'Hiftoire » de Smyrne 2 ; fur la fageffe d'Homere 1 ; fur » la patrie 1 ; de la ftructure de l'Afie 2 ; de » la ftructure de l'Europe 4 ; des Ifles 1 ; des Sta- » diafmes d'Afie 1 ; de ceux de l'Europe 1 ; des » ftratagêmes 2 ; une table de la fucceffion des » tems, à l'ufage de Rome & de Smryne «.

Il eft à préfumer que c'eft le même Hermogene dont il eft fait mention dans cette infcription, & qui y eft cité comme Auteur de 77 volumes, & cela eft d'autant plus vraifemblable que fon pere Charidemus étoit auffi de la fecte d'Erafiftrate, comme le temoigne (au Liv. III , *de morb. acut.* Cap. 15) Cœlius Aurelianus, qui écrit Carideme.

Il y a plufieurs autres médailles femblables fur lefquelles on trouve ainfi le nom de quelques autres Médecins gravés, & que ces bronzes de Smyrne ont tranfmis à la poftérité avec honneur. Outre ceux qui peuvent fe trouver dans les collections des Savants, ou dont il eft fait mention ailleurs, voici les noms rapportés fur celles que nous avons entre les mains.

Artemidore de Side , dont Cœlius-Aurelianus fait fouvent mention, & qu'il cite comme un fectateur d'Erafiftrate. Hippias, fils d'Artemidore Mofchus , fils de Mofchus. Celle parle d'un cataplafme de l'invention de Mofchus (1).

Diogene. Il paroît être le même dont Aëtius fait mention au fujet d'un remede propre à purger la pituite, & dont il étoit l'auteur (2).

Hermocles, fils de Pythœus, de ce même Pythœus peut-être dont nous avons déja parlé.

Apollonius, celui peut-être que Strabon furnomme *Mus* dans fon XIV Livre, étoit de la fecte d'Hiérophile, condifciple d'Hiéraclide.

Démétrius, de la même fecte, duquel parle Cœlius Aurélianus (3).

Chariclès : il eft un Médecin de ce nom cité par Galien.

Apollodore. Pline en cite plufieurs de ce nom.

Potamon & *Ménecles*, noms affez connus à Smyrne, & qui fe trouvent dans le Traité d'alliance des Smyrnéens avec les Magnétiens.

Ariftomenes, *Arridæus*, *Calliftrate*, *Conon* & *Pyrrhus*.

Trois autres médailles font ornées d'un aftre. C'eft un autre *Métrodore*, un *Eucles* & un *Léontifque*.

En feuilletant les livres des anciens Médecins, on rencontrera peut-être quelques-uns de ces noms. Les autres feront reftés dans l'oubli, parce que ceux qui les portoient ne fe feront diftingués parmi leurs compatriotes par aucune découverte qui ait pu leur faire honneur.

Après la deftruction de l'école célebre qui avoit fourni des Médecins à la ville de Smyrne & des Prêtres aux autels d'Efculape, on frappa,

---

(1) *Lib.* v. *cap.* 18.
(2) TETRAB. *Serm.* 3. *cap.* 109.
(3) *Lib.* III. *cap.* 7.

en

en l'honneur de ce Dieu, une médaille plus fimple, où la figure eft un peu changée, & où l'on
ne trouve plus le nom du Prêtre. Nous la don-
nons ici pour fervir d'éclairciffement aux autres. (Tab. II , N°. 1 , 2.) Elle nous préfente
exactement l'Efculape décrit par Tertullien, en-
veloppé d'un manteau modefte , & chauffé à la
grecque. Ce n'eft plus avec un chapeau de fleurs
qu'il eft coëffé , mais avec une forte de bonnet.
Baldus Angelus Abbatius, dans fon petit Traité
de la vipere, imprimé à Urbin, en 1589, a repréfenté Efculape avec un pareil bonnet, ainfi
que l'a fait plus récemment encore le célebre
Vaillant, dans une médaille de la colonie des
Corinthiens, qu'il a publiée, & qui étoit dédiée
à L. Alius Céfar, cet homme, d'une fanté fi
délicate. Le nom & la figure de ce *bonnet* ou de
cette *couronne*, car on peut lui appliquer l'un &
l'autre, fe font perpétués jufqu'à notre tems. En
effet, dans la langue des Mefféniens, c'eft-à-dire,
des Afclépiades, on l'appelloit *Kiphos*, comme
on peut le voir dans Paufanias (1). De-là font
venus le mot celtique *coif*, le mot italien *cuffia* ,
& le grec moderne *xouphia*. Et de même que la
médaille de Céfar dont nous venons de parler,
en préfente la partie antérieure , de même on
voit la poftérieure dans l'Euchologe de Goa-
rus (2).

Ariftide, l'un des plus zélés & des plus dévots
adorateurs d'Efculape, a eu grand foin de remarquer ces changements arrivés au fimulacre
du Dieu, & les innovations faites dans fon tem-

(1) *Laconic.* Cap. ult.
(2) Pag. 157.

ple : » Il me fembloit, dit-il, être fous le portique
» du temple d'Efculape , & il me parut que dans
» le cours de la converfation , je rappellai à mon
» ami que l'édifice du temple avoit été ébranlé
» par de violentes fecouffes. Je vois une autre
» ftatue pofée à la place de l'ancienne (1) «.

Tout ce que nous venons de dire fuffit
pour prouver que ce n'eft pas à tort que la
Médecine révendique ces médailles. Mais, dira-t-on, c'eft plutôt comme Prêtres que ceux
dont les noms s'y trouvent , ont eu le droit de
les y faire graver, que comme Médecins. Oui ,
mais n'eft-ce pas à la Médecine elle-même qu'Ifis
& Efculape furent redevables du culte & des
honneurs qui leur ont été rendus ! Je préfume
bien effectivement qu'à Smyrne, où leurs temples étoient en vénération, on prit plutôt des
Médecins pour le fervice de leurs autels, & que

---

(1) *Note de l'Editeur.* * Ce paffage ainfi traduit ne préfente prefque aucun fens. Pour y comprendre quelque
chofe, il faut favoir que l'Orateur Ariftide avoit fait un
vœu à Efculape, pour obtenir la fanté, & que dans le
difcours d'où ce texte eft tiré, il fait le récit de tous les
avis que le Dieu lui avoit donnés. Il y rend compte d'un
fonge dans lequel il lui fembla être fous le portique du
Temple d'Efculape. Il y rencontre un de fes amis qu'il
n'avoit vu depuis long-tems. Il fait part à cet ami de
toutes fes peines, & dans le cours de la converfation,
il lui apprend que le Temple d'Efculape a éprouvé de
fortes fecouffes. C'étoit par ces fortes de commotions,
fuivant la Théologie païenne, que les Dieux manifeftoient leur préfence. Après plufieurs autres particularités, Ariftide dit qu'il s'approcha de la porte du Temple, & qu'il y vit une nouvelle ftatue. Ayant demandé
ce qu'étoit devenue la premiere, un Miniftre du Temple
la lui préfenta, & il l'adora... Tout cela fe paffoit en
fonge, & y reffemble beaucoup.

le pouvoir de faire frapper des médailles à leur nom, fut plus spécialement accordé à ceux qui étoient revêtus de la dignité de Prêtres, ou de grands Prêtres; mais cette prérogative fut toujours conséquente à l'idée qu'on s'étoit formée de cet art, principe du culte qu'on rendoit à ces Dieux, pour y avoir excellé, & dont leurs Prêtres, qui l'exerçoient aussi, partageoient les honneurs. Car la dignité de grand Prêtre n'étoit pas perpétuelle. On en créoit un nouveau chaque année, & Lucien assure qu'on en usoit de même pour le grand Prêtre de la *Déesse de Syrie*, ou *de la Mere des Dieux*.

On voit aisément qu'il n'est aucun des Médecins auxquels nous avons attribué ces médailles, qui n'ait pu être revêtu de cette dignité, parce qu'après avoir été instruits dans l'une ou l'autre des écoles dont parle Strabon, leur célébrité auroit pu les avoir appellé à cette fonction honorable, lors même qu'ils auroient exercé leur art dans des lieux éloignés de la ville de Smyrne.

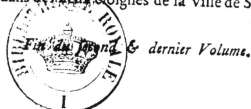

Fin du second & dernier Volume.

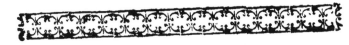

TABLE.

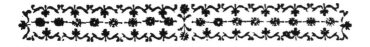

TABLE

RAISONNÉE

DES MATIERES

Contenues dans le Texte, les Additions
& les Notes du fecond Volume.

E e 3

fourniffent à la rétine, ou de la léfion des nerfs optiques, 30-, 94. Ce qui établit le diagnoftic de cette caufe, 302. La diminution de la vue, qui en eft la fuite, eft prefque la feule fufceptible de guérifon, 303. Obfervations de divers Auteurs, 95. Influence des aftres dans cette maladie, *ibid.* Difficulté de guérir en certains cas, 96, 303. Expériences de l'Auteur fondées fur les connoiffances d'optique, fuivies du plus grand fuccès, 304. Avantages des mercuriaux, 96, 303. --- D'un cauftique fcarifié, 97 -- Des anti-fpafmodiques, *ibid.*

GUENONS. Régularité de leur flux menftruel, 87. Servoient dans les temples des anciens aux obfervations météorologiques, 88.

GUI de chêne, célébré par les Druides, eft inutile dans le traitement de l'épilepfie, 171.

HABITS. Danger des habits trop chauds, 11. Des ligatures trop multipliées, 12.

HABITUDE eft une feconde nature à laquelle la premiere fubftitue une partie de fon pouvoir, 15. - Combien il eft dangereux d'en contracter, 256.

HABITUDES fociales contrarient fouvent les intentions de la nature, 10 & fuiv.

HÉMOPHYSIE périodique à chaque nouvelle Lune, 63, 64. Guérie par la folie qui lui fuccede, 238.

HÉMORRHAGIE confidérée par l'Auteur comme la moins favorable des crifes, 203. En quel fens cela doit être pris, note, *ibid.*

HÉMORRHAGIES périodiques caufées par la diminution de la preffion de l'air, 62 & fuiv. -- Plutôt à raifon de la délicateffe des fibres vafculaires qu'à raifon de leur plénitude, 63. Divers exemples, 64, 65. Leur traitement, 87. - Supprimées d'un côté reparoiffent de l'autre, *ibid.*

HÉMORRHOÏSSE de l'Evangile; fa maladie pouvoit paffer pour incurable, 172.

HERMOGENE, célebre Médecin Grec, dont les écrits alloient au nombre de 77, 398, 430. Il avoit vécu autant d'années, 431.

HERODE. (le Roi) Sa maladie fut vermineufe, 178, &

LAIT, fon utilité dans la phthifie, **222**. Voy. ce mot à la table.

LAIT ammoniacal, **263**.

LANGUE françoife n'a point de termes pour défigner les parties fexuelles **108**. C'eſt de-là que viennent l'indécence des équivoques & l'abus des périphrafes, *ibid.*

-- hébraïque paroit très-chaſte à l'Auteur, **147**. Moins à l'Editeur, à raiſon de fes fréquentes allégories, **108**. Exemples propres à juſtifier l'un ou l'autre fentiment, **146**.

LEPRE. Sa defcription d'après l'Ecriture fainte, **127**. Moïfe en reconnoit de deux efpeces, fuperficielle ou ulcérée, **129**. Celle dont la contagion affecte les murailles & les habits, a été particuliere aux Juifs, **128**. -- Cette contagion fe communique par la refpiration, *ibid.* Son analogie avec l'éléphantiafe, **126, 130, 131**. Appellée par Avicenne chancre univerfel, **131**. Sa defcription dans Celfe. Il en reconnoit de trois efpeces, l'alphos, le melas & le leuce, **130** & fuiv. La defcription des Médecins Arabes conforme à la fienne, **131**. Celle des maifons comment doit être entendue & expliquée, **133**. Elle a été plus commune en Syrie & en Egypte que dans la Grece & le reſte de l'Europe, **129** -- Exiſte encore à Damas, *ibid.* Cette maladie étoit naturelle, & non miraculeufe, **134**. Comment fe doit interprêter à ce fujet le texte de l'Ecriture, **134**.

LITHONTRIPTIQUE de *Stephens* eſt un remede dangereux, **297**. De quoi compofé, *ibid.* Charlatanerie dont on s'eſt fervi pour en démontrer l'action, *ibid.* Si elle avoit eu lieu, quel danger pour la veſſie ? **298**. Eloge de la critique de ce remede, par Parfon, **298**. Miniſtres qui l'ont acheté, louables à caufe de leur bonne intention, *ibid.* Médecins qui l'ont confeillé, blâmables, *ibid.*

LUMIERE, ce que ce mot fignifie dans l'Ecriture, **141**.

LUNATIQUES. Celui de l'Evangile étoit fou & épileptique, **167**. Sa maladie mieux caractérifée dans St. Luc, **168**.

LUNE pleine ou nouvelle, comment amene la pluie ou le beau tems, felon les circonſtances, **9, 10**.

LYCANTHROPIE, Voy. Nabuchodonofor.

Tome II. Gg

Fin de la Table alphabétique des Matieres du ſecond Volume.

ERRATA.

Page 3, *ligne* 23, de l'Eternel, *ajoutez* Géometre.

Page 6, *ligne* 8, de même on n'a pu, *lisez* on a pu.

Page 8, *ligne* 21 & *suiv.*, la mauvaise disposition dans les épidémies, on a quelquefois fait cesser le mal : quant à l'exemple, *lisez* la mauvaise disposition. Dans les épidémies on a quelquefois fait cesser le mal, quand à l'exemple.

Page 15, *ligne* 4, Bayle, *lisez* Boyle.

Page 22, *ligne dern.*, *ajoutez après* Platon & dire avec lui : loin de nous quiconque n'est pas initié aux mysteres de la Géométrie.

Page 31, *ligne* 7, Pitcarin, *lisez* Pitcarn.

Page 61, *ligne* 12, dont la conduite, *lisez* dont la candeur.

Page 65, *ligne* 18, l'inventeur de la médecine *italienne*, *lisez* de la médecine statique.

Page 70, *ligne* 5, coquiliages, *lisez* coquiliacés ou *écrivez* coquillages.

Page 144, *ligne* 12, le vieillard s'eleve, *lisez* le vieillard s'éveille.

Page 150, *ligne* 21, gémissemenas, *lisez* mugissements.

Page 159, *ligne* 18, devient mort, *lisez* devient morne.

Page 167, *ligne* 17 & *suiv.*, ponctuez ainsi fou & épileptique, ce qui arrive assez souvent; ou bien ses accès épileptiques étoient sujets aux périodes lunaires, ce qui, &c.

Page 179, *ligne* 1, atherêmes, *lisez* athéromes.

Page 189, *ligne* 1, poissons, *lisez* poisons.

Page 195, *ligne* 10, clignotement volontaire, *lisez* involontaire.

Page 208, *ligne* 22, branches, *lisez* bronches.

Page 221, *ligne* 23, les phthisiques, *lisez* les phthisies.

Page 252, *ligne* 30., oxymel skillitique, *lisez* scillitique.

Page 257, *ligne* 5, proscriptions, *lisez* prescriptions.

Page 262, *ligne dern. du texte*, concurbitains, *lisez* cucurbitains.

Page 266, *ligne* 24, entre le tendon des muscles, *lisez* entre les aponévroses.

Page 319, *ligne* 1, la caisse, *lisez* la cuisse.

Page 325, *ligne* 24, caroline, *lisez* coraline.

Page 350, *ligne* 21, cantharides pilées trois dragmes, *lisez* deux dragmes.

AVIS AU RELIEUR.

L'Avis de l'Editeur sur le Discours suivant doit être placé dans le 2e. Volume après le titre de la 8e. Partie, immédiatement avant le *Discours Harvéien.*

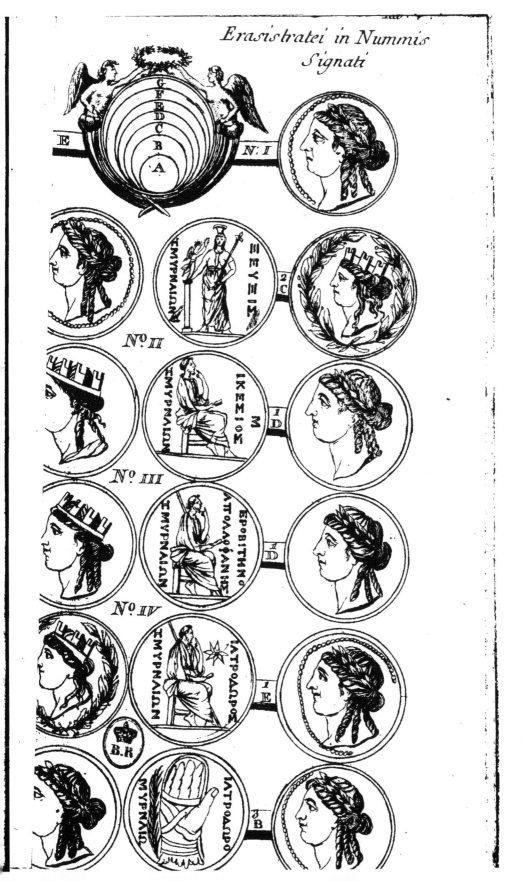

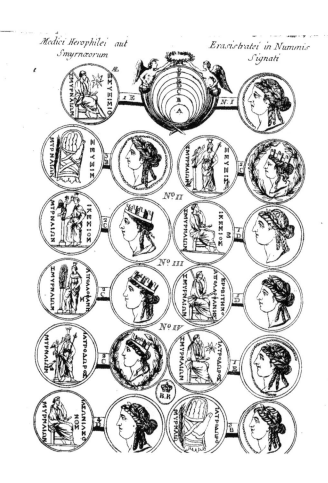

Medici Herophilei aut Smyrnæorum

Erasistratei in Nummis Signati

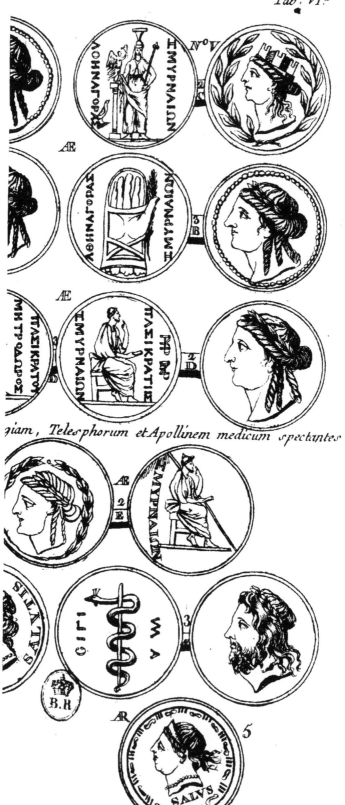

iam, Telesphorum et Apollinem medicum spectantes

Tab. VI^a

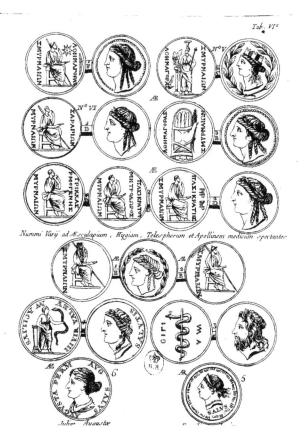

Nummi Varij ad Æsculapium, Hygiam, Telesphorum et Apollinem medicum spectantes

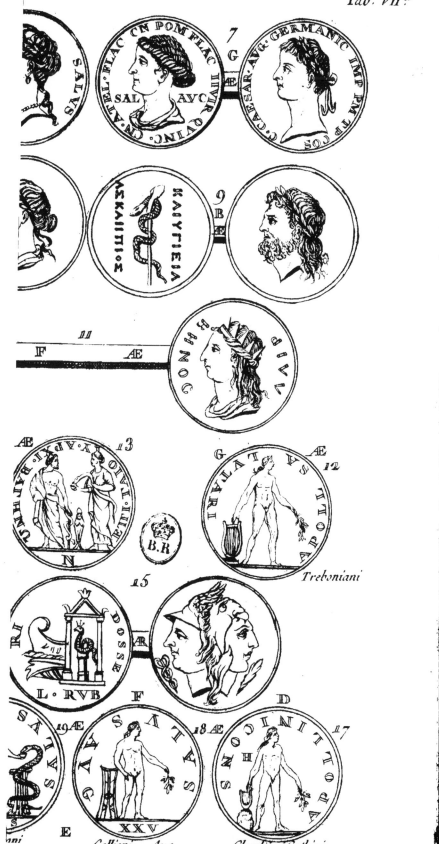

Treboniani

Calliani Aug.

Claud. Caelii Calliani

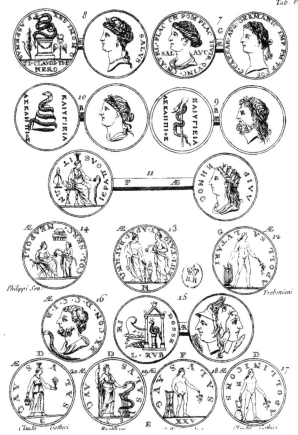

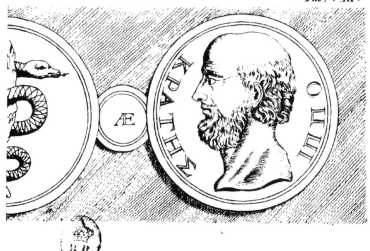

, Phidiæ Statuaria, nec tam

Divina poësis Homero,

uno debes, Medicina , parenti;

exegit, quod, nec Systhema , nec ullum

m , nec edax abolere vetustas

rinceps tibi sic manet & decus artis.

ΠΙPPOCRATES

x artis principum
Principi
ffereb. J. F. Coste . Med . Doct.
17 ⅟4 74

Savart. sculp. Macer.

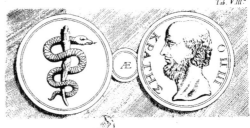

Euclidi Mathesis, Phidiæ Statuaria, nec tam

Ethica Platoni, Divina poësis Homero,

Quantum tota uno debes, Medicina, parenti;

Namque opus exegit, quod, nec Systhema, nec ullum

Serius inventum, nec edax abolere vetustas

ulla potest; Princeps tibi sic manet & decus artis.

HIPPOCRATES

Salutiferæ artis principum
Principi
Gratiss. offereb. J. F. Coste Med. Doct.
Nanceii 1774

Ancort faujt Harren

Imprimé en France
FROC022026240919
22241FR00013B/489/P